Sexo y amor en tiempos de crisis

Sexo y amor en tiempos de crisis

Lo que debes saber antes de cumplir 40

Lydia Cacho

Grijalbo

IMPORTANTE:

Éste es un libro de divulgación científica basado en entrevistas llevadas a cabo bajo la metodología de investigación cualitativa desde la perspectiva periodística.

La autora ha hecho todos los esfuerzos para asegurarse de que la información contenida en este libro esté completa y sea acertada. Sin embargo, ni la editorial ni la autora consideran este libro como fuente de consejos médicos para las y los lectores. Las ideas, procedimientos y sugerencias clínicas y médicas que encontrará en esta publicación no pretenden suplir la atención directa de su especialista en salud. Todos los asuntos relacionados con la salud humana requieren de supervisión por parte de especialistas en salud; ésta pretende ser una herramienta informativa para ayudar a las personas a tomar las mejores decisiones y buscar asistencia médica con la información más amplia posible. Ni la autora ni la editorial se hacen responsables de decisiones personales que tomen las y los lectores en el uso de los medicamentos o procedimientos aquí mencionados.

Sexo y amor en tiempos de crisis
Lo que debes saber antes de cumplir 40

Primera edición: octubre, 2014
Primera reimpresión: enero, 2015
Segunda reimpresión: mayo, 2015

D. R. © 2014, Lydia Cacho
c/o Indent Literary Agency
www.indentagency.com

© Maitena, por la ilustración de la página 270

D. R. © 2015, derechos de edición mundiales en lengua castellana:
Penguin Random House Grupo Editorial, S.A. de C.V.
Blvd. Miguel de Cervantes Saavedra núm. 301, 1er piso,
colonia Granada, delegación Miguel Hidalgo, C.P. 11520,
México, D.F.

www.megustaleer.com.mx

Comentarios sobre la edición y el contenido de este libro a:
megustaleer@penguinrandomhouse.com

ISBN 978-607-311-894-1

Impreso en México/*Printed in Mexico*

A Paulette Ribeiro,
por tu sabiduría amorosa

Índice

Introducción 11

1. La medicina, esa extraña brujería masculina 19
2. Breve historia de las hormonas 41
3. Las hormonas y las emociones 53
4. Masculinidad en pausa: viripausia 79
5. La virilidad y sus mitos 109
6. La incomprendida historia de la testosterona
   y sus desalmadas hermanas: las otras hormonas 135
7. La menopausia: ¿mujeres en pausa? 157
8. Las mujeres y el sexo: mitos y realidades 173
9. Estrógenos maravillosos 203
10. Enfermedades, genes y hormonas 233
11. Pensarnos desde la salud, no desde la enfermedad 249
12. ¿Cirugía plástica, levantamiento de testículos
    o unos rellenitos faciales? 269
13. La masculinidad y la feminidad en la edad madura 305
14. El amor y el sexo 321

Conclusiones 393

Anexos... 421
   La nutrición y las hormonas 423
   Las personas mayores en América Latina y el Caribe......... 453
   Carta de los Derechos Generales de las Pacientes
      y los Pacientes... 455
   Cuestionario para mujeres... 459
   Cuestionario para hombres.. 475

Agradecimientos.. 489
Glosario... 493
Bibliografía.. 529
   Filmografía y TV... 532

Introducción

¿Por qué este libro?

Hace unos meses, durante mi fiesta de cincuenta años, una colega periodista extranjera me preguntó sobre el libro que estaba escribiendo. Es acerca de andropausia y menopausia, dije con una sonrisa. Su gesto, que era de fascinación y curiosidad como esperando una revelación sobre mafias de algún tipo, se frunció a la vez que su cabeza se movía dando un "no" sorprendido. La decepción parecía mayúscula —y no era la única pasmada por el tema que había elegido para mi libro de este año—. Pero una vez que comencé a soltar pequeños adelantos del contenido, sus ojos se abrieron con azoro. ¿Cómo? ¿Eso sucede? ¿A nosotras, a mi pareja? Sí, dije tranquilamente, hablaré acerca de todo lo que la cultura y la industria médica han deformado u ocultado sobre los cambios que pasamos las personas en la edad madura; bueno, desde los cuarenta años en adelante, aclaré. Digamos que es un libro sobre aquello que no se dice de nuestra salud sexual y reproductiva, sobre la medicina y la salud emocional. Y como lo mío es preguntar, continué diciéndole, siempre preguntarme por qué no tenemos información para revelar y desmitificar lo que sucede a nuestro alrededor, comencé una investigación a fondo.

En este caso, el tema de mi investigación es la llegada de las crisis de la edad madura, sus implicaciones emocionales en el amor y la pasión, las fisiológicas, sociales, sexuales, y cómo esta transición se puede convertir en puerta abierta a enfermedades prevenibles. También son parte del tema los mitos, las mentiras y las tonterías que repetimos sistemáticamente respecto a lo que nos sucede y le sucede a la gente de nuestro entorno cuando llegan los cambios fisiológicos, esos que la industria médica y farmacéutica aprovecha para exprimirnos como naranjas dulces. Esos cambios que suben la curva de divorcios, la venta de antidepresivos, de Viagra, de ansio-líticos; que aumentan los despidos y hasta los suicidios.

Pero no nos adelantemos.

Todo comenzó una tarde durante una comida con mi banda de amigos varones: seis hombres de entre cincuenta y sesenta años. Allí los tenía frente a mí, hablando de sus dolencias, uno con la presión alta que lo llevó sorpresivamente a la sala de urgencias, otro haciendo las paces con una libido más muerta que el fiambre que comíamos. Yo preguntaba. Ellos, necesitados de hablar, res-pondían al detalle. Estaban aprendiendo a burlarse de su repentina calvicie, de sus nuevas inseguridades. Luego comenzaron a rece-tarse los medicamentos para el insomnio y para la disfunción eréc-til, haciendo un estudio empírico comparativo entre unos y otros, mientras —ya en voz baja— el mayor me confesaba sus problemas de prostatitis y otro se paraba al baño anunciando, cada vez, que era un asunto de la edad para el cual no hay remedio. Todos daban buena cara al mal tiempo que llevan por dentro; cada uno a su manera enfrentando la crisis de la edad y resistiéndose a golpe de tequilas y güisquis a admitir siquiera la existencia de esa crisis de salud emocional y sexual. La culpable, decían, es la edad; yo disentí, pero ellos ya habían sido convencidos por sus médicos.

Cuando regresé a casa ese día escribí un par de cuartillas sobre lo que mis amigos habían revelado. Debe de existir un libro para regalarles, pensé. Y comencé a buscarlo, sin éxito.

Tiempo después, en Cartagena, Colombia, departía con un gru-po de amigas escritoras de cuarenta y cinco a cincuenta y cinco años. Entre mojitos y rondas de baile tropical nos comunicábamos recetas naturistas para los bochornos y para el insomnio, y una veintena de recién descubiertos síntomas de la menopausia. Margarita, una colombiana, nos propuso que escribiéramos un libro colectivo con nuestras variopintas experiencias menopáusicas para mostrar la complejidad de estas vivencias. El proyecto nunca se llevó a cabo, pero me seguí preguntando por qué, si a todo el mundo le afecta, sabemos tan poco o entendemos tan mal todo eso que sucede alrededor de la menopausia y la andropausia.

No me era un tema ajeno. A los cuarenta y siete años mi ginecóloga decidió que debía operarme el útero, ya que habíamos buscado infructuosamente tratamientos para unas tumoraciones. Entré al quirófano con útero y ovarios, y salí sin ellos. Los ovarios tuvieron que ser extirpados, dijo la médica, porque estaban dañados. Mi preocupación no radicaba solamente en haber despertado sin tres valiosos órganos, sino en la subrepticia menopausia que llegó con la cirugía. Ya mi madre, psicóloga experta en sexualidad, me había explicado varios aspectos de la menopausia, pero en ese entonces yo era adolescente y no le di mucha importancia. Años después fui editora de una revista feminista y escribí varios textos sobre la menopausia y los prejuicios que la acompañan, pero lo mío era pura teoría, nada de experiencia.

Recibí un tratamiento, del cual hablo en este libro, pero también un alud de comentarios de otras mujeres que habían pasado por la misma cirugía. Quedé horrorizada, las historias eran de miedo, así que me puse a estudiar hasta que logré encontrar una estrategia adecuada para pasarla estupendamente sin arriesgar mi salud.

Una tarde, mientras esperaba para cortarme el cabello, leí en una de esas revistas de moda para hombres un artículo lleno de datos "científicamente comprobados" sobre la andropausia. Llegué a casa y comencé a plantearme las primeras preguntas: ¿de dónde salen estas tonterías repetidas hasta el hartazgo por los medios de comunicación? ¿Qué hace el mundo de la medicina para mejorar la vida de las personas que están viviendo estas transformaciones? ¿Y las farmacéuticas, y la psicología? Hice las preguntas que una buena reportera debe hacer, y esa misma noche había desarrollado un cuestionario para hombres y otro para mujeres. Debo entrevistar al menos a dos centenares de mujeres y hombres, pensé. Resolví aplicar las entrevistas a personas de los países que más frecuento por mi trabajo: México, España, Estados Unidos e Inglaterra. De esa forma, también podría indagar si hay sesgos culturales que nos diferencien. Debía entrevistar a médicos convencionales y buscar a quienes están criticando la medicina convencional que se practica mayoritariamente hoy en día. También, buscar a gente experta en herbolaria que está en contra del uso irrestricto de la medicina convencional y de los seudomedicamentos milagrosos. Tenía la semilla de un libro entre mis manos.

Me parecía un poco extraño que después de diez años de publicar investigaciones sobre mafias de pederastas, tratantes de personas y políticos corruptos escribiera un libro como éste. ¿Sería un descanso de mis antiguos temas?, me pregunté. Recordé que inicié mi carrera como periodista hace más de veinte años abordando todos los asuntos que me parecía que tenían poca cobertura. En los años noventa escribí sobre la violencia contra las mujeres y el VIH/SIDA; en el 2000, sobre la ciberpornografía y la trata de mujeres. Tenía muy presente que todas las personas sostenemos relaciones afectivas con niños y niñas, con mujeres, y que a la mayoría nos preocupa su bienestar. Ahora, pensé, me toca investigar y escribir sobre el bienestar de hombres y mujeres de edad madura. Tenemos que entender cómo la voracidad mercantilista de la industria farmacéutica y médica, en complicidad con científicos poco éticos, se ha impuesto a las necesidades de salud de la sociedad entera, y nos ha fallado a las ciudadanas y los ciudadanos de a pie. También debemos replantearnos la forma en que los gobiernos valoran nuestra salud y los médicos se aprovechan de nuestra ignorancia. Decidí retomar la dinámica de mi libro *Con mi hij@ no. Manual para prevenir, atender y sanar el abuso sexual infantil*. Sí, imaginé una especie de manual para entender por qué hombres y mujeres de más de cuarenta años pasan por crisis que pueden evitarse. Acto seguido, escribí una sinopsis y un índice, y me puse a trabajar.

Las primeras entrevistas fueron geniales. Conforme avanzaba, tanto hombres como mujeres se hacían partícipes entusiastas de este libro. ¿Cómo no se me ocurrió a mí?, preguntó un colega periodista que se dedica a la divulgación científica. El cuestionario le pareció muy bueno, y eso me dio mayor impulso. El libro cobró vida propia incluso antes de salir a imprenta. La gente inicialmente entrevistada comenzó a enviarme correos, donde me decían que luego de nuestro encuentro habían hablado con amigas o amigos que tenían tal o cual problema y que querían comentarlo conmigo. Las y los médicos entrevistados admitieron que era un gran reto responder a todas mis preguntas; sin embargo, lo hicieron con gusto, paciencia y profesionalismo.

Mi editor del Reino Unido, otro sorprendido por el tema que había elegido, quiso responder el cuestionario después de que en una charla en un *pub* de Londres le hice algunas preguntas provocadoras sobre la andropausia. Entonces me recomendó a Ben Goldacre, el gran médico y periodista británico al que las farmacéuticas odian por sus magníficas investigaciones-libros *Bad Science* y *Bad Pharma* (*Mala ciencia* y *Mala farmacéutica*), donde desentraña con gran rigor cómo las élites de la medicina y sus empresas nos utilizan como conejillos de Indias y violan nuestros derechos como usuarias/os de los servicios de salud. Esto era lo que me faltaba —pensé—, un verdadero experto crítico que nos explique a las y los comunes mortales por qué hemos aprendido a mirarnos como autos que se descomponen, se enferman y deben ir a que se les revisen piezas diversas, como si fuéramos máquinas y no organismos vivos, seres únicos, diferentes y capaces de sanar desde una perspectiva integral. Necesitaba entender la corrupción de las farmacéuticas y su colusión en la publicación de estudios manipulados sobre disfunción eréctil y menopausia, para explicar por qué tanta gente que busca ayuda médica empeora en lugar de mejorar.

Me pregunté por qué, a pesar de que vivimos más y mejor que hace cien años, tantos médicos siguen reproduciendo el discurso que niega la andropausia, dejando sufrir a millones de hombres, y experimentando con las mujeres menopáusicas como si estuvieran enfermas y mal de la cabeza.

Entonces busqué a quienes están practicando la medicina que sí me interesa, la que no ve la menopausia y la andropausia como enfermedades ni como síndromes, sino como parte integral de una transformación marcada por el paso de los años; personas expertas en terapias de remplazo hormonal, nutrición, psicoterapia humanista, sexología, andrología. Y las encontré. Aquí están todas esas historias, las explicaciones científicas, las revelaciones de los engaños… pero, sobre todo, aquí están las opciones que pueden funcionar.

Espero que este libro sea para usted lo que ha sido para mí: una especie de tertulia entre profesionales progresistas y hombres y mujeres muy diversos, cuyas anécdotas, experiencias y conocimiento se entretejen para esclarecer el panorama, para darnos más y mejores opciones de vida y salud. También, para recordarnos que hay una mejor manera de llegar a la edad madura, que podemos y debemos trabajar a favor de mejores políticas de salud pública para toda la gente.

Casi todo lo que les interesa a hombres y mujeres está en este libro: los cambios hormonales, la transformación emocional y la del cuerpo, la diversidad de visiones y reacciones, los tabúes sobre la edad madura, los miedos ocultos que no se hablan, las mentiras de los médicos, las trampas de la industria médica y cosmética, y los casos reales que demuestran cómo podemos vivir mejor mientras más tiempo vivimos. También documento las nuevas perspectivas científicas y las buenas prácticas médicas que nos ayudan a entender lo que necesitamos.

El amor es un eje en la vida humana; desde que nacemos hasta que morimos, nuestras vidas son significativas en la medida en que damos y recibimos afecto. Justo en la edad madura la mayoría de las personas nos replanteamos las formas de amar, de convivir y de compartir el deseo; de ahí que en este libro exploremos la historia del amor romántico y los nuevos planteamientos sobre las relaciones amorosas y eróticas, desde las parejas que viven en casas separadas hasta las amistades con beneficios sexuales. Nada quedó fuera; viajamos por la construcción cultural del concepto de la salud y sus consecuencias dependiendo del sexo; pasamos por la salud psicosexual y el erotismo, las hormonas y sus efectos, la corrupción en la industria farmacéutica, hasta las locuras de la depilación total, las cirugías plásticas más increíbles y los nuevos tratamientos para mantener la juventud. En este siglo, en que el promedio de vida será de cien años, tener cincuenta es, según las y los expertos, como haber llegado a treinta en el siglo pasado. ¿Será cierto que nuestros organismos son distintos a los de nuestros antepasados? Veremos.

Espero que este libro le haga pensar, sorprenderse, reír, comprender. Sobre todo, que le ayude a entender que lo que había sentido y pensado en la soledad de su andropausia o menopausia no solamente tiene razón de ser, sino que además le puede enseñar a convivir y a escuchar a su cuerpo para llevar una vida más plena, sana y feliz. Todas las personas que entrevisté me aseguraron que aguardarían la publicación del libro con entusiasmo, y espero que usted que lo tiene en sus manos lo encuentre útil también.

Nota: he de advertir que ni ahora ni nunca he recibido recursos de ningún tipo de farmacéuticas, universidades, centros de investigación o médicos particulares. Que en este libro no se promueve absolutamente ningún medicamento ni producto o procedimiento. En los casos en que he tenido que mencionar los nombres y marcas de ciertos medicamentos o productos, ha sido de forma transparente, para advertir a mis lectores de los posibles riesgos o de los probados fraudes cometidos contra quienes los consumen. Además, los nombres de las personas entrevistadas han sido cambiados a petición suya, salvo los de aquellas que solicitaron de manera explícita que se mantuvieran.

LYDIA CACHO
Cancún, México, 2014

1

La medicina, esa extraña brujería masculina

> Cada generación humana lleva en sí todas las anteriores y es como un escorzo de la historia universal [...]. Esto nos lleva a percatarnos de que el pasado no se ha ido sin más ni más, de que no estamos en el aire sino sobre sus hombros, de que estamos en el pasado, es un pasado determinadísimo que ha sido la trayectoria humana hasta hoy.
>
> —José Ortega y Gasset, *En torno a Galileo*, IV

Cada vez que vamos a una visita médica nos enfrentamos a una persona especializada en medicina que lleva sobre sus hombros y en su memoria el conocimiento acumulado de la ciencia, que, como bien dice Ortega y Gasset, trae consigo cargas culturales y prácticas añejas que no necesariamente se reconocen como obsoletas, pero que sin embargo lo son.

Si tenemos suerte dejaremos nuestro bienestar en manos de alguien que dedica su vida a la salud, a nuestra salud. Pero si no somos tan afortunados, como millones de personas, terminaremos en manos de alguien que estudió medicina hace tiempo y que difícilmente se pone al día, alguien que se dedica a buscar la enfermedad, y no a conocer a su paciente para descubrir lo que su organismo está diciendo a partir de cómo la persona entiende y vive sus padecimientos. Alguien que vive de la enfermedad y no de la búsqueda de la salud; alguien que cree ponerse al día a través de lo que las farmacéuticas le venden como "los más recientes descubrimientos científicos". Alguien que sigue creyendo en los reduccionistas modelos dicotómicos de lo masculino y lo femenino, en lugar de en la salud integral humana con sus diferencias y similitudes.

No importa si estamos en México, Estados Unidos, Canadá, Europa o Sudamérica, somos o podemos ser clientes ideales para experimentos científicos sin saberlo, particularmente después de los cuarenta y cinco años, cuando entramos en la etapa de la edad madura, ese periodo en que se determina cómo pasaremos los siguientes treinta o cuarenta años de nuestras vidas. Sí, la etapa que comienza con la andropausia y la menopausia. La pregunta que debemos hacernos es si dejaremos nuestra salud en manos de quien no comprende la diversidad, de quien no sabe mirar la diferencia entre las personas, entre los hombres y las mujeres e incluso entre las culturas, de quien no sabe trabajar con personas, sino con enfermedades. ¿Puede ser de otra manera?, se preguntará usted. Sí, nuestra relación con las transformaciones fisiológicas puede, definitivamente, ser distinta.

Usted, yo y todas las personas merecemos llegar a la vida adulta, y muchos años después a la tercera edad en un estado saludable. Envejeciendo, sí, pero no sometidas a una decrepitud anticipada por los malos manejos médicos, los engaños de los productos milagro o la intoxicación de los malos medicamentos. Lo que es cierto es que dependiendo de cómo hombres y mujeres pasemos la transición de la andropausia y la menopausia, sabremos cómo llegaremos al final de nuestros días.

La medicina tiene una deuda monumental con la sociedad, pues está preparada para prevenir y sanar y, sin embargo, se dedica la mayor parte del tiempo a curar o experimentar. ¿Cómo entender la diferencia? Primero, tenemos que conocer la historia de la medicina. Y como ni usted ni yo tenemos tiempo que perder, hagamos un rápido paseíllo para ver cómo llegamos hasta aquí, para comprender cómo está cambiando el camino hacia una vida saludable.

Si el secreto de nuestra salud está en la ciencia —más concretamente, en la biomedicina—, tenemos que preguntarnos, entre otras cosas, por qué demonios la ciencia decidió llevar la ginecología sólo hacia el control de la reproducción, y cómo ha discriminado a los hombres durante siglos ya que la andrología, el equivalente de la ginecología, es una especialidad apenas desde finales del siglo XX.

Desde los neandertales hasta su médico de cabecera

En la Edad de Piedra, la medicina primitiva de los *Homo neandertalensis* se basaba en interpretar adecuadamente la enfermedad, comprendiéndola siempre como un fenómeno sobrenatural vinculado, de vez en cuando, a una mordida de rata gigante, una lanza desviada por la dura piel del mamut o la pedrada de un malhumorado vecino de cueva. Sin embargo, ya se utilizaban la herbolaria y los productos animales para suturar heridas, e incluso ciertas hierbas —descubiertas siempre por las mujeres— para desinfectar. En los inicios del arte de la sanación, las curas siempre iban acompañadas de rezos, cánticos y uno que otro hueso lanzado al aire para conocer la suerte de la persona enferma. Pero la actividad de curar no es una especialidad solamente humana. Varios primates utilizan plantas para quitarse los cólicos y cubren las heridas de sus crías con ciertas arcillas de propiedades cicatrizantes.

En la historia de la humanidad hay una búsqueda constante de métodos de sanación; los vestigios óseos de quienes vivieron 59 000 años antes que Platón y Sócrates demuestran la práctica de métodos curativos en huesos y dentaduras de mujeres y hombres de las cavernas.

El mexicano Carlos Viesca Treviño, doctor en ciencias biológicas, reconocido historiador y filósofo, y vicepresidente de la Sociedad Internacional de Historia de la Medicina, nos dice que esta ciencia tiene como objeto cuidar de la vida, propiciar una existencia sana, prevenir la enfermedad y combatirla cuando se presenta, posponer la muerte cuando la calidad de vida que se mantiene lo amerita, y atender y acompañar al paciente, coadyuvando al cumplimiento de las expectativas que ha propuesto para su vida.[1] Vale la pena, antes de adentrarnos en esta breve pero sustanciosa historia, recordar que —como bien dice Viesca Treviño— la relación de la medicina con la vida depende y cambia conforme al concepto que de ésta se tiene y de los recursos y posibilidades tecnológicas de que se disponga, los cuales varían de acuerdo con el sitio y el momento histórico en los que se vive. Porque no es lo mismo pedirle a los dioses que ayuden a determinar si cierto tipo de bilis significa la muerte, que tener un microscopio para descubrir los microorganismos causantes de la enfermedad. Dicho esto, vámonos al pasado.

Pues bien, el verdadero padre de la medicina, dicen algunos historiadores, fue Imhotep, el astrólogo, mago, médico, usurpador de funciones de psicoterapeuta y arquitecto del antiguo Egipto. Dos mil seiscientos años antes de Cristo, él practicó cirugías de cerebro, documentó las bases de la anatomía humana e inventó cientos de recetas de brebajes de herbolaria para curar diversas enfermedades. Siempre mezcló la noción de la enfermedad con los designios de las deidades y un poco de medicina de origen vegetal, animal y mineral. A ésta se le denomina la medicina arcaica, en la que el papel de las mujeres fue preponderante para el desarrollo de la herbolaria. Los papiros de Ebers y Smith (sus descubridores en las tumbas egipcias) constituyen *El libro de las heridas* y *El compendio*

---

[1] Carlos Viesca Treviño, "La medicina ante la vida", en Juliana González y Jorge Linares (coords.), *Diálogos de bioética. Nuevos saberes y valores de la vida*, FCE/UNAM, 2013, p. 298.

de medicina egipcia, que demuestran los alcances del conocimiento que esta civilización tenía sobre la enfermedad. Heródoto, el historiador griego, documentó los increíbles avances de la medicina egipcia y sobre todo la existencia de especialistas médicos. Además, para entonces Egipto ya contaba con el equivalente del ministro de salud. Para los médicos egipcios el corazón era el sitio del pensamiento, de los sentimientos y de otras funciones. El papiro de Ebers también justificaba todas las enfermedades de la mujer basándose en la noción de que su útero se movía o descolocaba; por tanto, se le fumigaba con todo tipo de hierbas y se insertaban en él trozos de excremento seco de hombre para hacer volver la matriz a su lugar original, entre otras locuras. Uno de esos textos de medicina egipcia, del año 2000 a.C., recomienda: "Si la mujer menopáusica tiene dolor o causa problemas, golpéela en la quijada". Ciencia pura.

En la documentación histórica de la medicina, a Heródoto le siguieron Esculapio y Serapis, y luego Hipócrates, a quien en Occidente se le atribuye la paternidad de la medicina. Esto se debe a que el famoso griego determinó que las enfermedades tienen orígenes naturales y no mágicos, ni dependen de las deidades; además, fue él quien elaboró la teoría elemental de la dietética.

Fue en el siglo v a.C. cuando los médicos griegos dieron un paso fundamental en el quehacer de la medicina y la calidad de la vida durante los 25 siglos subsecuentes.[2] Entonces se definió una nueva relación entre el ser humano y su propia vida a partir de la conceptualización de un universo ordenado, el cosmos, en cuya cons-

---

[2] J. Ducatillon, *Polémiques dans la tradition hippocratique*, París, 1977, pp. 202 y ss.; G. E. R. Lloyd, "Aspects of the interrelation of medicine, magic and philosophy in Ancient Greece", *Apeiron*, 9, 1975, pp. 1-16; G. E. R Lloys, *Magic, Reason and Experience*, Cambridge, Cambridge University Press, 1979, p. 31, y Philip J. van der Eijk, "The theology of the hippocratic treatise on the Sacred Disease", *Medicine and Philosophy in Classical Antiquity*, Cambridge, Cambridge University Press, 2005, pp. 48-60.

trucción no eran ya esenciales las divinidades que lo modifican a capricho.

Y como no existían los derechos de autor, los griegos tomaron los papiros egipcios casi al pie de la letra e hicieron suyo su contenido, aunque, por supuesto, desarrollaron sus propios conocimientos. Además, dejaron atrás la medicina arcaica, puesto que retiraron todos los elementos de astrología y mágico-religiosos que otras culturas, como la babilona, la china y la india, mantuvieron.

En el siglo II d.C. apareció Galeno, considerado la máxima autoridad médica durante doce siglos. Galeno tenía a Hipócrates por el médico ideal (de ahí el "juramento hipocrático" de las y los estudiantes de medicina). En aquellos tiempos Polibio de Cos, yerno y discípulo de Hipócrates, publicó en su tratado *De la naturaleza del hombre* la noción de los cuatro elementos o humores de la enfermedad. La sangre, la pituita, la bilis amarilla y la flema estaban asociadas a los elementos aire, agua, viento y fuego. En aquel tiempo quedó establecido en los *Tratados hipocráticos* que los fines de la medicina eran "librar completamente a los enfermos de sus sufrimientos, mitigar las enfermedades muy intensas y no emprender nada en quienes han sido vencidos por el exceso del mal". La noción de que la gente se enfermaba por la influencia de los cuatro elementos, creada en el siglo VI a.C., se acarreó hasta fines del siglo XIX en la medicina alópata.

Paralelamente, en la antigua Grecia se prohibió que las mujeres estudiaran y practicaran la medicina; de ahí que en el siglo IV a. C. la gran médica Agnodice de Atenas se tuviera que vestir de hombre para poder estudiar en la famosa escuela de medicina de Herófilo. Ella fue la gran experta en ginecología y obstetricia, y su consultorio siempre estaba lleno, pero los médicos celosos de su éxito la acusaron de que seducía a sus pacientes, y que por eso atendía a tantos. Agnodice tuvo que revelar que era mujer para demostrar que no las violaba. Gracias a que fue perseguida e intentaron imponerle pena de muerte por atreverse a estudiar y practicar la medicina, nació un movimiento femenino que logró desterrar la prohibición de que las mujeres fueran médicas, y de paso evitó que Agnodice muriera asesinada por el Estado griego.

El escritor Umberto Eco, cuando habla de la erradicación de las mujeres en la historia de la filosofía, dice: "No es que no existieran mujeres que filosofaban. Es que los filósofos han preferido olvidarlas, quizá tras haberse apropiado de sus ideas". Podríamos parafrasearlo respecto a la medicina, puesto que la historia está plagada de mujeres sanadoras y parteras, expertas en herbolaria (de donde surge la farmacología), pero nunca reconocidas como científicas; mientras ellos sí lo eran, por ejemplo, por el hecho de poner sanguijuelas para hacer sangrías y "limpiar la sangre" de los enfermos.

La ginecología tiene dos historias paralelas. En una figuran los médicos que la practicaban desde una perspectiva filosófica y religiosa impregnada de mitos descabellados (como el de la vagina dentada), prejuicios y construcciones ideológicas sobre el erotismo y la sexualidad femenina como enfermedades. En la otra historia están las parteras, las originales gineco-obstetras que a lo largo de la civilización atendieron a las mujeres embarazadas y parturientas, y crearon remedios de herbolaria incluso para problemas de puerperio, posparto y, claro, para los bochornos menopáusicos. Todas las culturas tenían y tienen parteras, que aunque no son reconocidas como miembros de la élite médica, han sido siempre necesarias y monopolizaron la asistencia del embarazo y el parto hasta el siglo XVIII. Porque los médicos, según el historiador de la medicina D. N. Danforth, consideraban la obstetricia (la atención del parto y los cuidados posparto) algo inferior a la dignidad del médico erudito y científico. Sin embargo, como se les prohibió el acceso a los estudios, y muchas de las parteras eran —y son— mujeres aborígenes de diversas culturas, no tuvieron acceso a los conocimientos de fisiología y anatomía de avanzada que les permitieran insertarse en el mundo científico con el merecido reconocimiento.

Pero antes, entre los siglos V y XV, la fuerza de la Iglesia se hizo sentir y los señores feudales atacaron el laicismo, así, las mujeres expertas en obstetricia y enfermedades femeninas continuaron sin practicar formalmente la medicina. En la Alta Edad Media los árabes aportaron los más grandes descubrimientos médicos, aunque aún consideraban la curación un arte, y no una ciencia. En la Edad Media se retrocedió a los tiempos más primitivos de la medicina (E. Bumm); digamos que la religión se metió en las faldas de las mujeres y en los pantalones de los hombres. Allí se salvaban si Dios quería y, a juzgar por las tasas de mortalidad y las epidemias, seguro que Dios estaba muy ocupado en otros asuntos no relacionados con la curación. En sus contradicciones, Galeno aseguró que la medicina era el arte del conocimiento, pero antes que el conocimiento de la enfermedad, debía atenderse el conocimiento de uno mismo y del saber sistematizado.

Fue en los siglos XV y XVI cuando cambió la medicina gracias a la avanzada noción de anatomía. El conocimiento saturado de prejuicios puritanos sobre las enfermedades de las mujeres y su sexualidad había pasado de una generación a otra a lo largo de los siglos. Aparece ya en los *Tratados hipocráticos*, con resabios de las nociones egipcias. Los médicos de la Edad Media satanizaron los genitales y el erotismo femeninos; no tocaban el cuerpo de las mujeres, así que todo se diagnosticaba por lo que ellas expresaban, y sólo de vez en vez la partera o enfermera les veía los genitales para aplicar algún remedio. En cuanto a los médicos, los órganos sexuales y reproductivos de las mujeres estaban sólo en su imaginación.

Del gran Hipócrates heredamos la noción "científica" de que si no hay relaciones sexuales el útero de la mujer migra y aplasta a otros órganos, así como el dogma de que los bebés nacen porque abandonan el claustro materno obligados por el hambre, y sólo deben nacer con la cabeza hacia abajo porque así pueden impulsar los pies en el útero materno y ver la luz. Por otro lado, el padre de la medicina aseguraba que las féminas no deben tener mucho coito porque se agranda el orificio uterino dando lugar a la anorexia, la ansiedad y los dolores lumbares (escuelas de Cnido y Cos).

En el texto científico denominado *La Anatomía* de Platón,[3] expresado en su diálogo *Timeo*, escrito hacia el año 360 a.C., leemos: "[…] el alma racional, ubicada en la cabeza, debe gobernar la concupiscente. Pero eso es difícil en las mujeres, porque ellas están determinadas por su matriz, que es como un ser viviente poseído por el deseo de hacer niños". Para el filósofo, una mujer estéril o que no se reproduce es una enferma; como enfermedad se ha considerado la infertilidad durante siglos y mucho dinero se ha ganado buscando su cura. Esta noción fue parte de la medicina hasta el siglo XIX. Durante 20 siglos de tradición occidental se creyó que la mujer era sólo un receptáculo para la reproducción, "ya que el feto brota íntegro de la cabeza de esperma del hombre, ellas son sólo el receptáculo y así deben ser tratadas por el Estado y la Iglesia, ya que el producto del esperma le pertenece al hombre y no a la mujer" (Fox Keller).

En 1543 el doctor belga Andrés Vesalio publica su obra de anatomía *Sobre la estructura del cuerpo humano* en siete libros. Luego, en 1628, William Harvey descubre y describe la función de la circulación de la sangre y da un giro a la medicina. (En realidad, quien describió adecuadamente la circulación sanguínea y su característica como torrente de nutrientes para el cuerpo fue el español Miguel Servet, pero lo hizo en un texto teológico, el *Christianismi restitutio*.)

---

[3] Adriana Silvia Cascón, "Medicina: Epistêmê y Techné", Facultad de Humanidades, Universidad Nacional del Comahue, 2005; Carla Bochetti, "Anatomía en Grecia y Roma", revista *Byzantion Nea Hellás*, Universidad Nacional de Colombia, núm. 27, 2008.

Mientras tanto, la salud sexual y reproductiva de los hombres brillaba por su ausencia. No se les atendía sino cuando se contagiaban de alguna enfermedad de transmisión sexual, siempre culpando de ello a las mujeres, en particular a las prostitutas.

Para 1700 ya se hacían algunas cirugías sin matar al paciente, y las primeras vacunas comenzaron a dar frutos de salud gracias a Lavoisier, quien abrió el camino de la química biológica y la fisiología. En 1776 Edward Jenner creó la vacuna contra la viruela, y en el siglo siguiente Robert Koch y Louis Pasteur vincularon los gérmenes a la enfermedad. Pero no todo eran avances; en 1873, el gran científico Edward Clarke escribió: "El desarrollo intelectual de las mujeres se logra sólo con un alto costo de su desarrollo reproductivo: en la medida en que el cerebro se desarrolla y se acerca a la lógica, los ovarios se encogen" (Clarke, 1873). La opinión de científicos, filósofos y médicos tuvo y tiene gran influencia en las políticas públicas, y si a ello le sumamos el poder de los líderes religiosos, las cosas se ponen peor. En el siglo XIX la medicina es definida como una ciencia positiva de tipo anatómico-clínico; ya se diagnostican las enfermedades valorando a la o el paciente y su organismo, no solamente enfocándose en la bilis o en algún órgano en particular.

Regresemos un momento en el tiempo para dejar claro el asunto de las mujeres y el parto. Entre los siglos XVII y XVIII se publicaron en Europa varios libros de instrucción médica de obstetricia para las parteras o comadronas, pero la mayoría de ellas no sabían leer o no tenían acceso a los documentos. Así, en el XVII, los cirujanos barberos franceses, considerados menos que un médico científico, incursionaron en el negocio de la obstetricia. Habían tenido acceso a los libros de medicina y pronto aprendieron todo lo que las parteras sabían, pero cambiaron la estrategia del parto: querían a las mujeres en una cama, donde ellos estuvieran más cómodos para revisarlas y asistir varios nacimientos a la vez, mientras las parteras insistían en que el parto sería más rápido y menos doloroso si la mujer caminaba y paría de pie o en cuclillas. Ganaron ellos, los científicos, y se normalizó el parto en camilla (una práctica, sin embargo, que se combate hoy en día en todo el mundo para devolver el poder de decisión del parto a su dueña: la parturienta).

Gracias a la persistencia de Luisa Burgeois (1536-1632) y de Madame de la Chapelle, dos grandes parteras francesas que decidieron no quedarse atrás, aparecieron libros sobre técnicas obstétricas escritos por mujeres, y ellas comenzaron a entrenar a hombres estudiantes de medicina, aunque se vieron forzadas a asimilar ciertas creencias científicas de los investigadores, como ya hemos dicho, plagadas de prejuicios y yerros sexistas. No se podían graduar como médicas las parteras, pero sí se les daba juramento universitario como asistentes de obstetricia.

En México la partera fue considerada una sabia en la tradición prehispánica, respetada como sacerdotisa, socializadora y educadora de la salud de mucho prestigio.[4] En la Gran Tenochtitlan se creía que los bebés se concebían desde el treceavo cielo y se resguardaban en el cuerpo de la mujer, que acudía a la *tlamatquiticitl* (partera sanadora). Las embarazadas hacían visitas mensuales a la partera, quien preparaba a la pareja para la gestación y el parto. Les enseñaban la importancia de la lactancia durante dos años. Entre 1524 y 1805, durante la colonización española, se persiguió a las parteras por considerarlas sacerdotisas vinculadas al politeísmo. Entonces las comadronas rurales dejaron algunos ritos para evitar el escarnio eclesiástico y político, pero siguieron cuidando a las mujeres y a sus criaturas. Se permitió que las parteras empíricas atendieran los nacimientos en hospitales pero sin dar atención durante el embarazo: ése era negocio de ellos. A partir de 1920 se reconoció a las parteras universitarias y en 1930 se inició el adiestramiento científico de las parteras empíricas, que sabían de

---

[4] Imelda Castañeda Núñez, "Síntesis histórica de la partera en el Valle de México", *Revista de Enfermería*, Instituto Mexicano del Seguro Social, vol. 1, núm. 1, 1988.

herbolaria y remedios para los malestares de la menopausia; por ejemplo, utilizaban el camote silvestre y diversos brebajes hoy reconocidos en el tratamiento de terapia con fitoestrógenos.

Lo cierto es que las mujeres hemos pasado de ser vistas por la ciencia como locas histéricas a ser consideradas desequilibradas menopáusicas. Se ha puesto de manifiesto el papel de la ciencia como legitimadora de la discriminación sexual, del carácter androcéntrico y sexista de buena parte del conocimiento científico.[5] Smith Rosemberg y L. Jordanova demostraron desde la década de los ochenta que la ciencia no es un saber transparente, sino una manifestación cultural que en cada época contiene una ideología y unos valores.

La menopausia tratada como una enfermedad por la industria médica y farmacéutica no es algo nuevo. En el manual farmacéutico de 1899 de la empresa alemana Merck aparece la receta de Ovariin, unas píldoras o chochos (gránulos) con sabor a vainilla vendidas como producto 100% natural. Se prescribía para los malestares de la "climatérica" o la menopausia. Se fabricaba con ovarios de vaca pulverizados y se recomendaba una dosis de entre ocho y 24 gránulos al día. Las hormonas esteroides de la vaca pudieron resistir los procesos químicos, pero para que tuvieran un efecto real en las mujeres, éstas deberían haber ingerido toneladas de Ovariin, sin tomar en cuenta el peligro de los efectos cancerígenos de las hormonas vacunas en las mujeres (ya veremos en los próximos capítulos la gravedad de usar hormonas animales en personas). Pero esto no parecía preocuparle a la industria gracias a la fama del creador del Ovariin, porque en 1827 el farmacéutico Heinrich Emmanuel Merck fue el pionero mundial en manufacturar la morfina, luego la codeína (1836) y más tarde la cocaína (1862), todas para uso médico. Esta farmacéutica ofrecía ya recetas múltiples para los "horrorosos síntomas de la inevitable

---

[5] Teresa Ortiz Gómez, *Medicina, historia y género. 130 años de investigación feminista*, Oviedo, KRK ediciones, 2006, p. 362.

menopausia". Su remedio contenía belladona, cannabis y opio, y se vendía en farmacias en forma de jarabe o tiras con sabor a orozuz o naranja. Las mujeres con síntomas severos del cambio hormonal pasaban sus días y noches dopadas con opio y mariguana, mientras la industria fomentaba entre los médicos la noción de que la menopausia era una enfermedad que podía derivar en locura e histeria (afección psicológica del grupo de la neurosis que no casualmente adquiere su nombre de la palabra griega que significa útero). Si la droga la recetaba una sanadora indígena, era ilícita brujería; si venía empacada de Alemania por Merck Farmacéuticas, era medicamento. El peligro de la adicción al opio fue obviado por todos. Lo cierto es que desde el principio de los tiempos la menopausia fue vista y tratada como una enfermedad de la que todo el mundo se benefició, menos las mujeres, con quienes durante siglos el mundo científico ha experimentado.

No fue sino hasta 1922 cuando el doctor en anatomía Edgar Allen publicó su tesis sobre el funcionamiento de los ovarios. Antes de ello sólo se habían estudiado los testículos, básicamente desde una perspectiva de búsqueda de la masculinidad en las gónadas, como afrodisiaco. Y no fue hasta 1938 cuando Allen y su colega el bioquímico Edward Doisy lograron identificar la mayoría de las hormonas femeninas y su correlación en el cuerpo humano. Hace apenas 73 años que se entiende el sistema hormonal femenino; sin embargo, hace 183 años se experimenta con las mujeres dándoles hormonas sintéticas. Es decir, la menopausia tratada como una enfermedad por la industria médica y farmacéutica no es algo nuevo. De ahí que desde el siglo XIX hasta la fecha las mujeres prefieran guardarse para sí los síntomas, muchas temiendo ser tachadas de locas e histéricas por sus propios médicos o esposos.

Desde finales del XIX, de los testículos animales se producían todo tipo de recetas para la potencia sexual masculina. Podríamos decir que el médico francés Charles-Édouard Brown-Sequard es el padre de la comercialización del "viagra" hecho de testículos animales como fórmula para la juventud y la fortaleza masculinas. Fue él quien descubrió la testosterona en 1889. Los científicos tardaron cincuenta años más en estudiar los ovarios y su funcionamiento hormonal. Supongo que los testículos y el pene siempre les han parecido más interesantes (las obsesiones fálicas son eminentemente masculinas), pero por las razones equivocadas. Se quería potenciar la hombría, la erección, pero de salud integral masculina y andropausia no se hablaba nada.

Por eso no creamos que los hombres, como usuarios de la medicina, salen bien librados. Aunque desde Hipócrates hasta el siglo XX la ciencia médica y sus hermanas han sido gobernadas por élites masculinas que se han dedicado a hablar de su superioridad, su fuerza, su salud de hierro y su poderosa virilidad a prueba de balas, los hombres salieron perdiendo por creerse el sexo fuerte; esto ya lo veremos en los capítulos subsiguientes.

Si bien es cierto que los avances científicos siempre se enfocaron en la salud masculina más que en la femenina, los prejuicios machistas terminaron mandando un mensaje contraproducente a los hombres; una especie de "los niños no lloran, los hombres no se quejan, aguantan y no van al doctor". Por eso son los hombres y no las mujeres quienes se exponen constantemente al riesgo, se descuidan y se callan cuando sienten que algo no va bien. Son los hombres quienes tienen menos noción del autocuidado personal, y también quienes mueren antes por infarto y otras enfermedades prevenibles. Como hemos dicho, la ciencia carga consigo constructos sociales y prejuicios sexistas, y el sexismo afecta a hombres y mujeres, de diversa forma, pero les afecta.

Esa supuesta natural preponderancia de la fuerza y la salud masculinas ha convertido a los hombres en víctimas de los preceptos culturales del dominio masculino. Will Courtenay, doctor psicoterapeuta y masculinólogo de Berkeley, California, asegura que la salud integral de los hombres ha sido de alguna manera "in-visibilizada", ya que sus especificidades no están suficientemente estudiadas ni explicadas, y muchos de sus problemas de salud se toman como naturales e inevitables por aquello del riesgo de la hombría. Courtenay, autor de varios libros, asegura que la mayor mortalidad o siniestralidad de los hombres, o el que éstos acudan menos a los servicios médicos, tiene que ver con unas concepciones y comportamientos concretos respecto a la salud masculina, asociados a la forma en que los hombres se definen como tales y se presentan socialmente como dominantes. Todo a su alrededor les ha dicho que los machos se mueren en la raya, en el campo de batalla; y muchas veces la raya justo está en la andropausia, o en la llegada a la edad madura, a los cincuenta años.

Courtenay asegura[6] que sólo una perspectiva constructivista, relacional y feminista de la salud les permitirá a los hombres entender que las prácticas de riesgo asumidas mucho más por hombres que por mujeres —como el consumo de drogas, su forma de conducción, sus expresiones de violencia y su resistencia a reconocer malestares y dolores— se originan en la noción que tienen de la salud, ya que para ellos la masculinidad es definida en oposición a los hábitos de vida saludables, una masculinidad que utiliza el cuerpo y la genitalidad como expresión de virilidad y hombría. Una masculinidad determinada por la medicina como valiente y fuerte no puede considerarse débil y enferma. Yo añadiría, a lo que opina Courtenay, que es preciso crear una cultura de salud para los hombres que vaya de la mano con unos nuevos valores de masculinidad, valores que reconozcan el autocuidado y todos los aspectos psicoemocionales del bienestar integral. Ésa es una batalla cultural que han de dar los propios hombres.

---

[6] W. H. Courtenay, "Constructions of masculinity and their influence on men's well-being: A theory of gender and health", *Social Science & Medicine*, Sonoma State University (California), 2000, p. 50.

Sea como fuere, si algo hemos aprendido de la medicina y sus orígenes filosóficos es que sabe muy poco de las mujeres fuera de su sistema reproductivo, que las sigue tratando como divididas en partes, dando preeminencia a la maternidad pero sin cuidarlas de forma *holística*; por ello, entre otras cosas, los altos índices de muerte materna, muerte por aborto insalubre y maternidad infantil forzada.

A fines del siglo XX y ahora en el XXI las cosas van cambiando, ciertamente en gran medida gracias a la influencia de las mujeres científicas y de las historiadoras feministas de la medicina, que nos han ayudado a entender mejor cómo se tejieron los conceptos científicos sobre urdimbres culturales que ahora nos parecen absurdas, pero que persisten en la forma en que la medicina nos trata a las mujeres y a los hombres. A ambos nos discrimina. A unas las "patologiza" (nos considera enfermas por todo); a otros los ignora hasta que se están muriendo. Basta ver las campañas contra el cáncer, que difícilmente se refieren a los hombres, o la reciente creación formal —apenas en 1980— de la andrología como una rama médica que estudia la salud sexual y reproductiva de los hombres. Antes, el experto en "asuntos del pene" era el urólogo, y aún ahora los hombres difícilmente saben a quién acudir cuando tienen problemas en sus genitales; los urólogos los mandan con un dermatólogo, y si tienen suerte terminan en manos del o la ginecóloga de su pareja o de alguna amiga.

Por eso es tan importante entender hacia dónde se dirige la ciencia de la salud, y reconocer que no puede avanzar y evolucionar sin la participación activa de hombres y mujeres a fin de sentar nuevos paradigmas para la medicina y el bienestar del futuro. Porque, como bien lo ha dicho el experto en bioética Carlos Viesca, debemos reconocer como algo fundamental la dimensión científica, humana, epistemológica y ética de la medicina.

Ciertamente, algo muy importante ha sucedido en tiempos recientes: mujeres y hombres nos atrevemos a cuestionar los paradigmas sobre los cuales la ciencia ha determinado que las mujeres son de tal forma y deben hacer tal y cual cosa, y que los hombres son de tal manera y deben hacer tal y cual otra. Hemos aprendido a poner en duda, transgredir y negociar ciertas reglas que la medicina y las farmacéuticas han dado por buenas durante décadas. Las personas no somos agentes pasivos: como ha dicho la historiógrafa de la medicina española Teresa Ortiz, las y los pacientes somos sujetos activos, interactuamos y queremos entender qué sucede con nuestro cuerpo, no con el cuerpo de *las* mujeres o con el cuerpo de *los* hombres, sino con el único y excepcional cuerpo nuestro de cada quien. Debemos recordar que no somos *pacientes*, porque un paciente es quien sufre y recibe la acción de un agente. La o el médico no es un agente de nuestra salud; el único agente posible es quien vive la enfermedad y, por tanto, las y los médicos son asesores científicos, cuidadores de nuestra salud.

Michel Foucault acuñó el término *biopoder* para explicar que el poder no sólo lo ejercen el monarca o el gobierno, sino lo ejercen los discursos expertos que las diversas ciencias han desarrollado a partir de la modernidad.

Los eruditos de las ciencias biomédicas gobiernan nuestra salud, y, por herencia, lo hacen desde una perspectiva sexista que en ciertos aspectos discrimina a las mujeres y en otros discrimina a los hombres. Y en ese contexto la medicina reproduce los patrones de discriminación extrema hacia las mujeres indígenas que están sometidas a situaciones de pobreza por las desigualdades económicas. Los hombres y las mujeres pobres reciben la peor atención médica, a ellos y ellas no les llegan los descubrimientos científicos más modernos, no se les toma en cuenta cuando de salud se trata. Como veremos en este libro, sólo se habla de las mujeres indígenas o aborígenes de diferentes regiones del mundo y sobre su menopausia como algo excepcional. Algunos textos hablan de ellas en tercera persona, como objetos de estudio y no como sujetos de derecho a la salud y la información. Es decir, se les considera *objetos pacientes* sobre quienes la ciencia decide, a veces contra su voluntad, como en los documentados casos de esterilización forzada en México y Perú.

Por ejemplo, entre las mujeres indígenas que entrevisté, encontré un abandono brutal por parte del sistema médico; para ellas, las clínicas públicas existen sólo con la finalidad de que puedan parir a su progenie (cuando hay clínicas en sus poblados), o si padecen enfermedades mortales, como algún tipo de cáncer afortunadamente detectado por alguna sanadora local o un médico rural.

Este libro pretende arrojar luz sobre lo que no nos han dicho acerca del proceso psicobiológico de la menopausia y la andropausia, pero también sobre la deuda que la biomedicina tiene con millones de mujeres a quienes se les ha dicho que la menopausia y sus manifestaciones de sufrimiento (cuando las hay) están sólo en su cabeza. Necesitamos entender las dimensiones biológicas, sociales y culturales de los desequilibrios en la salud. Y esos desequilibrios son impensables sin un viaje por la salud hormonal.

Sin duda, aún tenemos mucho que aprender sobre la salud humana, siempre reconociendo la diversidad para entender los fenómenos multicausales de las enfermedades o síndromes relacionados con la salud hormonal y, en general, con una vida saludable.

UN MUNDO ADULTO

Hoy en día hay más personas mayores de cincuenta años que menores de quince. Para 2050, por cada niño menor de doce años habrá dos personas mayores de sesenta. Este cambio en la edad de la población se denomina transición demográfica. Sabemos que las personas viven medianamente sanas hasta ochenta o noventa años. Antes las y los ancianos se retiraban a cuidar el jardín, a las y los nietos, y tarde o temprano se entregaban a la voluntad de su estirpe para pasar sus últimos años en un asilo o en la casa de algún familiar compasivo, que los cuidaría mientras se convertían en una suerte de infantes con arrugas y canas, hasta que la muerte tocara a su puerta.

Hoy las personas de la tercera edad han logrado mayor vigor, se rehúsan a retirarse del trabajo, tienen más fuerza y entereza, y se comprometen con los problemas sociales.

Una mujer de ochenta años que recientemente asistió a una de mis conferencias sobre los derechos de la infancia me dijo: "Ahora puedo dedicarme a cambiar el mundo, tengo ochenta años y mucha fuerza para seguir adelante. Voy a todas sus presentaciones y a todas las manifestaciones contra la violencia en México". Si ésas son las personas de la tercera edad, las de la segunda edad, es decir, aquellas de entre cuarenta y sesenta años, somos todavía la población que mueve al mundo. ¡Y cómo detenernos, si estamos siendo testigos de los grandes avances tecnológicos y científicos que evitan que el organismo se deteriore tan fácilmente! Hay que aprovechar esos avances y lograr que lleguen equitativamente a la población.

Es decir, hay dos maneras de mirar esto: una es la del capitalismo salvaje, que propone que la población pobre, adulta mayor y de razas no dominantes se muera enferma y hambrienta, para dejar lugar a quienes sí tienen educación, dinero y medios para avanzar. La segunda es la progresista posmoderna, que busca que la sociedad se eduque para tratar mejor el medio ambiente, cuidar la tierra y el agua, hacer que alimentos y medicamentos sean accesibles a toda la población del planeta, y que descubramos una nueva forma de vivir y convivir sin impulsos destructivos, contaminadores y racistas. Yo creo que la segunda visión puede hacerse realidad, pero la batalla es enorme dado el sesgo discriminatorio con que los descubrimientos científicos llegan y se distribuyen en las sociedades de cada país.

Ahora sabemos que una persona de cincuenta o sesenta años puede mantener su vigor y su salud si hace lo que debe hacer y si recibe la atención médica preventiva que necesita para mantener esa salud.

No se trata de buscar la fuente de la juventud que históricamente la ciencia ha prometido, sino de encontrar las mejores fórmulas para una vida equilibrada.

Los nuevos descubrimientos científicos demuestran que se puede envejecer sanamente, a diferencia de envejecer en la decrepitud. Esta visión renovada de la ciencia nos demuestra que el paso de los años no implica necesariamente enfermedad, achaques y sufrimiento, que la menopausia y la andropausia no son enfermedades. Curiosamente, millones de personas enfrentan de manera aislada la entrada fisiológica a la edad madura y las crisis existenciales, los divorcios que no parecen tener razón de ser y las depresiones. Aquí demostraremos cómo se entretejen todos los elementos del cuerpo, la mente y las emociones.

De estos nuevos descubrimientos científicos nace también la noción de la medicina antienvejecimiento, con una extraña frontera velada con la obsesión por la estética juvenil o rejuvenecedora. Por eso en este libro hablaremos de las diferencias entre las diversas perspectivas. La del antienvejecimiento es una corriente médica que reconoce que todas las personas moriremos eventualmente por desgaste, pero que no necesariamente tendremos que pasar los últimos treinta años cargando achaques, enfermedades y malestares que, además de costarnos, le cuestan al gobierno, que subsidia una muy mediocre medicina social. Nuestra tarea radica en descubrir qué de los avances científicos nos es útil, qué es pura mercadotecnia, qué puede hacernos más daño que bien. Y con esas herramientas sobre la mesa, tomar las decisiones que consideramos mejores para cada quien.

Cuando habla de medicina, sociedad y bioética, el doctor Carlos Viesca nos recuerda que la vida humana en el siglo XXI debe entenderse como vida digna y, para empezar, vida sana o, al menos, con un control adecuado de las enfermedades y condiciones no curables. Por eso la acción pública de la medicina, con sus dimensiones políticas, no puede conformarse con lo que obtenía, desprovista de medios, hace quinientos años. Las condiciones sociales para garantizar una razonable calidad de vida radican en las políticas de salud y en el acceso de toda la sociedad a la medicina. La salud hormonal de hombres y mujeres no puede ser el privilegio de unos cuantos, sino el derecho de todos y todas.

En este libro se enunciará cuáles son esas corrientes y qué propone cada una de ellas. Pero antes veamos qué son en realidad la andropausia y la menopausia. Para ello tenemos que dar un paseíllo por nuestro sistema endocrino, es decir, por cómo funcionan nuestras hormonas.

2

Breve historia de las hormonas

Una niña se dirige a su madre: "Mamá, ¿cuántos tipos de hombres hay?" "Mira, hija, los hombres durante su vida pasan por tres etapas. Antes de los diecinueve son como arbustos de jardín: duros y bien dispuestos. Hasta los cuarenta y nueve son como el roble: fuertes y confiables. Y a partir de los cincuenta son como arbolitos de Navidad: con las bolitas de adorno."

—Chiste popular

En casi todas las culturas, las sanadoras y los sanadores tradicionales han utilizado órganos sexuales de animales como afrodisiacos, aunque no necesariamente sepan que, por ejemplo, las gónadas de los toros que se comen en México o las de simio que se degustan en diversos países africanos contienen una alta carga hormonal. La medicina tradicional, como la convencional moderna, ha reproducido esta fascinación por los órganos sexuales masculinos y su relación con la hombría, la potencia, el enamoramiento y la fuerza vital, pero difícilmente los ha vinculado a la salud. Lo cierto es que todos los días escuchamos cualquier cantidad de tonterías referentes a nuestras hormonas y que la mayoría de las personas no han aprendido cómo funciona su sistema endocrino, cuando tener conocimientos básicos sobre él puede marcar una gran diferencia a la hora de llegar a la edad madura.

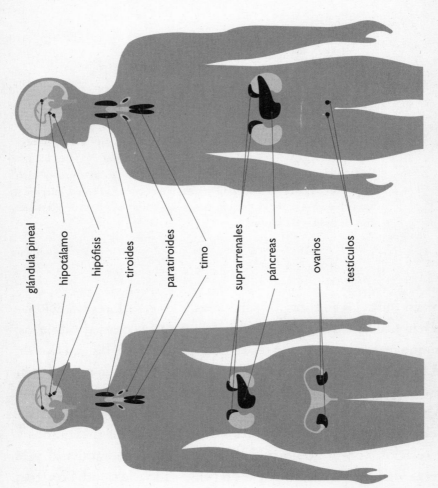

glándula pineal

hipotálamo

hipófisis

tiroides

paratiroides

timo

suprarrenales

páncreas

ovarios

testículos

Principales glándulas del sistema endocrino productoras de hormonas

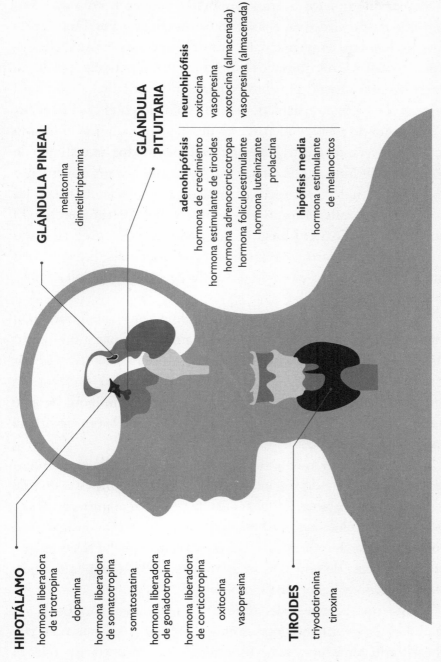

HIPOTÁLAMO

hormona liberadora
de tirotropina

dopamina

hormona liberadora
de somatotropina

somatostatina

hormona liberadora
de gonadotropina

hormona liberadora
de corticotropina

oxitocina

vasopresina

TIROIDES

triyodotironina

tiroxina

GLÁNDULA PINEAL

melatonina

dimetiltriptamina

**GLÁNDULA
PITUITARIA**

adenohipófisis

hormona de crecimiento

hormona estimulante de tiroides

hormona adrenocorticotropa

hormona foliculoestimulante

hormona luteinizante

prolactina

hipófisis media

hormona estimulante
de melanocitos

neurohipófisis

oxitocina

vasopresina

oxotocina (almacenada)

vasopresina (almacenada)

Algunas glándulas endocrinas y hormonas producidas en cada una de ellas.

A pesar de que los ovarios también producen hormonas, éstos han sido despreciados en el ámbito de los afrodisiacos. Durante siglos, los médicos convencionales consideraron que el uso de los órganos sexuales y sus químicos (hormonas) eran patrañas, producto de la brujería, hasta que llegó Charles-Édouard Brown-Séquard —de quien ya hemos hablado— y lo convirtió en el gran negocio.

En junio de 1889, en París, este médico anunció que él mismo se había inyectado en sus *partes pudendas* extractos de testículo de conejillos de Indias y de perro. Publicó entonces un documento en el que incitaba a los médicos franceses a experimentar con las hormonas masculinas como una fuente de la juventud perdida. El doctor Brown-Séquard aseguró que todo cambió en él, adquirió energía vital, mejoró su sexualidad y su memoria; bueno, hasta su chorro de orina renovó la potencia de su lejana adolescencia, escribió en su reporte.

Fue la científica decimonónica Madeline Gray quien tradujo al inglés los testimonios de Brown-Séquard donde narra que cortó las glándulas sexuales de perros jóvenes y fuertes, las puso a hervir y se inyectó el concentrado. Las explicaciones sobre su renovada fortaleza y energía son sorprendentes. El descubrimiento de este francés se convirtió en la gran noticia científica de la era victoriana en la década de 1890.

Barbara Seaman, quien documentó la historia de los tratamientos hormonales desde sus inicios, asegura que durante esa década los científicos cortaron los testículos de todos los mamíferos, desde ratones hasta elefantes, en búsqueda de la fuente de la juventud eterna para los hombres (que no para las mujeres). Digamos que fue la medicina de rejuvenecimiento de aquellos tiempos, tan perseguida como el vellocino de oro.

Existe una controversia sobre si los médicos ignoraron la sexualidad de las mujeres por simple ideología machista, o si, por el contrario, tardaron mucho más tiempo en lograr comprender el funcionamiento de los ovarios y de las hormonas femeninas, que ahora sabemos es mucho más complejo que el del sistema masculino. Probablemente fue una combinación de ambos factores.

Edgar Allen, como ya vimos, diseccionó por primera vez los ovarios de ratas y pudo determinar el funcionamiento del ciclo hormonal femenino. Más tarde, en 1923, se asoció con el doctor Edward Doisy y juntos descubrieron la existencia del estrógeno y sus funciones en el organismo.[1] Para 1938 ya habían documentado con nombre casi todas las hormonas femeninas, pero seguían sin entender cómo demonios interactuaban entre sí.

Éstos fueron los primeros experimentos, documentados con fórmulas farmacéuticas, que utilizaron hormonas animales en mujeres. No eran —como en el caso del francés Brown-Séquard— para rejuvenecerlas, sino para quitarles los síntomas de la menopausia, que según los científicos las vacas no sufrían. Vaya usted a saber si concluyeron que las mujeres y las vacas eran lo mismo.

En 1930, James Bertram Collip, canadiense coautor del descubrimiento de la insulina (la hormona que juega un papel vital en la diabetes), dijo que era más fácil experimentar con hormonas animales que crear una sintética. Así que fabricó unas pastillas con los estrógenos de mujeres canadienses embarazadas. Tenían un fuerte hedor a orina y mal sabor, además de un alto costo, porque se tenía que comprar la orina de mujeres embarazadas sanas a lo largo de varios meses. (Collip no entendía lo que ahora sabemos sobre los cambios hormonales que se dan en el embarazo y cómo esta carga estrogénica puede hacer daño a mujeres sanas no embarazadas.) Entonces decidió que era mejor comprar orina de yegua gestante, cuyo estrógeno es 2.5 veces más potente que el humano y por tanto resultaba más barata. Creó entonces una sal sódica con sustancia estrogénica que se fabricaba en gel

---

[1] Barbara Seaman, *The Greatest Experiment Ever Performed on Women. Exploding the Estrogens Myth*, Seven Stories Press, Nueva York, p. 18.

u óvulos y que se bautizó con el acrónimo Premarin: *pre*(gnant) *ma*(re) (u)*rin*(e), es decir, orina de yegua preñada.

Ya con el antecedente del rejuvenecido Brown-Séquard y los avances de Doisy y Allen, varias compañías farmacéuticas comenzaron a invertir en el estudio de las hormonas. Habían descubierto que el mercado podía ser monumental. En abril de 1941 Allen publicó un artículo en el *Journal of Cancer Research* sobre cómo los estrógenos de origen animal (vaca, yegua o cualquier otro mamífero) constituían un factor importante en el desarrollo de cáncer cervicouterino en mamíferos. Pero a pesar de las evidencias concluyentes, el aplastante poder económico de las farmacéuticas deseosas de vender más y más hormonas, especialmente a mujeres menopáusicas, silenció el estudio, que fue rescatado décadas después por el Cancer Institute y el movimiento Women's Health Initiative.

George Papanicolau, el inventor del estudio para detectar cáncer cervicouterino, apoyó a Allen en advertir a las mujeres del peligro de tomar hormonas animales, pero en 1942 los Laboratorios Ayerst ya habían comenzado a producir masivamente dosis de Premarin, que aparece en los anales de la historia farmacéutica como la droga legal que más tiempo se ha mantenido como la más vendida del mundo hasta ahora. Y, según las expertas en cáncer cervicouterino, ha sido la causante del aumento exponencial de ese carcinoma en mujeres de todos los países, desde el mismo año de su distribución, justo cuando se supo que causaba cáncer.

En el Museo Schering, ubicado en Müllerstrasse 170, en Berlín, encontramos un facsímil del primer folleto que acompañaba las primeras hormonas vendidas al público por esa fábrica en 1934. Allí está la explicación de las fórmulas originales: Proginon: estrógeno; Proluton: progesterona, y Testovirón, también llamado Provirón, producido con hormonas sexuales masculinas. Desde aquel entonces hasta 2013, una de las fórmulas anticonceptivas más usadas es el etinylestradiol. La doctora Jean Jofen, de la Universidad de la Ciudad de Nueva York, concedió una entrevista en 1976 a Barbara Seaman. En ella explica que en la Alemania nazi surgieron los primeros anticonceptivos orales, producto de la obsesión de Hitler de controlar la natalidad en las razas no arias o impuras. Según los documentos desclasificados del Código Nuremberg (también conocidos como *Permissible Medical Experiment on Prisioners of the Nazi Regime*), el gobierno de Hitler, a través del doctor Carl Clauberg, experimentó poniendo una dosis diaria de estrógenos en la sopa de hombres y mujeres en los campos de concentración; también se inyectaron dosis experimentales de estrógenos a varios prisioneros y, como consecuencia, dice el documento, las mujeres dejaron de menstruar y los hombres perdieron la libido, lo cual fue considerado un éxito. Las mujeres ya no quedaron embarazadas.

En julio de 1933 se aprobó en Alemania la ley para la prevención de descendencia con enfermedades hereditarias, que ordenaba la esterilización masiva con métodos hormonales y por exposición a dosis altas de radiación con rayos X. El régimen nazi esterilizó a más de 400 000 personas e invirtió millones de dólares en los experimentos con hormonas animales y humanas, lo que después sería considerado como un delito contra la humanidad en los Juicios de Nuremberg.

El médico —experto en biología hereditario-genética— y criminal de guerra Josef Mengele también experimentó con prisioneros en los campos nazis de concentración y exterminio de Auschwitz para estudiar las hormonas masculinas. Fue él quien llevó a cabo el programa de castración de hombres judíos sanos y jóvenes para estudiar su genética y sus hormonas.

Mientras tanto, en el mundo científico se daba una gran batalla silente. Los científicos norteamericanos y británicos sabían que los alemanes, luego de experimentar con prisioneras y prisioneros, estaban a punto de patentar su receta estrogénica para mantener el monopolio mundial de la producción de pastillas anticonceptivas. Buscando desesperadamente la manera de ganarles a los alemanes en esta carrera y prevenir que el régimen nazi tuviera el monopolio de la producción de hormonas sintéticas, publicaron en una revista médica su fórmula, antes secreta, para preparar estrógenos sintéticos baratos. El británico Sir Edward Charles Dodds, uno de esos médicos preocupados por el avance nazi y quien en 1945 era director del Courtauld Institute of Biochemistry del Middlesex London Hospital, inventó la primera pastilla de estrógeno que podía tomarse por vía oral: el dietilestilbestrol. Y a él se le ocurrió publicar la receta de manera gratuita para que nadie tuviese el monopolio. Ese mismo año, Dodds escribió una advertencia para la comunidad médica en el *Journal of National Cancer Institute* que afirmaba que se podía utilizar ese estrógeno sintético para evitar abortos en embarazos de alto riesgo y para enfrentar algunos síntomas de la menopausia; sin embargo, por sus efectos cancerígenos, no debía ser recetado durante más de un año.

En poco tiempo, miles de médicos y boticarios farmacéuticos en todo el mundo vendían la hormona de Dodds. Se vendía, según la investigadora Barbara Seaman, para prevenir el envejecimiento y evitar los bochornos, pero también para evitar el embarazo durante la ovulación, prevenir el aborto de embarazadas en riesgo y, por supuesto, como la primera píldora del día siguiente. La irresponsabilidad y ambición de las farmacéuticas mostró su peor rostro.

Las grandes firmas, que ya estaban vendiendo hormonas animales para la menopausia y para la potencia masculina, querían controlar el mercado. Se sabe que la empresa alemana Schering y la húngara Richter tenían la receta de las píldoras anticonceptivas antes de que comenzara la Segunda Guerra Mundial. Sin embargo, no fue hasta la era de la liberación sexual, en la década de 1960, cuando estas píldoras mágicas llegaron a la vida de las mujeres comunes de casi todo el mundo.

Los laboratorios Wyeth-Ayerst y SmithKline-Beecham, actuales productores de Premarin y Manest, han sido —según expertas que entrevisté— los responsables de que millones de mujeres hayan sufrido cáncer de mama y útero en los últimos cuarenta años. De allí que sea tan importante conocer los orígenes y riesgos de los tratamientos hormonales. Revisemos el pasado para hablar del futuro.

En 1960 Estados Unidos autorizó la píldora Enovid, pero sus efectos eran devastadores para las mujeres, con quienes los médicos experimentaban sin su consentimiento y sin reconocer los malestares que las hormonas les causaban. Después de múltiples quejas y estudios se descubrió que las píldoras contenían diez veces más estrógenos de lo que el organismo podía soportar. Entonces, la oficina encargada de supervisar alimentos y medicinas (la U. S. Food and Drug Administration, o FDA) aprobó la dosis que se da actualmente, casi once veces menor que la de 1960.

A pesar de saber que estos estrógenos recetados como píldora anticonceptiva a mujeres con salud hormonal perfecta causaban cáncer, seguían fabricándose y los médicos seguían prescribiéndolos. Los productores y vendedores de Premarin, también más que documentado como cancerígeno, fueron en gran medida los responsables de crear la imagen pública de la mujer menopáusica enloquecida y violenta. Barbara Seaman describe en su investigación uno de los anuncios más populares de 1977:

El anuncio muestra a una arpía, que obviamente acaba de hacer algo muy malo, posiblemente golpear a su hijo adolescente, que en el retrato se ve tapándose la boca y parece estar sufriendo. Él, su hermana y su padre miran aterrados y con desprecio a la mujer enloquecida. El padre aprieta el periódico en una mano y abraza a la chica que parece a punto de llorar. Está claro que esa arpía ha interrumpido la alegría del hogar. La leyenda del póster dice: "Casi cualquier tranquilizante podría calmarla [...] pero a su edad lo que realmente necesita es estrógeno. Las pacientes que toman sólo Premarin reportan la desaparición de los síntomas emocionales debidos a la deficiencia hormonal [...]"

Sólo en Estados Unidos, donde actualmente hay 43 millones de mujeres mayores de cincuenta años, ellas gastan 600 millones de dólares anuales en medicamentos naturistas contra la menopausia, según el National Center for Complementary and Alternative Medicine.

Justo en 1941, mientras se daba la guerra secreta de las hormonas entre científicos nazis e ingleses y norteamericanos, el doctor Charles Brenton Huggins estaba a punto de ganar el premio Nobel de Medicina junto con Peyton Rous. Nacido en Canadá, Huggins trabajaba en la Universidad de Chicago investigando el cáncer de próstata, del que se sabía muy poco. Fue él quien descubrió los vínculos entre la testosterona y esta enfermedad. Para hacerlo, castró a los pacientes con cáncer prostático y determinó (ahora sabemos que equivocadamente) que la testosterona fabricada en los testículos era la causante del mal. Se le conoce como el primero en asegurar que el cáncer se puede curar con medicamentos que ataquen la producción de hormonas masculinas; por ello, en 1963 se le entregó el premio instituido por Alfred Nobel.

En su discurso de aceptación del premio, Huggins insistió en que la testosterona es cancerígena, a pesar de que los estudios demostraban que los tratamientos antitestosterona no mejoraron la salud masculina ni salvaron a un solo paciente. Ahora existe suficiente evidencia científica documentada (no hipotética) que indica que entre los principales factores del cáncer de próstata están la presencia importante de estradiol (uno de los tres principales estrógenos, como veremos más adelante) y la baja de testosterona. Ciertamente, Huggins no sabía todo lo que conocemos ahora sobre la salud hormonal integral, pero se equivocó puesto que la testosterona no se produce únicamente en los testículos, así que castrar a los pacientes como práctica curativa era, además de cruel, inservible. Y a pesar de que los estudios llevados a cabo en su *alma mater*, Harvard, y en otras universidades que no tenían investigaciones auspiciadas por farmacéuticas han demostrado que Huggins estaba equivocado, y que la testosterona no causa cáncer; hasta el día de hoy, millones de médicos siguen esa vieja y equivocada teoría que le ha dado muy mala prensa a la testosterona, dejando sufrir a los pacientes con casos extremos de andropausia. Mientras que, irónicamente, a pesar de saber todo lo que se sabe sobre cómo los estrógenos sintéticos efectiva y probadamente causan cáncer cervicouterino y de mama, los médicos los siguen recetando todos los días y las farmacéuticas fabricándolos alegremente.

Hubo tanta experimentación con las mujeres y sus hormonas a lo largo de los años, que hoy en día se sabe mucho más acerca de las hormonas femeninas que de las masculinas. Lo que ya no puede ponerse en duda es que las hormonas funcionan como un sistema (imagine el sistema solar con todos sus vínculos e interacciones), y eso es lo que debemos entender para enfrentar la etapa de la edad adulta y nuestros cambios fisiológicos. La información es poder para nosotras: poder para evitar que las médicas y los médicos sigan experimentando con nuestra salud sin tomar en cuenta nuestras necesidades, dudas, miedos y decisiones.

3

Las hormonas y las emociones

La neurociencia afectiva es el campo de investigación científica que estudia las bases neurales de los procesos afectivos y sociales de los seres humanos y animales. Abarca niveles de análisis conductuales, morales y neurales.

—Jaak Pankseep

La próxima vez que alguien se burle de usted porque anda con las emociones como subibaja sin razón aparente (no importa si es hombre o mujer), recomiéndele que se ponga a estudiar un poco sobre neurociencia afectiva. Éste es un término que acuñó en 1992 Jaak Pankseep para describir su trabajo. Las investigaciones de este médico veterinario experto en neurociencia nos demuestran cuáles son los mecanismos básicos de las motivaciones y las emociones, así como la naturaleza fundamental de la conciencia y la autorrepresentación en nuestro cerebro. Gracias al padre de la neurociencia afectiva podemos entender mejor los orígenes del miedo, la ira, el pánico, la tristeza, el deseo y la compasión. Su visión integral nos permite comprender cómo todo lo que sucede en nuestro cerebro, cuerpo y entorno está interconectado, y que esos ridículos reduccionismos que nos dicen que los hombres son de Marte y las mujeres de Venus no son más que pamplinas. Esto es

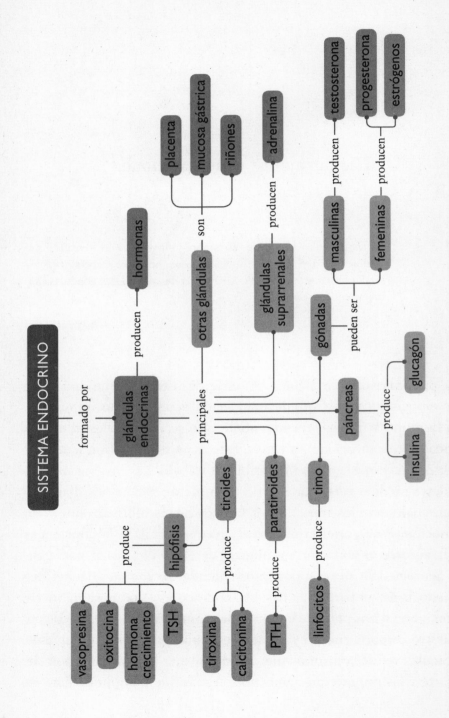

Árbol gráfico del sistema endocrino: ubicación de glándulas y las hormonas que producen.

importante, porque para explorar nuestra salud hormonal y emocional precisamos deshacernos de esos clichés seudocientíficos según los cuales mujeres y hombres estamos predeterminados por nuestra hormona dominante y que nada puede cambiar eso.

La emoción es una conmoción afectiva de carácter intenso, según el diccionario de la Real Academia. La ciencia, sin embargo, define nuestras emociones como reacciones psicofisiológicas que representan diferentes modos de adaptación a estímulos, personas, circunstancias, recuerdos y hechos concretos. Es muy importante recordar esto: las emociones organizan nuestras respuestas biológicas; es decir, si vamos a llorar, el cerebro de inmediato interconecta los mensajes que llegan a los músculos faciales, se tensan el cuello y los brazos, cambia la temperatura del cuerpo, las glándulas lagrimales mueven el líquido hacia fuera, cambia nuestro tono de voz y se altera la actividad de nuestro sistema nervioso autónomo y de nuestro sistema endocrino.

Después de entrevistar a tantas mujeres y hombres en la transición de la edad madura, me queda claro que es indispensable entender lo bueno, lo malo y lo feo de las hormonas. ¿Cómo determinar si nuestro caso amerita el remplazo hormonal o simplemente estamos pasando por una transición bioquímica y psicoemocional propia de la edad? Una transición que, como diría una entrevistada, "se resuelve con buena vibra y mucha meditación y buena alimentación". Hombres y mujeres, a pesar de las diferencias entre la menopausia y la andropausia, se hacen la misma pregunta: ¿debo hacer algo al respecto o lo dejo pasar?

Antes que nada, es importante entender cómo se originan los cambios en nuestro metabolismo, revisar la transformación anímica que vivimos al entrar en la década de los cincuenta o un poco antes, descubrir si hay o no hay afectación a nuestra salud integral y, por supuesto, reconocer si somos capaces de pasar bien el proce-

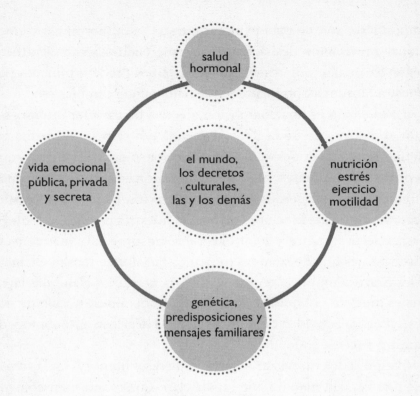

El circo de la vida.

so vital sin hacer nada al respecto o si, por el contrario, la inacción nos lleva a una crisis personal que podría prevenirse.

Por eso a lo largo de este libro exploramos las posturas respecto a la edad madura, desde la más naturista hasta la más intervencionista. Cada persona tiene derecho a decidir cómo vivir su menopausia o su andropausia sin ser juzgada.

El circo de la vida

Lo que experimentamos millones de personas durante este periodo transicional es algo parecido a vivir en un circo de cinco pistas, en el que cada una presenta un espectáculo determinado y la persona propietaria del circo interno debe asumir la responsabilidad de que todos sus actores funcionen adecuadamente (incluso los payasos y los magos).

Digamos que en la pista número uno se encuentra la cascada de hormonas que produce nuestro organismo, entre otras, en la glándula pituitaria. Desde el hipotálamo hasta los ovarios, nuestro cuerpo es un increíble laboratorio capaz de producir hormonas que nos permiten desde tener un ser humano creciendo dentro de nuestro cuerpo hasta fabricar los más sofisticados opiáceos que hacen nuestra vida más llevadera. Ya veremos cómo el útero produce todas las drogas que necesitamos para resistir el dolor del parto, y qué decir del hipotálamo, ese fiel amigo que, como domador de leones profesional, es el que controla las hormonas sexuales y la libido. Durante toda nuestra infancia y nuestra juventud la cascada sigue el ritmo de un gran río transparente y fresco. No nos enteramos de que falla hasta que el río parece secarse.

En la pista número dos está nuestra historia emocional, ese conjunto de vivencias que ha forjado nuestro carácter, que nos ha enseñado a amar más y mejor, o menos y con dificultad. Aquí están las huellas emocionales que al llegar a la edad madura conforman ya una suerte de libro sagrado del yo. Esa historia emocional es tocada directamente por factores externos, pero también por compuestos químicos que fluyen en nuestro cerebro. Digamos que la historia emocional pasea en la cascada hormonal, se baña en ella y bebe su vital líquido. Si en esa historia hay nudos relegados o cadáveres en el armario, la cascada los removerá y podría hacernos entrar en una fase de confrontación dolorosa con algo que no queríamos ver o no estábamos preparadas para aceptar y resolver: una crisis existencial.

En ese escenario está también la pista de nuestra vida secreta. Mi madre decía que tenemos tres vidas: una vida pública, una vida privada y una vida secreta, esa que sólo nosotros conocemos y a la que nadie más tiene acceso. Allí montan su espectáculo el caballo de la fuerza; la malabarista de la maternidad, de la paternidad o del cuidado de las y los demás; la bailarina de la profesión; la cebra de la indecisión; el perrito de la alegría y el gozo; la leona del amor incondicional, y la trapecista de los deseos reprimidos y los satisfechos. También, aunque no nos caiga bien, se pasea en esa pista circense la hiena del resentimiento y los traumas no resueltos.

Por si fuera poco, en la tercera pista está el goloso elefante de la nutrición, que es entrañable y juguetón pero no necesariamente ha seguido las reglas de la vida saludable. A su lado caminan discretamente los simpáticos mapaches del alcohol, el tabaco, las drogas y la parranda. En el centro está un avestruz muy culposo que oculta la cabeza cada vez que recordamos la falta de ejercicio o nuestra incapacidad para manejar el estrés.

En el cuarto escenario, bajo las luces que todo lo muestran y con música de Ennio Morricone, bailan a ritmo perfecto los coordinados chimpancés de la genética, ese finísimo y complejo conjunto de huellas de la herencia biológica que viene cargado de mensajes, buenos y malos, de predisposiciones a ciertas enfermedades, de rasgos físicos ineludibles, de tendencias y huellas de nuestra humanidad.

Y finalmente, como en todo buen circo, en el centro de la carpa se encuentra el mundo: las y los otros, los decretos culturales, los medios de comunicación que todos los días nos machacan recordándonos cómo debe ser la mujer perfecta y el hombre ideal; los amores actuales y pasados, los hijos y las hijas presentes y ausentes; los científicos que se equivocan una y otra vez y nos persuaden de que ellos saben más de nosotros que nosotros mismos… También están los buitres de las farmacéuticas, capaces de convencernos de tomar venenos o ingerir químicos que tienen más efectos nocivos que curativos.

Allí, entre esos cinco escenarios, el cauce del gran río va unificando las pistas externas. Pero cuando el torrente comienza a fluctuar viene el cobro de facturas en la salud física y emocional. De pronto debemos enterarnos de todo lo que sucede dentro de nuestro organismo y decidir qué camino tomar para atravesar esta fase de maduración de la mejor manera. De lo contrario, los animales de nuestro circo se vuelven locos, desquiciando las pistas.

Digamos que la menopausia y la andropausia son como la paz: no se llega a ellas así nomás. Son un camino que recorremos al entrar en la edad madura. Ese camino puede convertirse en seis años de andar sobre carbones ardientes o en un paseo, una aventura hacia la montaña de la sabiduría. Para elegir hace falta conocer, reconocernos individualmente, y sólo entonces podremos decidir. Entre las mujeres que han vivido la menopausia como una experiencia dura que les arrebató temporalmente su bienestar encontramos una explicación muy detallada de los malestares. Casi parecería que se ven en la necesidad de reivindicar su derecho a que se entienda que no es su "cabecita loca", como dijo una entrevistada, la que causa los malestares, sino algo que está más allá de su control. También encontramos algunas que, a pesar de que en la entrevista escrita lo pintaron todo con una gran aceptación y casi se podría decir que como una especie de elogio a la menopausia, durante la charla posterior admitieron que les fue difícil acostumbrarse a los bochornos o a la rutina de probar gran cantidad de remedios caseros para problemas del tracto urinario o de resequedad vaginal.

Pero a pesar de la amplia gama de formas en que la menopausia se puede manifestar en cada mujer, hay algunos síntomas que se repiten una y otra vez. Por otro lado, los hombres también sufren cambios a medida que sus hormonas se desequilibran.

En los recuadros siguientes podemos ver cuáles son los síntomas más comunes:

CAMBIOS EN LAS MUJERES

	SÍ	NO
Aumento de peso	x	
Abdomen globuloso, dificultad para bajar de peso	x	
Pérdida o adelgazamiento del cabello	x	
Trastornos urinarios	x	
Resequedad de la piel	x	
Bochornos y sudoración excesiva	x	
Decrecimiento de estrógenos	x	
Decrecimiento de progesterona		x
Decrecimiento de testosterona	x	
Falta de concentración mental y de memoria	x	
Cambio en patrones de sueño e insomnio	x	
Necesidad de ingerir más azúcares	x	
Fatiga	x	
Resequedad vaginal	x	
Baja de libido y de capacidad de excitación sexual	x	
Osteoporosis u osteopenia	x	
Jaquecas o migrañas	x	
Mayor resistencia a la insulina	x	
Depresión	x	
Ansiedad (leve o intermedia)	x	
Irritabilidad y cambios de carácter	x	
Ataques de pánico	x	
Fobias repentinas	x	

CAMBIOS EN LOS VARONES

	SÍ	NO
Aumento de peso	x	
Abdomen globuloso, dificultad para bajar de peso	x	
Pérdida de cabello y pelo en brazos	x	
Crecimiento de vello en orejas, nariz y espalda	x	
Resequedad de la piel	x	
Crecimiento de la próstata; dificultad en la micción	x	
Decrecimiento de estrógenos		x
Decrecimiento de progesterona		x
Decrecimiento de testosterona	x	
Falta de concentración	x	
Cambio en patrones de sueño e insomnio	x	
Necesidad de ingerir más azúcares	x	
Baja de temperatura corporal (se vuelven friolentos)	x	
Disfunción eréctil	x	
Baja de libido y de capacidad de excitación sexual	x	
Osteoporosis	x	
Baja de volumen seminal (espermatozoides)	x	
Mayor resistencia a la insulina	x	
Depresión	x	
Ansiedad	x	
Irritabilidad y cambios de carácter	x	

En los capítulos subsiguientes veremos cuáles son los tratamientos más efectivos según mujeres y hombres que los utilizan, y lo que dicen de ellos especialistas de prestigio y credibilidad.

Los mecanismos del deseo

En nuestro capítulo sobre la andropausia hablaremos extensamente sobre la sexualidad y la baja de libido, porque es una de las preocupaciones fundamentales de la mayoría de los hombres entrevistados. En el caso de las mujeres, la disminución de la libido juega un papel importante, pero no central en todos los casos. La gran mayoría la asumen como parte del proceso de maduración y prefieren calidad a cantidad —aunque hay excepciones, claro está, y de ellas hablaremos también—.

Desde que William Masters y Virginia Johnson hicieron sus primeras investigaciones sobre la respuesta sexual humana, pasando por Kinsey y su reporte sobre la sexualidad, hasta la doctora Shere Hite, quien desmitificó el erotismo femenino y nos abrió los ojos sobre la capacidad orgásmica de las mujeres, hemos aprendido mucho sobre el placer, el deseo y el goce de nuestros cuerpos. En el siglo XXI, hombres y mujeres que llegan a los cincuenta años están rebatiendo los preceptos de la decadencia de la sexualidad de una forma interesante. En la medida que vivimos saludablemente más años, buscamos estrategias para disfrutar de aquello que nos gusta. El sexo, sin duda alguna, está entre esos placeres que las mujeres en la menopausia y los hombres en la andropausia no quieren sacrificar. Una de mis entrevistadas dijo emocionada: "Ahora, a los cincuenta y dos años, estoy en busca del orgasmo perfecto […]. Me hace ilusión". Como todo con la edad, la cantidad disminuye pero la calidad se antepone.

Antes de seguir con la historia del orgasmo perfecto y sus delicias debo aclarar que, como todos los aspectos de la vida humana, la sexualidad se divide en dos: la real-vivencial, que es individual y corresponde a nuestra vida privada, y la otra, que responde a los decretos culturales que conforman la construcción de nuestro psicoerotismo y que corresponde a los dictados de la vida pública. Por tanto, cuando hablamos de sexualidad es importante que consideremos explícitamente, de la forma más clara, evidente y transparente posible, la noción de diversidad.

Como veremos más adelante, hay una serie de factores bioquímicos y psicoeróticos que determinan la potencia de nuestra libido. Por eso encontramos a mujeres que dicen que la sexualidad no es tan importante para ellas, y lo mismo a hombres que (aunque no lo admitan a los cuatro vientos) pueden vivir plenamente sin tener relaciones sexuales frecuentes. No existe lo "normal" cuando hablamos de erotismo, sexualidad y libido. Cada persona y cada pareja construye y reinventa su mapa erótico a lo largo de su vida.

La diferencia entre lo que hombres y mujeres confiesan en sus entrevistas respecto a la vida erótica y sexual resulta interesantísimo, porque sin duda en este aspecto también circulamos de lo público a lo privado. Muchas mujeres reportan haber descubierto que al llegar a la edad madura se sienten vitales, más seguras de sí mismas y para nada viejas, pero todo a su alrededor les dice lo contrario. Ya Susan Sontag lo escribió hace años: "Los hombres maduran, las mujeres envejecen". Una entrevistada mexicana, María, escribió: "Culturalmente se suele invisibilizar a las mujeres que entran en esta etapa porque ya perdieron la posibilidad de procrear. No es mi caso personal; tengo una vida muy activa como académica y eso me pone en un lugar distinto al de otras mujeres que se han concentrado en la maternidad y son invisibilizadas al terminar su ciclo reproductivo".

En contraste, Sue, una estadounidense de California, dijo:

Yo me sentía bien, en verdad, pero el bajón vino cuando en un bar con unas amigas me encontré a mi ex con un grupo de colegas acompañados de jovencitas. Luego de acercarse a saludarme, uno de sus amigos le dijo: "Bueno, ya vámonos a donde está la carne fresca". Me pareció muy humillante, como si fuéramos carne mala, o vieja, es terrible que se diga eso. ¡Somos personas! Y lo peor es que ellos son de la misma edad, y las mujeres nunca dicen que un hombre maduro es carne vieja. Eso lo ves en los medios, en las series de TV. Es muy deprimente.

Varias entrevistadas dijeron que es natural que la mujer pierda atractivo sexual, aunque no pudieron explicar de dónde surge esa naturalidad. Una de ellas aseguró haber visto en el Discovery Channel un documental que decía que las mujeres producen feromonas y otros mensajeros de atractivo y deseo sólo cuando ovulan, y que por lo tanto con la menopausia los hombres ya no las miran, pues ya no se pueden reproducir. Este reduccionismo de tratar a los seres humanos como un grupo de chimpancés que sólo pueden actuar bajo los dictados de la biología, y no como seres sociales y emocionales, ha hecho mucho daño a las mujeres, pero a los hombres también.

Los hombres encuentran mayor dificultad para admitir que su libido no es como la pintan. Pablo, español de cincuenta y cuatro años, dice:

Nunca he sido como esos tíos que viven en brama todos los días de su vida. Para mí el amor es muy importante, soy monógamo a pesar mío (ríe un poco). Crecí en un entorno muy afectuoso. Las caricias, la cercanía física son tremendamente importantes para mí, yo diría que son vitales. Jamás he visto a las mujeres como objetos sexuales, lo que no significa que no me gusten o no las desee. Llevo tres años sin pareja y no me hace tanta falta el sexo como el afecto, como las caricias no sexuales. No sé si es por las hormonas bajas, sólo sé que no lo puedo decir frente a mis amigos porque de inmediato dirán que me estoy volviendo marica, o me querrán llevar a un puticlub. Supongo que a final de cuentas no todos los hombres tenemos la libido tan potente como nos han dicho.

Carlo, un inglés de cincuenta y seis, confiesa:

No tenía ninguna idea sobre la andropausia. Ahora que me has entrevistado leo y leo [...], entiendo tantas cosas que han sucedido en el último año en mi vida, en mi cuerpo. Mira, yo veo que algunos amigos se han separado porque los han sorprendido con chicas mucho más jóvenes que ellos. Y claro, cuando sus esposas les han descubierto el teatro, ellos no han podido sino decir que "no significaba nada", "sólo era una aventura". [Mi amigo] Peter estuvo a punto de suicidarse cuando su esposa lo echó de casa. Yo le pregunté la causa y él respondió que ya no sentía deseo; creía que era culpa de su esposa, de tantos años de casados, de la monotonía. Mas resultó que con la chica tenía que tomar algo como el Viagra y además se seguía sintiendo solo, inadecuado. Nos estamos haciendo viejos, y a muchos hombres eso les da mucho miedo, miedo de perder su potencia sexual. Supongo que es normal; después de todo, siempre nos han dicho que somos hombres por nuestra virilidad. ¿Qué hacemos si se nos cae, si se reblandece?

La potencia sexual femenina y masculina obedece a los mismos mecanismos fisiológicos, según Helen Singer Kaplan, directora del programa de sexualidad humana de la Universidad de Cornell, en Nueva York.[1] No hay duda de que la libido y las emociones masculinas y femeninas dependen primordialmente de la actividad bioquímica de los mismos circuitos nerviosos cerebrales, presentes tanto en hombres como en mujeres.

Cuando la doctora Shere Hite descubrió que millones de mujeres son multiorgásmicas —pero que, tal como lo había experimentado antes el doctor Kinsey, la ciencia se había dedicado a estudiar la sexualidad femenina desde la perspectiva tramposa de la heterosexualidad y el coito como única fuente de placer orgásmico—, liberó a aquellas que habían sido calificadas de frígidas. Lo cierto es que la mala educación sexo-erótica ha llevado a la humanidad a reproducir patrones de comportamiento y reglas del juego sexual que

---

[1] Helen Singer Kaplan, "Sex intimacy and the aging process", *Journal of the American Academy of Psychoanalysis*, núm. 18, 1990, pp. 185-205.

hacen mucho daño. No es casual que haya un dicho popular que canta: "Ellas para la reproducción, ellos para la pasión", un mantra que millones de hombres utilizan para justificar su comportamiento sexual promiscuo y que en realidad significa confuso, caótico, desorganizado.

El más reciente gran estudio que se llevó a cabo en la Universidad de Chicago sobre la sexualidad humana confirma que el comportamiento sexual no está únicamente determinado por el instinto (la bioquímica y la genética que lo impulsan), sino que está eminentemente determinado y controlado socialmente. Esto significa que una buena parte de nuestro comportamiento sexual no es resultado del "instinto animal", como siguen diciendo algunos deterministas biológicos y muchas revistas del corazón, sino que es un constructo sociocultural que se revalida en la medida en que la sociedad acepta o desacredita sus esquemas. En este estudio, sólo un tercio de las mujeres admiten tener orgasmo durante el coito, pero eso no significa que no puedan tener orgasmos a través de la masturbación o incluso gracias a un buen sueño erótico.

El orgasmo en hombres y mujeres, en términos fisiológicos, es exactamente igual. El placer se produce gracias a las contracciones rítmicas de los músculos isquicavernosos y bulbocavernosos. Las mujeres tienen esos músculos en el interior y en el anillo que abre la vagina, es decir, un buen orgasmo femenino puede ser tan expansivo como el choque de dos olas en el mar; además, claro, está el orgasmo clitórico (el clítoris, con sus 8 000 terminaciones nerviosas, es el responsable de que muchas mujeres disfruten el multiorgasmo). En el hombre estos músculos están en la base del pene. En términos científicos, el orgasmo es un conjunto de reacciones nerviosas, musculares y hormonales en cadena.

Según el estudio de Chicago, tres cuartas partes de los hombres siempre tienen orgasmos durante el coito, mientras sólo una de cada tres mujeres lo experimenta.

El orgasmo masculino tiene como función primordial facilitar la eyaculación, es decir, expulsar el semen. Sin embargo, el orgasmo masculino también ayuda a vincularse a la persona con la que se tiene coito, a quedarse quieto un rato y recargar espermas para después seguir. El orgasmo es placer, es vinculación emocional y es reacción fisiológica. La duración del orgasmo depende, fisiológicamente, de la cantidad de contracciones, que es directamente proporcional a la cantidad de semen que debe ser expulsado. Los hombres con más potencia seminal tienen entre diez y doce contracciones, cada una de las cuales puede durar hasta un segundo. Del líquido eyaculado, 90% proviene de una glándula llamada próstata. Existe la hipótesis, aunque no ha sido suficientemente comprobada, de que el periodo refractario —el que va de la eyaculación a la posibilidad de tener otra erección— depende de que se acumule suficiente líquido para eyacular.

Con la edad, la glándula prostática crece y produce cada vez menos líquido seminal. A los dieciocho años un hombre puede tener relaciones sexuales cada quince minutos; a los treinta debe esperar una hora de periodo refractario, y a los sesenta y cinco, hasta 48 horas. Ahora bien, Salvador, un mexicano de sesenta y ocho años que practica sexo tántrico desde hace treinta y que ha logrado capacitar a su cuerpo para tener lo que se denomina orgasmos secos (orgasmos sin eyaculación, en los que el placer es el mismo que en aquellos donde se expulsa el semen), puede durar más de cuarenta minutos haciendo el amor y dando placer a su pareja, y tener un orgasmo intensísimo gracias al control de sus músculos, a su salud prostática y al descubrimiento de su punto P, que es el equivalente al punto G de las mujeres. El punto P produce un orgasmo eléctrico y como de estallido, según quienes lo experimentan. A él se llega con la penetración de un juguete sexual o un dedo por el ano y haciendo con él un masaje suave y circular en la glándula prostática. Incluso hay hombres que pueden tener un orgasmo prostático luego de aprender a hacer contracciones de los músculos internos, sin necesidad de penetración alguna.

El orgasmo femenino no tiene más finalidad que dar placer a la mujer. Aunque algunas gineco-obstetras aseguran que cuando una mujer tiene un orgasmo tiene más probabilidades de quedar embarazada, la suya sigue siendo una observación más empírica que científica.

En el caso de las mujeres está también el punto A, al cual se llega a través de la penetración anal masajeando justamente la pared retrógrada del punto G. El orgasmo anal femenino puede ser tan intenso o más que el vaginal, siempre y cuando la mujer lo desee y esté perfectamente lubricada.

Todas las y los grandes expertos en salud sexual aseguran que mantener la capacidad orgásmica es vital para la salud prostática del hombre. Para la salud sexual de las mujeres y como parte de una vida saludable, según el doctor Colgan y la doctora Kaplan, es recomendado tener orgasmos cotidianamente. Esto no necesariamente implica tener pareja: la masturbación es muy benéfica tanto para ellos como para ellas.

Aunque las mujeres pueden llevar una vida sexual sana e intensa hasta la vejez avanzada, para una vida erótica verdaderamente placentera es preciso que las membranas vaginales estén lubricadas. Los estrógenos colaboran en que la vagina produzca lubricantes naturales durante la fase de excitación. Nunca debemos usar lubricantes derivados del petróleo, que venden las farmacias, y mucho menos lubricantes derivados de orina de vacas o caballos. No hay nada como un aceite vegetal sin perfume, de los que se expenden en tiendas naturistas para masajes; incluso, algunos adicionados con vitamina E favorecen la lubricación natural. La membrana vaginal constantemente lubricada y ejercitada se mantiene sana y nunca pierde la capacidad de producir placer.

La lubricación depende de muchos factores. Un estudio del doctor Timothy Murrel demostró que la estimulación constante de los pechos de las mujeres y el masaje intenso de los pezones, que muchas mujeres disfrutan durante la fase de calentamiento, induce al organismo a producir oxitocina, la hormona que produce contracciones. Muchas mujeres logran lubricarse más rápidamente masajeándose los pechos y apretando ligeramente sus pezones.

Libido

Esta palabra que viene directo del latín fue popularizada por el padre del psicoanálisis, Sigmund Freud (1856-1939), definiéndola como una pulsión o energía psíquica del instinto sexual y sus manifestaciones conductuales. Freud aseguró que las pulsiones libidinales pueden entrar en conflicto con las convenciones de comportamiento civilizado, que es representado en la psique como el superyó. Es decir, por un lado tenemos los impulsos bioquímicos del deseo y por otro un superego que los mantiene a raya para cumplir con las convenciones sociales. El biólogo Eduardo Suárez dice que el yo es el *id*, o pulsiones inconscientes; el ego es el gestor de la realidad, y el superego o superyó es el *ojete* paternal que todos llevamos dentro.

La libido sería, en palabras simples, la energía del deseo sexual. Pero ¿cómo afectan las hormonas a la libido? ¿Cómo se produce esa energía? Pues imagine a su cerebro como la cocina de su cuerpo. Allí tiene en una alacena el arroz en grano, en otra la bolsa de frijol, por allá la sal y la pimienta junto a la llave de agua, por aquí la estufa que necesita gas para funcionar. Del otro lado los sartenes y las ollas para verter los ingredientes, y en su mano la pala que los mueve para que se integren y cambien su consistencia, produciendo diferentes aromas y sabores dependiendo de la receta que usted prepare; siempre es necesario tener ingredientes básicos e ingredientes integradores.

Para que el cerebro funcione necesita intercomunicarse con armonía, y lo logra gracias a las transmisiones nerviosas. El cerebro está dividido en cuatro lóbulos y, como diría el doctor Colgan, se parece a la nave *Enterprise* de *Star Trek*. En cada ventrículo fluye el líquido cerebroespinal. El hipotálamo es la cabina de mando del cerebro, controla las hormonas sexuales y por tanto la libido. Abajo está la *substantia nigra* (¿recuerda sus clases de biología ahora?), que equivale al motor que manda señales sin detenerse.

Toque su cabeza, sienta la frente, palpe atrás de los oídos, en la parte alta del cuello: tiene en sus manos una increíble máquina, el laboratorio natural más potente que ninguna farmacéutica ha podido imitar jamás. Todo lo que sucede en ese laboratorio se convierte en acción, desde ordenar a las piernas que corran ante una situación de peligro hasta alejar la mano del fuego, alegrarse ante algo que puede resultar benéfico para nosotros, o producir los químicos que nos hagan dormir cuando el cuerpo está agotado y necesita recobrar su energía.

El cerebro está lleno de neuronas, esas células nerviosas que parecen el corte longitudinal de un árbol, con muchas pequeñas ramas y un largo tronco, el axón. La tarea de cada una de esas células es recibir estímulos en sus dendritas para, a su vez, convertir ese mensaje en un impulso eléctrico. Las neuronas se unen gracias a los espacios microscópicos llamados sinapsis. Mi maestra de biología del Colegio Madrid, cuando alguien decía una burrada lo invitaba a mover la cabeza de un lado al otro diciendo: "Sinapsis, joven, sinapsis", aludiendo a la necesidad de procesar e interconectar lo que estaba entrando a su cerebro.

La sinapsis no sería nada sin los famosos neurotransmisores. El neurotransmisor es una sustancia química que fluye a través del espacio sináptico llevando información. Existen decenas de neurotransmisores; unos provocan que fluya la información, otros ayudan a que se detenga. Los fundamentales para excitar o inhibir los circuitos del deseo y la acción sexual trabajan entre el hipotálamo, la *substantia nigra* y el cuerpo estriado de nuestro cerebro. Entre los neurotransmisores que mandan la señal de "¡yupi, aquí va a haber acción, qué delicioso huele este hombre —o esta mujer—!", se encuentra la dopamina. Otro es la acetilcolina. Los dos que mandan la señal inhibidora de "ni le muevas, que esto ya se terminó", o "mira, chato, aquí no hay nada", son la serotonina y la noradrenalina (norepinefrina).

Si las hormonas circulan adecuadamente, el sistema de excitación e inhibición funciona como reloj suizo. Y espere, que en el anexo encontrará una lista de consejos nutricionales para incrementar la producción de estos neurotransmisores de manera natural. También tenemos un esquema anatómico-funcional del cerebro y un cuadro con las características de los neurotransmisores, para que regrese a ellos cuando lo necesite.

La estimulación electrográfica del cerebro ha demostrado que el hipotálamo juega un papel esencial en funciones que producen sensaciones de hambre, sed, ira, ansiedad, miedo, regulación de la temperatura corporal, placer y excitación, y que, como ya dijimos, es un actor principal en la liberación de los neurotransmisores del cerebro que a su vez controlan las hormonas de la libido.

Jaime, uno de mis entrevistados, un mexicano atractivo de sesenta y tres años, narró durante las conversaciones y la entrevista que su esposa, unos años más joven que él y quien estaba en tratamiento de remplazo hormonal, tenía la libido sana y juguetona, mientras que a él, que le habían operado la próstata por problemas que podían derivar en cáncer, nada lo excitaba; su médico jamás le habló de cómo habían decaído sus hormonas. Para satisfacer a su esposa probó los medicamentos más conocidos contra la disfunción eréctil; en efecto, tuvo una erección medianamente buena y su esposa quedó feliz, pero él se encerró en el baño a llorar. No sintió nada; algo andaba mal en su cabeza, me dijo: no respondía a ningún estímulo ni visual ni físico. Y por más que lo intentaba, tampoco sentía los estímulos emocionales. La angustia lo metió en un círculo vicioso que lo hizo sufrir mucho, a solas y en silencio, como muchos hombres.

La libido no solamente es, como dijo Freud, la pulsión sexual. Está también relacionada, como bien lo planteó el psiquiatra Karl Gustav Jung, con una energía mental indeterminada que impulsa el desarrollo de cada ser humano. Cuando está claro que la salud emocional es estable y, como en el caso de Jaime, existe afecto y deseo de complacer a la pareja y nada en el cuerpo responde, necesitamos revisar la salud hormonal, por el importante papel que juega la testosterona en el impulso de esas emociones libidinales, que veremos más adelante. Además, hay que abrevar de técnicas del sexo tántrico, que sin duda ayudan a millones de personas a potenciar el placer en pareja integrando juegos y descubriendo nuevos modos de hacer el amor y desatar la pasión.

Las fórmulas que dan las revistas para mujeres a fin de mejorar las relaciones eróticas con la pareja y que recomiendan comprarse un *negligé*, llevarla a un sitio romántico, "crear un ambiente propicio" y comportarse como una profesional del sexo comercial en la cama, no le funcionan a casi ninguna mujer. Centrar el deseo sexual en la apariencia de la mujer es una falacia que los medios propagan, alimentando la ignorancia y generando mayor angustia en las lectoras, porque el psicoerotismo está conformado por tres factores:

- El impulso libidinal (bioquímica).
- Las emociones, que incluyen el estado de ánimo y sentirse deseada, el miedo o deseo ansioso de embarazo, así como

nuestras creencias sobre quiénes somos a partir de nuestro comportamiento sexual con la pareja.

- Los desequilibrios en la salud: desde bajas o altas de azúcar hasta problemas tiroideos, cardiovasculares, etcétera.

Psicoerotismo

Imagine por un momento que está en disposición de cambiar sus ideas fijas sobre su sexualidad, es decir, que con lo vivido y lo aprendido en estos años decide mirarse integralmente y comenzar a vivir conscientemente cada día, buscando el equilibrio en su tridimensionalidad: cuerpo, mente y emociones, siempre desde una perspectiva de salud y no de enfermedad, de erotismo y no de simple sexualidad genitalizada. Sí, suena a fantasía de libro de autoayuda, pero tenga paciencia, que no voy a darle una fórmula bobalicona.

La reconocida psicóloga y sexóloga española Fina Sanz asegura que, para hablar de erotismo, tenemos que reconocer la tradición cultural sobre la cual construimos nuestra noción de sexualidad y de ser hombre o ser mujer. Asegura que cada pueblo pertenece a una tradición cultural cuyo conjunto de mitos, tabúes y valores constituye una filosofía que se mantiene a lo largo de generaciones como si fuera el inconsciente colectivo de su gente. Nuestra cultura, prohijada por la tradición judeocristiana, ha permeado todo el pensamiento occidental; por tanto, la ciencia, la filosofía, las artes, todo se construye a partir de ciertos preceptos, mitos, tabúes y valores que sin saberlo siquiera inciden en nuestra vida cotidiana.

Por si fuera poco, todos los días los medios electrónicos, el cine, las revistas del corazón fortalecen los tabúes. Es como si siempre alimentáramos a un canario con alpiste para un buen día descubrir que vivirá más sanamente comiendo hierbas y gusanitos. Estamos tan acostumbrados a comer alpiste, que cuando alguien nos lo pone enfrente con un empaque más moderno y seductor (aunque sea la misma semilla de siempre) creemos que ahora sí nos hemos modernizado. Lo mismo sucede con el erotismo.

Uno de los aspectos de esa cultura que más claramente nos afectan es la escisión entre el cuerpo y el espíritu. Es esa visión dicotómica la que nos hace ignorar nuestra integralidad, hasta que entramos en alguna crisis en la que, como el hombre invisible que vuelve a encarnarse, un buen día vemos que ese cuerpo que nos lleva y nos trae por la vida es como un planeta vivo, cuyos múltiples elementos interactúan sistémicamente. Para Sanz, en nuestra tradición cultural se ensalza el dolor como algo que fortalece el espíritu humano. La autora dice que es

> como si la búsqueda de la identidad o del bienestar tuviera que pasar, o construirse necesariamente desde lo negativo. Se vive el cuerpo más como un lugar de dolor que de placer. Hay miedo al placer, nuestra cultura asocia el placer con el pecado y la culpa. Este miedo lo observamos más en mujeres que en hombres. En lo individual es una de las causas de problemas sexuales de mujeres: el no permitirse el goce. Asociado esto con otro miedo en las mujeres: el miedo a la libertad.

Y me refiero a la libertad erótica real, no a esa que imita la pornografía falocéntrica dominante, sino a la que inventa fantasías que surgen de su verdadera fuente de placer, del descubrimiento de su psicoerotismo, de la exploración absoluta de su cuerpo y sus sensaciones. Esa libertad no tiene cabida en una cultura en la que una esposa-madre erotizada nunca será bien vista, no si se revela como una mujer eróticamente libre, buscadora del placer sensual consigo misma y/o con su pareja.

Para liberarse de esa carga, la mujer emparejada necesita tener un compañero o compañera con el que coincida plenamente en lo deliciosa que puede ser la libertad; de otra manera, pasará su vida ocultando su verdadero yo erótico, insatisfecha, temerosa de que la descubran como una mujer deseante. Algunas mujeres cierran las puertas de su deseo, negándose a las relaciones sexuales que consideran aburridas, rápidas e insatisfactorias, y nunca lo hablan con su pareja.

Por otro lado, encontramos a millones de mujeres sometidas a los decretos de las filosofías religiosas que las convencen desde niñas de que su sexualidad debe estar vinculada, únicamente, a la reproducción. Construyeron su identidad femenina a partir de su deseo de ser esposa-madre, y cuando llega la menopausia y los hijos o hijas se van de casa, si ya no pueden ser madres, son por tanto esposas poco valiosas. Lorena, española de sesenta años, educada en una familia del Opus Dei, dijo en su entrevista:

> Yo no creo que tenga nada de malo que no me interese el sexo, no soy pecaminosa. Tampoco me asusta, pero nunca me ha gustado mucho. Con eso [de la menopausia] he sufrido por no poder darle más hijos a mi esposo, pero también me ha venido estupendamente no tener la monserga de cada mes [la menstruación]. Respecto a eso de la infidelidad, pues a esta edad me he acostumbrado; es hombre, sólo le pido que sea discreto, que no dañe a nuestra familia, porque la familia es sagrada.

La pregunta a mi entrevistada fue: "¿Crees que si te hubieran educado para desear el sexo como algo placentero tu vida sería diferente?" Ella se sonroja y responde que en su vida el hubiera no existe. Luego, sin embargo, con una sonrisa juvenil dice que tal vez le habría gustado sentirse atractiva y libre como su nuera de veintisiete años. Vuelve entonces al discurso de que su placer fue tener hijos, criarlos y educarlos.

Habríamos de preguntarnos si la anorgasmia femenina nace de ser una mujer poco erotizada, o si el debilitamiento del erotismo es el subproducto de una cultura que castra a las mujeres deseantes; esa misma cultura en que los hombres educados para honrar la castidad, la maternidad y la virginidad quedan atrapados, sin saber cómo celebrar el erotismo de su pareja sin caer en la trampa machista que dice que una mujer gozadora es siempre puta. Imagine a un hombre de sesenta años con una mujer de cincuenta que, aunque es menopáusica, mantiene una libido activa y un logrado equilibrio hormonal. Ella puede tener tantos orgasmos como quiera; él, en cambio, si no atiende su salud hormonal deberá hacer esfuerzos extras, e incluso ayudarse con alguna pastilla para seguirle el paso. De eso no se habla, porque el discurso de la mujer envejecida es tan aplastante que no hay lugar para este debate.

Sólo puedo imaginar qué sucederá cuando las generaciones que ahora comienzan a tener sexo a los trece o catorce años lleguen a la menopausia y la andropausia. Será interesante descubrir cómo vive esta etapa la generación de hombres y mujeres que en 2048 tendrán cincuenta años. ¿Es su comportamiento sexual algo superficial erigido sobre el andamiaje de los consensos prejuiciados? ¿O acaso en verdad romperán los rígidos esquemas y finalmente lo social transformará lo biológico para bien de hombres y mujeres?

Una y otra vez las mujeres, luego de terapia psicológica, al fin logran liberarse de su miedo a una vida sexual libre y se preguntan si el hecho de descubrir su goce por el erotismo no las "va a hacer que quieran estar con muchos hombres", o con muchas mujeres, si son lesbianas. La culpa interiorizada persiste porque la cultura la ha tejido en nuestra personalidad. No solamente para las mujeres, sino también para los hombres: la cultura de la dicotomía creada por un sistema patriarcal desalienta a conocerse verdaderamente en el ámbito psicoerótico. Para los hombres, las mujeres son vírgenes o putas, madres o amantes seductoras y engañosas; la dificultad reside en que es casi imposible integrar por completo esas dos figuras, la afectiva y la sexuada, o como dice Sanz: la idealizada y la real.

En cuanto a cómo las mujeres ven a los hombres, en general no hay mucha diferencia: los proveedores y confiables (potenciales padres de sus hijas o hijos), y los irresponsables y promiscuos chicos malos (buenos para divertirse pero no para emparejarse). Sin embargo, la diferencia marcada por la cultura patriarcal establece que los hombres tienen paso libre para ser sexualmente infieles; las mujeres, en cambio, pueden ser despreciadas, lapidadas, encarceladas o asesinadas por romper la promesa de fidelidad. Tanto hombres como mujeres juzgan más duramente a una mujer que a un varón sexualmente infiel.

Cuando una pareja va perdiendo la pasión desenfrenada y deja atrás los ritos románticos, una vez que la conquista ha sido sellada con un acta de matrimonio o un acuerdo de fidelidad, las mujeres se adaptan al nuevo rol casi siempre sumidas en las tareas de la maternidad y otras responsabilidades. Los hombres, en cambio, esclavizados por el decreto falocrático de que son tan hombres y tan valiosos como su potencia sexual, buscan suplir el lugar de la pareja estable con una fantasía relatada a los amigos como hechos reales, o con un hecho real ocultado a la pareja. En el caso de parejas del mismo sexo, en que casi siempre se reproducen los roles de dominante = masculino y sumisa = femenino, se dan escenarios muy similares. Lo cierto es que al final, ambas personas que constituyen la pareja, sea heterosexual, gay o lesbiana, reproducen roles culturales cuando el deseo sexual se desvanece: ellas se sienten culpables de que el otro o la otra no las desee, y ellos o ellas se sienten culpables de no sentir deseo. La crisis de la edad acentúa estos comportamientos cuando la libido cambia. La cloaca de lo silenciado, de lo no dicho y lo que se da por sentado comienza a revertir sus humores fétidos.

Toda esta crisis entre valores y deseos, convicciones e ilusiones despierta cuando llegamos a la edad madura. Hay quienes deciden aprovechar la crisis para evolucionar y quienes se apertrechan en lo que consideran un lugar seguro para sus miedos y vuelven a las costumbres añejas. Casi siempre, quienes toman este último camino terminan rompiendo relaciones amorosas importantes con un comportamiento caótico muy similar al de la rebelión adolescente.

Una buena manera de examinar este tema que hemos planteado es viendo el filme *Hope Springs* (traducido como *Si de verdad quieres* o *Qué hago con mi marido*), con Meryl Streep y Tommy Lee Jones. Trata de una pareja que está en la crisis de la edad madura, donde lo no dicho es más importante que lo expresado. El final no es necesariamente el más real, pero igual no se la pierda.

4

Masculinidad en pausa: viripausia

No es que mi pene piense por mí, es que él me ha dado los mejores momentos de mi vida. Así que debe tener mente propia y ser más listo que yo.

—Richard Herring, comediante de *stand-up*

Francisco nunca imaginó que su vida, antes feliz, se convertiría en un caos en menos de seis meses. A punto de cumplir los sesenta empezó a sufrir cambios de carácter; se sentía inseguro, ansioso y deprimido. Comenzó a acostarse con una chica de veintisiete años con personalidad de adolescente tardía. Incluso la llevó a su propia casa, donde ella dejó huellas dirigidas a la pareja de Francisco para que supiera que había alguien más. Él se metió al gimnasio, se obsesionó con el miedo a cumplir los sesenta, dejó a su pareja, le mintió a toda la gente cercana y se dedicó a tomar Viagra y antidepresivos. Su vida quedó trastocada. Él, como millones de hombres, no se preparó para enfrentar la andropausia o viripausia; no supo atender su salud hormonal; no entendió que estaba pasando por la crisis de la edad madura y que podría haber evitado el caos.

Si usted busca en un diccionario la palabra viripausia, encontrará lo siguiente: *f. Periodo en la vida del varón en que disminuye su capacidad sexual por efectos de la edad.* Ésta es una de las definicio-

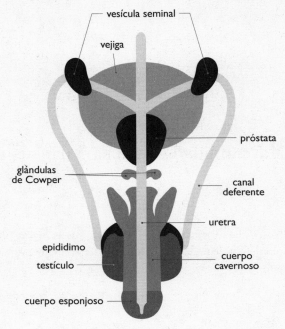

Anatomía interna del pene.

nes de ese periodo que puede comenzar alrededor de los cuarenta años y termina aproximadamente a los sesenta o sesenta y cinco. La andrología, nueva rama de la urología especializada en los hombres (*andros*: varón, *logos*: tratado o estudio), denomina a este periodo andropausia, aunque aún hay quienes eufemísticamente lo llaman la crisis masculina, porque como no hay pausa en la producción de espermas, y por tanto en la capacidad reproductora de los hombres, no se le puede equiparar a la menopausia. Como sabemos, la menopausia implica la terminación del periodo menstrual, es decir, el fin de la etapa reproductiva femenina. El climaterio es el periodo que le sigue, es decir, todo lo que se vive a partir de la llegada de la menopausia; sin embargo, estos dos fenómenos en hombres y mujeres tienen más similitudes de lo que creemos. Con la andropausia nos enfrentamos a uno de los grandes tabúes de los hombres y de la ciencia.

La palabra *menopausia* es un cultismo francés creado por el médico Charles de Gardanne en 1816, quien unió dos palabras griegas (*men*: mes, y *pausis*: pausa). Así formuló esta definición de un periodo en la vida de las mujeres en que los ovarios dejan de producir hormonas y por tanto la mujer deja de menstruar cada mes. De Gardanne también bautizó este periodo como "el infierno de las mujeres", creando así un precedente "científico" de los prejuicios que se asentarían en nuestra cultura durante dos siglos.

Aplicado a los cambios hormonales de los hombres, este fenómeno lo conocemos comúnmente como andropausia o viripausia, a la que vulgarmente en países latinos se le llama *machopausia* o *pitopausia*. Es una forma despectiva de referirse a lo que muchos expertos denominan en el ámbito psicológico "la crisis del hombre maduro". Me resulta curiosa la utilización del prefijo "viri", que surge de la misma raíz latina que viril, es decir, lo que te hace hombre, lo masculino. Esta idea es distorsionadora, porque implica que lo que te hace hombre son las gónadas, y eso es falso, las gónadas son sólo una parte fisiológica del hombre. Es un término moderno, ya que apenas muy recientemente la viripausia o andropausia ha comenzado a dejar de ser un tema tabú tanto en el mundo científico como en la cultura popular.

Ni uno solo de mis 210 sujetos entrevistados pudo definir adecuadamente la andropausia. La mayoría sonrieron nerviosamente, otros enderezaron su espalda, llevaron los hombros hacia atrás y expresaron, inicialmente, que ellos jamás han tenido problemas con su masculinidad y hombría. Otros fueron más honestos y se refirieron simplemente a aspectos psicológicos o, por el contrario, a los meramente fisiológicos. Ninguno, aparte de un médico, habló de los cambios bioquímicos. Pero una vez que nos adentramos en las entrevistas y la conversación posterior, la gran mayoría se mostraron sorprendidos e incluso admitieron sentirse vulnerables ante el descubrimiento de que sus hormonas pueden ser en parte causantes de una serie de síntomas que hasta ahora habían percibido en soledad y silencio. Habla Rolando, de cuarenta y tres años:

> Después de contestar este cuestionario estoy preocupado, pero al mismo tiempo aliviado, porque entiendo que algunas cosas que me están pasando desde hace un par de años no están en mi cabeza. Mira, yo no me considero machista, pero, como cualquier hombre, mi vida sexual es fundamental. Si yo no puedo tener buen sexo [...] y deseo, claro, me muero. Todo se relaciona con el sexo; quien lo niegue, pues, miente.

Llama la atención cómo la cultura nos esclaviza a ideas tan incapacitantes y juzgadoras.

Rolando me ayuda a elaborar un poco más su noción de masculinidad. Este exitoso profesionista mexicano, casado, con dos hijas, se considera atractivo y cuida su salud haciendo deporte y con una alimentación medianamente sana. Bebe un par de días entre semana y los fines de semana. Después de quince años de casado, siente que tanto él como su esposa se mantienen atractivos y hacen todo por llevar una vida erótica que él califica como buena. Tienen relaciones sexuales cinco veces al mes, en promedio. Aunque confiesa que le gustaría tenerlas con más frecuencia, también reconoce que llega muy cansado a casa, que son simplemente la vida, los hijos y las preocupaciones los que "te sacan de ese estado de sensualidad que se vive durante los primeros años en pareja". Rolando afirma:

> Yo diría que la masculinidad es lo que nos hace hombres [...] como nos educan en la casa y en la escuela. La televisión es muy importante, y el cine también porque allí vemos desde niños cómo son los hombres de verdad. Como que tu papá sí es un ejemplo en otros aspectos, pero no del ideal. Para mí el ideal era el Llanero Solitario, luego

el 007. Claro, uno va viendo cómo son los hombres aventureros, que se divierten, que hacen el bien, que tienen una vida interesante, se casan con la más guapa, y la verdad eso soñamos casi todos. Cuando creces te das cuenta de que te pareces más a tu padre que al Llanero Solitario o al 007, y eso está bien. Yo creo que es bueno que uno tenga esas fantasías. Lo malo es cuando los hombres se frustran porque no cumplen su fantasía y se vuelven ingenieros o contadores y no disfrutan nada. La frustración para los hombres es peor que para las mujeres, porque todo el tiempo estamos midiendo la masculinidad entre hombres y casi siempre la medimos con la vida sexual. Yo sí creo [dice respondiendo a mi pregunta sobre cómo se definen los hombres entre ellos mismos] que los hombres mentimos mucho sobre el sexo. Lo sabemos todos, pero eso no importa; importa que nos escuchamos, como que somos cómplices de jugar a ser el hombre ideal.

Arturo, de cuarenta y nueve años, a quien entrevisté al mismo tiempo que a Rolando en la misma reunión, se suma a la conversación:

Yo creo que ninguno queremos admitir que tenemos miedo de no cumplir con las expectativas que las mujeres tienen sobre nosotros. Mi esposa me quitó un peso de encima cuando me iban a hacer una biopsia del testículo, por temor a un cáncer. Me puse a llorar en la noche, entonces ella prendió la luz y me dijo: "Qué bueno que sientas miedo, pero que sea para cuidarte. Lo que no te permito es que tengas miedo de perder un testículo o de que nuestra vida sexual se afecte, porque a mí me fascinas con un huevo o con dos o con ninguno". Y me hizo el amor. Desde entonces he hablado mucho con ella de estos temas y es cierto [...] las expectativas que tenemos los hombres son entre nosotros. Yo he descubierto que las mujeres son mucho más alivianadas de lo que admitimos con los cuates. Aunque el tamaño claro que importa, si eres buen amante y las diviertes, tu pene parado una hora no es tan fundamental, pero nos cuesta entender eso porque todo lo que aprendemos es que eres tan hombre en la medida en que tu pene te responda y los otros hombres sepan que te respondió. Es muy jodido, pero de eso no hablamos.

Rolando se refiere a un tema fundamental en la formulación de los valores culturales de la masculinidad, relacionado con la aceptación de una realidad que ayuda a mantener una máscara que refuerza la identidad de los varones: el falocentrismo. Es decir, la cultura concentra una parte vital de la personalidad masculina en la mera existencia del miembro viril, del falo o pene, y de su capacidad para estar erecto a la menor provocación. No hace una broma el comediante Richard Herring cuando asegura que "a los hombres se nos acusa de hablar con nuestro pene, es cierto, pero en realidad casi nunca hablamos acerca del pene, hasta que tenemos problemas con él". Herring tiene razón. En realidad, podríamos parafrasearlo para decir que en general los hombres hablan de sexo, pero no de su sexualidad y de las complejidades reales que la rodean.

Charly, un mexicano de treinta años, no tenía idea de la existencia de la andropausia, pero le interesa aprender. Con él contrasto información sobre lo que me han respondido Rolando y Arturo. Él me explica:

Cuando eres chico hay mucho *bullying* entre hombres por la sexualidad. Como a los trece años yo escuchaba y veía a mi hermano, que es dos años mayor, y a sus amigos. Hablaban de sexo, de chichis y de besos todo el tiempo, y yo comencé a comprender que convertirme en hombre de verdad, o en mayor, estaba relacionado con mi pene y mi sexo. Me urgía eyacular, porque me masturbaba pero no salía casi nada. Un día mi hermano me dijo: "Mira, así es la venida", y se hizo una puñeta frente a mí y eyaculó muy orgulloso. Era como un logro personal.

Charly habla de esta suerte de antipedagogía de la sexualidad entre chicos. Dice que hay mucho de mirarse, medirse, bautizar al pene. "Desde esa edad le das mucha importancia a tu pene y a lo que vas a lograr con él." También explica que cuando se refiere al *bullying* no necesariamente es al maltrato físico —aunque sí que lo hay—, sino a la presión psicológica sobre el muchacho para que tenga relaciones sexuales lo más pronto posible, como una especie de iniciación o un rito de paso para que los demás lo consideren hombre, y no un chiquillo o un marica.

Yo crecí en Cancún, muy impactado por la pornografía. Varios amigos de La Salle en secundaria tenían videos VHS de pornografía dura. La primera vez que la vi me inquietó, me asusté. Luego me dieron revistas tipo *Playboy* y fui acostumbrándome. Ya después la pornografía me gustaba mucho. La primera vez que tuve sexo fue con mi novia a los dieciséis, y me cambió la visión del sexo. Me gustaron las emociones [aunque] no era mecánico, como mostraban las pelis porno. Pero sí, definitivamente todo eso define nuestra masculinidad a través del sexo. En todas partes, libros y eso, nos dicen que lo que nos mueve a los hombres es la testosterona. Me imagino que tener cambios hormonales debe ser terrible. Dicen que la testosterona es nuestra gasolina, pero también lo que nos hace agresivos […] no sé, dicen tantas cosas buenas y malas de ella.

Testosterona al rescate

No es una casualidad que Charly y la mayoría de mis entrevistados no entiendan claramente cuál es el papel de la testosterona en los hombres. Las búsquedas en internet no son tan buenas amigas como creemos. Los argumentos más vistos en la red son anticuados, están repletos de citas falsas, de estudios sesgados por las farmacéuticas o manipulados por sus autores. O son tan simplificados que parecen basarse estrictamente en un discurso determinista y reduccionista que mantiene la obsoleta perspectiva de que los hombres son casi simios y sólo animales. Sin embargo, cuando miramos con detenimiento los hechos científicos nos damos cuenta de que las cosas no son tan fáciles de definir. Necesitamos las voces de las y los expertos para ayudarnos a desentrañar lo que verdaderamente se sabe en el siglo XXI sobre la salud hormonal.

La testosterona es la encargada no solamente de mantener la libido o el deseo sexual activo: además, juega un papel esencial en la producción de espermatozoides y en la salud muscular y ósea. Los últimos estudios —realizados entre el año 2000 y el 2013— demuestran que los niveles normales de testosterona ayudan a prevenir la diabetes y las enfermedades cardiovasculares.

El doctor André Berger es cirujano plástico, especializado en endocrinología en Los Ángeles. Curiosamente, se convirtió en una suerte de gurú de los tratamientos hormonales para hombres maduros a raíz de que algunos de ellos comenzaron a visitarlo para resolver problemas en su apariencia que, en realidad, ocultaban angustias profundas relacionadas con su sexualidad y su vida emocional. Tanto el doctor Berger como el doctor Michael Colgan, director del Instituto de Ciencias de la Nutrición de San Diego, California —a quien citaré ampliamente en este libro—, son críticos de cómo el mundo científico ha desestimado la importancia de la salud hormonal en los hombres y su impacto en la vida psico y socioafectiva.

Berger asegura que la deficiencia de testosterona normalmente comienza entre los cuarenta y los cincuenta años. A la mayoría de los hombres les llega sin darse cuenta. Para algunos es muy insidiosa, y aun así ignorada, a veces hasta que es demasiado tarde.

A mi consultorio comenzaron a llegar hombres de entre cuarenta y cincuenta años. A ellos, antes de proponerles un poco de Botox o alguna infiltración de ácido hialurónico para mejorar su apariencia [explica el doctor Berger desde su consultorio en Los Ángeles], les hago un cuestionario que he perfeccionado con los años. Es tarea de un buen médico entrevistar adecuadamente a su paciente, pero en realidad a los hombres les incomoda hablar sobre estos temas. Yo descubrí que mis pacientes, una vez que escuchaban que podría haber razones biológicas para justificar cómo se sienten, inmediatamente comenzaban a desahogarse. Los porcentajes de síntomas de andropausia que he documentado en mi consulta son muy valiosos.

Berger asegura que 80% de sus pacientes reportan sentir fatiga sin razón; 60% presentan dolor de articulaciones, especialmente en las muñecas, y pierden su sentido de bienestar; 50% tienen bochornos o *hotflashes* e insomnio, mientras 60% se vuelven irritables y se enojan sin razón; 70% sufren de depresión, y 80% tiene reducción de la potencia sexual y baja de libido.

El común denominador, según el doctor Berger, es que los andrógenos —es decir, las hormonas masculinas y el estrógeno combinado— están bajos o han entrado en la etapa de desequilibrio.

Hay que decir que aunque ambas hormonas provienen de una molécula cíclica muy parecida al colesterol, son dos tipos diferentes: los andrógenos (que favorecen las características sexuales masculinizantes) son unos, y otros los estrógenos (que favorecen las características feminizantes).

Con el síndrome de deficiencia de testosterona (SDT) encontramos aumento de peso y crecimiento de senos (ginecomastia), que a la mayoría de los hombres les angustia o incomoda. Otro factor preocupante —del que la comunidad médica casi no habla— es la osteoporosis masculina. Berger y otros médicos a quienes entrevisté para este libro me aseguran que aunque los hombres se muestran preocupados por varios de estos síntomas, una vez que se atreven a admitir su existencia lo que más les inquieta sigue siendo, en general, la sexualidad, porque a través de ella se manifiestan como parejas, como hombres.

"Se pierden las erecciones nocturnas y la duración de la erección", asegura el médico. "Lo que hemos notado en nuestros pacientes es que antes de que los hombres empiecen a sentir estos síntomas van perdiendo niveles de hormonas en el cuerpo y para cuando llegan al consultorio, ya traen un historial de deficiencia hormonal descuidada."

Los hombres que padecen de una deficiencia hormonal sienten reducción en la energía mental y física. Desarrollan el síndrome de irritabilidad masculina (SIM), que consiste en una respuesta conductual a cambios fisiológicos que el paciente desconoce e ignora conforme se van dando, como los cambios de carácter en zigzag, que se ven tan claramente en los adolescentes. Ya que los hombres difícilmente hablan entre sí sobre estos problemas, se hace más grave la sensación de que están solos y hay una falsa percepción de que es un asunto únicamente emocional. El doctor Berger aplica un cuestionario sobre cambios emocionales a todos sus pacientes, gracias al cual ha demostrado que los síntomas de la andropausia son tan similares a los de la menopausia que deberían ser atendidos integralmente cuando se vive en pareja heterosexual.

Ante la pregunta de si esto es lo que los psicoterapeutas denominan crisis de la edad madura, el médico coincide con el doctor Colgan:

Depresión, ansiedad, falta de autoestima y de asertividad es lo que se denomina la crisis de la edad madura. Lo que descubrimos en el consultorio con nuestros pacientes es que los hombres que ya entraron en la crisis de la edad sin atender sus cambios hormonales tienden a tratar de hacer cambios externos en lugar de internos. Entre los cuarenta y los cincuenta años los hombres desarrollan patrones de infidelidad, se divorcian para irse con mujeres más jóvenes con quienes probar su virilidad, gastan mucho dinero para compensar las pérdidas emocionales. Ochenta por ciento de los suicidios que ocurren en Estados Unidos son de hombres de ese rango de edad; eso demuestra que los hombres no buscan ni reciben la ayuda necesaria ante sus cambios de carácter que están relacionados con las hormonas.

Cuando hablamos de hormonas no solamente nos referimos a aquellas que controlan la libido. El sistema endocrino en realidad determina buena parte de la salud humana, como veremos en otros capítulos.

Cada vez más especialistas de la comunidad médica recomiendan la terapia de remplazo hormonal masculino (RHM). El tratamiento RHM mejora todos los síntomas, incrementa las funciones cognitivas, baja la depresión y la ansiedad, y controla el insomnio. También mejora la libido, evita las disfunciones en los flujos de insulina que pueden llevar a la diabetes y es especialmente importante para los pacientes que ya sufren enfermedades de los azúcares, pues puede evitar una crisis diabética. Como en muchas mujeres, el tratamiento adecuado evita la osteoporosis. Sin embargo, no todo es jauja con la testosterona; ya veremos más adelante lo que puede suceder con un tratamiento inadecuado, autorrecetado o sin seguimiento profesional. Berger explica lo que él hace:

Remplazamos las hormonas, les damos [a los pacientes] testosterona en gel, parches, supositorios, inyecciones o cremas. Lo fundamental es dar la dosis exacta que cada paciente necesita. Los pacientes tienen una gran paranoia sobre el vínculo entre la testosterona y el cáncer. No hay una sola prueba científica concluyente que demuestre que la testosterona bioidéntica [que imita a la hormona humana y se asimila de la misma manera] induce o crea células cancerosas, es un mito que carece de sustento científico. Para darle el tratamiento a un hombre hay que medir sus niveles de testosterona total, de progesterona, de todas las hormonas de la pituitaria; hay que revisar los marcadores de cáncer prostático y el estradiol, entre muchas otras pruebas.

Por su parte, la doctora Andrea Cole, experta en remplazo hormonal del Centro Anti-edad de San Diego, California, asegura que ni todos los hombres ni todas las mujeres necesitan remplazo hormonal, y que ni la menopausia ni la andropausia son enfermedades, sino condiciones naturales de la edad. Sin embargo, para ella es muy importante que se entienda que hay personas que no pueden vivir normalmente por la crisis que los trastornos hormonales les generan, y para ellas son estos tratamientos. La especialista reitera que antes a las mujeres simplemente les hacían un perfil hormonal y se les daban hormonas animales, muy dañinas para la salud.

Si su especialista de la salud no entiende que antes de recetarle hormonas debe analizar su sistema endocrino, su sistema neurológico, su sistema inmunológico y su salud psicoemocional, cambie de médico de inmediato.

La doctora Cole se refiere justamente a lo que la psicoterapeuta Myriam Cacho, experta en naturopatía y salud integral radicada en Cuernavaca, México, nos dice sobre la integralidad de la atención a la salud:

[…] los cambios hormonales en hombres y en mujeres despiertan traumas o asuntos no resueltos de nuestra vida emocional. La falta de atención a los vínculos entre las emociones y los diversos niveles hormonales puede incrementar la ansiedad de la persona y convertir un síntoma en una patología de largo plazo. A veces el hombre llega porque tiene disfunción eréctil, pero no quiere hablar ni revisar su salud emocional, su relación o relaciones afectivas y eróticas, y entonces entra en un círculo vicioso que parece interminable. A veces el hombre pide ayuda por sus problemas emocionales y en el camino descubre que otros factores han colaborado en incrementar la ansiedad, la tristeza o la depresión. Lo mismo sucede con las mujeres a quienes los cambios hormonales afectan con severidad: una leve depresión puede terminar en un cuadro de ansiedad y depresión severa.

Nunca sobra contrastar las visiones de profesionales en estos temas tan ricos y complejos. Por eso era importante conocer la opinión del doctor Abraham Morgentaler, autor del libro *Testosterone for Life* (McGraw-Hill, 2008), de la Escuela de Medicina de Harvard y profesor asociado de medicina clínica en la Escuela de Urología de ese prestigiado centro académico. Morgentaler lleva veinte años estudiando los efectos bioquímicos de la testosterona. Primero los analizó en cocodrilos, que según el especialista tienen un sistema endocrino muy similar al de los humanos; luego, y desde hace dos décadas, comenzó a estudiar esta hormona y sus compañeras endocrinas en hombres. El médico asegura:

Los obstáculos frente al uso clínico de la testosterona se basan en la ignorancia. La deficiencia de testosterona es un síndrome clínico y no un diagnóstico bioquímico. Es decir, un simple estudio de laboratorio en que se mida la testosterona nunca es suficiente. Existen diferentes opiniones sobre cómo diagnosticar la necesidad de remplazo hormonal en hombres. La Sociedad Endocrinóloga Estadounidense, así como la FDA, recomiendan el estudio de al menos trescientos factores para determinar si un paciente es *hipogonádico*, o que tiene baja la testosterona y otras hormonas.

Este experto espera que algún día todos los hombres se hagan un estudio adecuado de medición de testosterona a partir de los cincuenta años. Él es insistente en advertir a sus estudiantes de urología que Viagra, Cialis y otros medicamentos para la disfunción eréctil no funcionan si hay baja de testosterona. Entre los resultados de sus acuciosos estudios, Morgentaler revela que un tercio de todos los hombres mayores de cuarenta años presentan síntomas de disminución de esta hormona.

En su libro asegura que es absolutamente falso que la testosterona cause cáncer. Explica que este mito surgió en los años cuarenta a partir de un estudio hecho con varones que habían sufrido cáncer metastásico de próstata en Estados Unidos. Los médicos de esa época decidieron castrarlos para prevenir que las gónadas produjeran testosterona. Como el resultado fue benéfico para ellos, a partir de ese momento se fue reproduciendo en libros, revistas médicas y periódicos la falsa noción de que retirando la producción de testosterona desaparece el cáncer. Han pasado 63 años desde aquel pequeño estudio de los pacientes castrados, y en ese tiempo nunca se ha demostrado de forma concluyente que la testosterona esté directamente relacionada con el cáncer. Todo parece indicar que los pacientes que mejoraron entonces constituyen el mismo porcentaje de aquellos que mejoran en otras circunstancias sin ser castrados; es decir, hay cambios alimenticios y metabólicos, efectos positivos de la quimioterapia y la radiación, etc., que pudieron sanarlos sin que se les quitaran los testículos. Morgentaler, como todas las y los especialistas entrevistados para este libro, insiste en que nunca se debe administrar remplazo hormonal sin supervisión especializada y sin un estudio integral. Luego de llevar a cabo el estudio y de darle la información adecuada, la persona puede entender plenamente la situación y decidir si acepta el tratamiento de remplazo hormonal.

Pero debemos saber que la testosterona necesita de otras hormonas, entre ellas la progesterona. Contra lo que mucha gente cree, la progesterona no es solamente una hormona femenina. Los hombres también la tienen y para ellos es vital, pues su labor en el cuerpo masculino es justamente mantener bajos los niveles de estrógenos, que también están presentes en los varones. Si los estrógenos suben rápidamente por una baja en la progesterona, que es un precursor de la testosterona, ésta bajará en caída libre acompañada de síntomas que pueden ser, y son, tremendos en muchos hombres. Hay quienes, como veremos más adelante, caen en depresiones profundas, enferman del corazón o se vuelven agresivos sin causa aparente. Algunos hombres, muy pocos, no sufren las consecuencias de la caída hormonal; otros van adaptándose paulatinamente a los síntomas y finalmente se conforman con los cambios físicos y emocionales. Eso no es bueno, puesto que los efectos secundarios de una mala salud hormonal se tratarán de cualquier forma como enfermedades aisladas. Otros hombres no solamente no se adaptan, sino que sufren una auténtica crisis por los cambios bioquímicos. Vivir el desequilibrio hormonal en silencio habiendo salidas no solamente es absurdo, sino injusto para quienes lo sufren y para sus compañeras o compañeros de vida.

La testosterona es uno de tantos esteroides que nuestro organismo produce, y su uso ilegal en los deportes puede hacer que una carrera exitosa se pierda. El hecho de escuchar tantas cosas malas sobre la testosterona se debe principalmente a la mala fama que tienen los esteroides y el dopaje en deportistas. La cultura deportiva de los varones les hace creer que necesitan testosterona extra (para mejorar su actuación) y que los esteroides naturales son una "droga". Lo cierto es que si un deportista necesita subir sus niveles de testosterona por problemas de salud, esto puede demostrarse clínicamente, pero debe reportarlo y no ocultarlo como el ciclista *Pinocho* Armstrong, quien cayó al precipicio de la decepción deportiva por utilizar esteroides anabólicos e inyectarse sangre oxigenada, que inicialmente le recetaron por haberle hecho una cirugía testicular a raíz de un cáncer.

Respecto a por qué algunos le llaman viripausia a este periodo, la respuesta es muy sencilla: porque la testosterona es la causante de la virilidad. Sin ella, en la etapa embrionaria los hombres tendrían vulva, y no pene y testículos, y sería imposible la producción del esperma.

Como veremos en otro capítulo, a las mujeres también les baja la testosterona, y uno de los efectos principales es el incremento de la depresión y la fatiga mental del mediodía, así como la pérdida de concentración. Para ambos sexos es igual el debilitamiento de la memoria de corto y largo plazos. A las mujeres, según expertos, la testosterona les incrementa la libido y la capacidad de tener orgasmos. Esto lo encontramos en el capítulo sobre el remplazo hormonal en mujeres.

El alboroto hormonal. ¿Las parejas gays también?

Cuando comencé a perfilar la idea de este libro, tuve claro que habría que cubrir todos los aspectos de lo que la ciencia de la salud mental dio en llamar la crisis del hombre maduro. Entonces me pregunté: ¿y si esa crisis la malvive un hombre con su pareja femenina, que también puede estar pasando por la menopausia? Vaya lío en que nos metimos. Pero ¿y si la pareja es de dos hombres y a los dos les dan los mismos síntomas? La respuesta es obvia. No podía dejar fuera de la ecuación a las parejas del mismo sexo.

Los cuestionarios aplicados a los hombres que tienen a un hombre como pareja fueron los mismos aplicados a los hombres en general, porque las preguntas tienen un enfoque individual y permiten responder sin ambages heterosexuales. La experiencia fue interesante para mí: resultó más fácil entrevistar a hombres gays. Estaban, en general, más abiertos a explorar su vida personal con la finalidad de descubrir algo que podría serles útil, lo cual no significa que todos los hombres gays estén en contacto con sus emociones; sin embargo, se puede decir que es más aceptado hablar de sentimientos entre ellos y hay un poco menos de tabú en temas sexuales. También está claro que tienen un poco más de cultura de la salud personal.

Entrevisté a 23 parejas gays cuyos integrantes tenían entre treinta y seis y sesenta y ocho años. Procuré que la gran mayoría estuvieran en pareja con un hombre con el que no tuviera más de ocho años de diferencia para poder contrastar los cambios psicoemocionales y hormonales con mayor cercanía, ya que cuando ambos miembros de la pareja están pasando por cambios similares podemos documentar más claramente si uno está proyectando las variaciones emocionales, físicas y de actitud del otro.

En este caso están Philip y Leonard, estadounidenses que viven en San Francisco. Philip tiene cuarenta y seis años y Leonard cincuenta. Ambos se dedican a la literatura y las artes y, como todos mis entrevistados, nunca habían escuchado nada sobre la andropausia. "Andro *what*?", fue la respuesta entre risas de ambos entrevistados, quienes ya habían escuchado a algún médico en TV decir que la viripausia es una patraña.

Philip es menos reservado, así que comienza a responder las preguntas. "Sí, sí me depilo todo el cuerpo, incluidos los genitales. Sí nos hacemos revisión de próstata cada dos años. Sí he pensado en el blanqueamiento anal pero no me atrevo" —se tapa la boca, que emite una risa infantil—. Leonard lo interrumpe: "¿Y para qué voy a querer que te blanquees el ano? Si lo conocí natural […] ¡vaya tontería!"

"Yo —dice Leonard ahora que comenzó a hablar— sí me depilé los genitales con láser, pero porque se me llenaron de canas y me dio una depresión horrible. Mira […] yo me siento joven y vital, y esas canas allí, nada más no me gustaban." Philip continúa: "Sí, todo, las canas, las arrugas, todo te afecta, y si dices que no, es una mentira, sólo que yo no me haría nada de intervención, pero te afecta hasta que te acostumbras".

Leonard espera su turno y medita. Mientras Philip habla, él lee el cuestionario sosteniendo la pluma en la mano izquierda cerca de su frente, sin siquiera acercarla al papel. Hace una larga reflexión sobre cómo su intelecto le dice una cosa y sus emociones otra. Expresa que el cuestionario lo ha descolocado (lo mismo que me han dicho la mayoría de los entrevistados). Puntualiza que aunque se había percatado de varios síntomas aislados, ahora que los ve todos juntos con la palabra *andropausia* en el título se siente angustiado. "Es decir, he subido un poco de peso en los últimos cinco años. No es que esté gordo, pero siento que ya no puedo bajarlos como antes. Y sí, llevo dos años con medicamento homeopático para dormir. Aunque en verdad no duermo de corrido, al menos descanso."

Philip retira la vista de su cuestionario y dice con franqueza: "¿Ya ves? La irritabilidad puede ser hormonal. Te dije que no estás loco", y ambos ríen nerviosamente.

La pareja habla sobre cómo Leonard ha sentido que su carácter cambió radicalmente en los últimos cinco años. Se volvió gruñón y malhumorado "de la noche a la mañana". Su esposo le toma la mano y me asegura que Lenny (su apodo cariñoso) jamás le había levantado la voz ni nada de eso, y que en los últimos años, con todos esos cambios, su relación se había afectado. Philip, sin embargo, dice que en el último año le ha entrado una ansiedad por verse joven, por la apariencia y el miedo a envejecer y a enfermarse, incluso a morir, aunque está perfectamente sano. "Yo lo busco más sexualmente y Lenny casi nunca tiene ganas, ¡antes era un semental!" —explica—. "Ahora discutimos todo el tiempo porque ya no me siento deseado, me siento rechazado, y Lenny se enoja y menos ganas le dan."

De pronto se miran y tienen una especie de revelación paralela. "Eso puede ser —dice Leonard muy conmovido—. Llevamos meses peleando sin llegar a ningún lado. Yo me siento incapaz de darle placer, y mientras más me presiona, cuando lo hago es por cumplir." Allí confiesa que ha tenido que tomar Viagra para que Philip no lo acuse de serle infiel por no tener sexo. "No sabes lo difícil que es saber que durante los primeros treinta años de tu vida sexualmente activa has sido un garañón y ahora sólo eres un burro." Nos reímos todos ante su broma, que baja el estrés de la pareja.

La reflexión con ellos nos lleva a recordar la misma charla que he tenido prácticamente con todos los entrevistados: su relación con el sexo, con sus genitales y la presencia o ausencia de una cultura del erotismo en sus vidas. Las anécdotas son prácticamente idénticas a la de Charly y a las de otro centenar de hombres heterosexuales: las presiones en la primaria, mostrarse y medirse el pene e incluso masturbarse en grupo en el baño de la escuela. La diferencia esencial, aquí, radica en la culpa y el miedo profundo a ser descubierto por los otros; a que los machitos sepan que en realidad eres un marica y que te gustaría tener sexo, pero con Robert o con Stan, y no con la chica más linda de la escuela.

"Yo nunca he sido afeminado —asegura Leonard—. De chico me gustaba un *bully* que era un verdadero maltratador, pero yo no podía evitar sentirme atraído por él. Así que me convertí en su D'Artagnan", explica refiriéndose a uno de los tres mosqueteros de la novela de Alexandre Dumas.

Ya en secundaria descubrí que en realidad mi seudoamistad con este tipo fue una estrategia de supervivencia. Mi primera relación sexual fue en la clandestinidad [porque no había revelado su homosexualidad] a los quince, con un chico de la misma edad que me dijo que quería practicar cómo era el sexo aunque él juraba que era hetero. Él también era gay pero tenía más miedo que yo de admitirlo. El sexo fue lindo, afectivo y muy sabroso. Creo que por eso me volví un buen amante, muy sexual pero muy afectivo, porque entendí el miedo del desprecio. Lo que significa entregarse.

Philip sonríe y se sonroja. Su primera experiencia fue con un primo mucho mayor que él, que "lo inició" de una manera que ahora define como muy violenta pero que en su momento vivió como normal para el sexo entre varones: frío, rudo, agresivo e impersonal, pero muy cachondo. "He leído —dice Philip pensativo— que muchos chicos ahora denuncian una iniciación como la mía como violación. Yo por suerte no la viví así." Leonard le acaricia la mano y lo mira con ternura.

La masculinidad para esta pareja, como para el resto de los 23 matrimonios gays que entrevisté, es una paradoja. Claro que son hombres, pero crecer en un contexto que juzga al no heterosexual como similar a una mujer genera mucha confusión emocional. ¿Cómo construyen su identidad los hombres homosexuales en un mundo bipolar que se sostiene en dos pilares de género, el masculino y el femenino heterosexual? Tal vez por ello, como han notado varios entrevistados, la sociedad cree que la homosexualidad es una "opción" o "estilo de vida".

"Son pamplinas eso de la opción. Yo no opté por amar a los varones, yo nací para amarlos", asegura Philip. Es importante notar este aspecto de la masculinidad gay en el contexto de la andropausia, cuando llega la gran crisis existencial para la mayoría de las personas adultas; algunos de estos hombres confiesan que cuando estaban recién salidos del clóset eran bastante homófobos. La madurez requiere de una revisión sobre los valores y comportamientos de los hombres emparejados con hombres, si quieren que la relación sobreviva a los cambios de la edad.

Alex, sociólogo de Monterrey, México, tiene cincuenta y cuatro años. A los cuarenta y ocho comenzó a cambiar, y su relación, en la que llevaba casi dieciocho años, empezó a colapsarse. Cuenta:

Es una ironía. Pasas la infancia sufriendo por comprender y conformar tu identidad, no sólo sexual, sino como individuo, y cuando por fin logras entender y aceptar que no eres heterosexual, que no eres ni hombre macho, ni mujer hembra, según los patrones y decretos culturales de género, pero que además vives las relaciones de una manera diferente, resulta que desprecias a los que han sufrido como tú. Es como si dijeras: "No muevan las aguas, cabrones, que de por sí es difícil seguir a flote". Ése es el peso más brutal de la discriminación, que se convierte en un valor cultural y debes deconstruirlo una vez que te haces consciente de ello. Así como se dice que las mujeres, a pesar de sus diferencias, deben ser solidarias con las otras mujeres en asuntos de violencia contra ellas, yo considero que los hombres gays debemos ser solidarios, porque sólo así eliminaremos la discriminación.

La pasé de la chingada, es la verdad. No tenía ni canas ni arrugas ni nada de eso de la apariencia. Me despidieron de la universidad sin motivo aparente. De pronto perdí mi empleo y empecé a deprimirme. Me costaba trabajo salir de la cama, me levantaba tarde y sin ganas de nada. Sólo quería comer azúcar y tomar cerveza; lo que nunca en mi vida, me dio por comer cereales de esos dulces para niños. Ya había empezado a tener pancita, no la que tengo ahora [se señala el abdomen prominente]. Ni me preocupé, no podía preocuparme porque estaba sumido en la angustia. Mi pareja me preguntaba qué podía hacer por mí, y mientras más quería hablar conmigo más neurótico me ponía yo. Una noche empecé a sudar, estaba hirviendo, empapado; desperté a Juanjo y le dije que tenía fiebre, seguro estaba gravísimo. Juanjo me dijo que estaba alucinando, que era el estrés. Me metí a la regadera con agua helada; regresé a la cama, y luego sentí frío. Busqué el termómetro, y nada, todo normal. Yo empecé a pensar: "Esto me pasa por gordo". Yo tengo un tío súper gordo que vive aquí en Nuevo León y siempre está sudando. Me dio insomnio y fui empeorando. Me peleaba un día sí y otro también con Juanjo, hasta que me puso un hasta aquí y fuimos a terapia de pareja. El psiquiatra que nos atendió le buscó por todos lados. Que si la libido, que si no sé qué. Me dio medicina para la depresión y mejoré un poco; luego me dio otra para dormir y al menos descansaba. Me recetó Cialis y no me sirvió; luego supimos que era por los efectos del antidepresivo. Estaba como lleno de ira. Pasaron mil cosas hasta que me separé de mi pareja. Me peleé con mi mamá, que no entendía lo que me pasaba. Fui al doctor y me dijo que era la crisis de la edad madura, que con el antidepresivo me iba a ir bien y que tomara Viagra. Hasta que me encontré a una amiga cuyo esposo andaba como yo, y en una clínica en Texas le diagnosticaron deficiencia hormonal y cambió rápidamente. Me fui a ver al médico de Texas [mucha gente de Monterrey, de clase media alta, va a Texas antes que a la ciudad de México] y todo comenzó a cambiar.

Alex narra así su doloroso periplo y cómo perdió a su pareja, con quien aún sigue tratando de reconstruir una relación que él consideró que sería de por vida. Luego de varios intentos, a través de Alex, logré que Juanjo hablara conmigo en una entrevista vía Skype. Su versión era importante para entender qué salió mal. Juanjo es un hombre amable, muy atractivo y de apariencia juvenil, con cabello negro, cejas pobladas, ojos color miel y piel muy blanca.

Alex ha hecho todo para que recuperemos la relación, mas yo creo que es muy tarde. Yo trabajé mucho por nosotros; no sabes cuánto aguanté, cuántas groserías, cuánto desprecio sexual, cuántos silencios forzados. Yo primero entendía muy bien que estuviera deprimido —fue una fregadera cómo lo corrieron de su trabajo—, pero empeoraba y empeoraba y ni las pastillas para la depresión hicieron que me tratara mejor.

Intervengo para plantearle que los estudios bioquímicos que le hicieron a Alex y que él mismo me mostró demuestran que sus niveles hormonales eran bajísimos (como los de un hombre de ochenta años), que tenía hipoglucemia, baja en producción de betaendorfinas y dinorfinas (hormonas neurotransmisoras opiáceas que moderan el dolor y ayudan a sentir bienestar mental y emocional), y un cuadro de ansiedad y depresión diagnosticado por un experto. "Si Alex hizo lo que estaba en sus manos y no pudo controlarlo, ¿no crees que valga la pena reintentarlo?", pregunté.

Pues tal vez, pero yo no soy el malo de la película. Lo amo todavía, pero ya no me siento atraído hacia él, no solamente porque engordó, sino porque esos dos años me hizo sentir inadecuado. Dudé de mí mismo, de mi atractivo, de mi apariencia. Hice de todo, como le hacen las mujeres; me puse a cocinarle rico, a hacer más ejercicio. Yo era el que mantenía la casa desde que quedó desempleado [Juanjo es un prestigiado arquitecto], y yo era el único que hacía esfuerzos por convivir. Eso... [se queda pensando]. Creo que lo más jodido es que perdimos la intimidad. Yo me enamoré de él por su sentido del humor, porque baila increíble, porque era súper divertido y cariñoso [...] y de pronto... ¿tú te imaginas lo que es casarse, bueno, emparejarse formalmente con el doctor Banner y un día amaneces con Hulk? [Hace referencia al cómic del hombre verde, basado a su vez en la historia de *El extraño caso del doctor Jekyll y el señor Hyde*, donde un buen hombre se convierte en un monstruo.]

Juanjo habla abiertamente sobre cómo vivió la descomposición de la pareja, culpándose a sí mismo de no poder ayudar a Alex, pero también por no poder resolver el problema. Narra su desgaste emocional, cómo acabó haciendo cosas que nunca había hecho, como ir a un gimnasio a diario, depilarse el cuerpo para verse más juvenil, perfilarse las cejas e incluso inyectarse un poco de relleno de ácido hialurónico en el rostro para verse más joven. También habla de la infidelidad de Alex, de cómo ésta se convirtió en el factor decisivo para que él se fuera de casa con su perro chihuahua y sus muebles de diseñador.

Alex, por su parte, explica que lo de la infidelidad fue algo que "no significó nada", que el chavo no le importaba en absoluto

—sólo se acostó con él unas cuantas veces y tuvo que usar Viagra, con muy poco éxito de cualquier manera—. Él asegura que tuvo la aventura extramarital porque se sentía inseguro y que este joven, que había sido su alumno hacía mucho tiempo, siempre le dijo que estaba enamorado de él. Un día se encontraron en una cafetería en Monterrey y "simplemente sucedió". Juanjo, por su parte, reflexiona al respecto conmigo y me asegura que tal vez hubiera perdonado un desliz (así le llama a la infidelidad sexual), pero en otro contexto, no en un momento de "crisis nuclear".

Tanto en hombres como en mujeres, todo parece indicar que la infidelidad en el momento de la crisis de la edad madura es un hecho determinante para romper vínculos que antes se consideraban sólidos e incluso indestructibles. Es, podríamos decir, el detonante que pulveriza una historia reciente de diferencias acumuladas, a veces incomprensibles. Veremos más acerca de este tema en el capítulo denominado "El amor y el sexo".

El sentimiento amoroso y el romance que lo acompaña se construyen y reinventan sistemáticamente en las relaciones de largo aliento. Todo parece indicar que la crisis de la edad madura pone a prueba a hombres y mujeres por igual, sin importar si la relación es heterosexual u homosexual, y si se tienen o no se tienen hijos. La crisis, que puede cubrir aspectos emocionales, de salud, de autoestima, de sexualidad, de obsesión con la apariencia, con el éxito o el fracaso, inevitablemente implica una revisión de los afectos, de lo que en psicología llaman el contrato amoroso. Lo cierto es que las parejas que enfrentan la crisis de uno de sus miembros o de ambos a la vez generalmente reencuentran el amor con gran madurez, e incluso reescriben los términos de ese contrato amoroso de una forma mucho más realista, sana e igualitaria.

En contraste con los casos anteriores, nos encontramos con varios entrevistados cuyos cambios fueron tan paulatinos que no les generaron tantos problemas. Por un lado está Javi, un empresario español de cincuenta y cinco años que asegura que lo que le pegó un poco fue comenzar a subir de peso sin razón aparente. Él y su esposa entraron en la andropausia y la menopausia casi al mismo tiempo; hablaban sobre sus síntomas y comenzaron a salir a caminar juntos para hacer ejercicio. La ginecóloga de ella le mandó hacer estudios a él, y aunque sí tenía baja la testosterona y el estrógeno, nunca aceptó el remplazo hormonal ni creyó necesitarlo. Su esposa sí comenzó a tomar hormonas bioidénticas de soya y camote silvestre para los síntomas, y mejoró notablemente. Javi dice:

> En verdad que no ha sido nada dramático, y Sara, que es la informada de casa, me puso al día en todo. Ella prepara una infusión herbal cada noche para dormir bien, tomamos magnesio, vitaminas y melatonina para eso del insomnio. Hacemos ejercicio juntos y ahora hacemos yoga también, es fenomenal. Mi único problema real es el tema este de la prostatitis, y tener que ir a orinar todo el rato. Nosotros reímos un poco cuando escuchamos anécdotas de terror de los amigos con andro o de sus amigas con la meno. A nosotros nos ha unido más este cambio; la sexualidad ha pasado a otro lugar: ahora tiene preeminencia esa amistad que hemos cultivado en treinta años de matrimonio. Comemos con más ganas y bebemos vino sin problemas de ningún tipo. Conozco tíos que la pasan fatal y hacen de todo, dejan a su mujer por una chica joven y luego no la soportan, se compran el deportivo descapotable [...] lo típico del desesperado porque siente que pierde la juventud. Supongo que hay de todo, y que tendrá que ver con dónde están tus prioridades y tus fortalezas como ser humano, ¿no?

Efectivamente, hay de todo. Sin embargo, están quienes como Alex buscan la salida y, por no encontrar a profesionales que sepan lo que hacen, terminan con su vida en una crisis peor, solos después de haber destrozado su relación de pareja, de perder el empleo y sumirse en una depresión. Sin duda, esta época de la vida adulta es parte del pasaje a la transformación. Queda claro que antes, cuando la gente se moría a los sesenta años, nadie se detenía a pensar en los cambios hormonales. Después de todo, se consideraba un anciano al hombre de más de sesenta, y a las mujeres con menopausia se les despreciaba porque ya no podían reproducirse. Pero hoy en día se incrementa la cantidad de vida y se puede también mejorar paralelamente su calidad.

El fin de la falocracia

Durante siglos, los científicos locos y mentirosos han discriminado sistemáticamente a los varones, y en ese sentido se puede decir que hay algo de reivindicativo en la existencia de la andrología. Ciertamente la ciencia, de la mano de la religión, ha hecho y deshecho a su gusto apropiándose del cuerpo de las mujeres y de su capacidad reproductiva; ambas han inventado toda suerte de historias raras, como las de Hipócrates, quien a falta de microscopio y con mucha imaginación aseguraba que el útero estaba lleno de cuernos y ventosas, o que la vagina tenía dientes y podía devorar a un hombre (así se construyen los tabúes, y hasta la fecha hay cantidad de chistes acerca de las *vaginas dentatas*). Pero en lo que toca a los hombres justamente ha pasado lo contrario: se ha idolatrado al pene al grado de sobrevaluar su importancia, lo que se conoce como falocracia, y ocultar lo que subyace detrás del macho alfa que casi todos quieren ser en su juventud.

A los hombres se les educa de una cierta forma por tener un pene y testículos, se les exige valentía por tener gónadas (aunque los testículos no tengan ninguna relación con la fuerza moral). Jamás los científicos se detuvieron a estudiar la salud sexual y reproductiva de ellos, hasta que llegó el siglo xx. Hasta hace muy poco tiempo, cuando una pareja era infértil se exponía a la mujer a un

sinfín de estudios médicos, sin siquiera hacer un conteo espermático al hombre; ése era el último recurso. Culturalmente, hacerle
un conteo espermático a un hombre y descubrir que sus espermas
no pueden fecundar un óvulo es tanto como descalificarlo en su
virilidad. Es el equivalente a decir que una mujer sin hijos no es
mujer de verdad. Estamos sometidos a una cultura en que la ciencia, adoctrinada o infectada de prejuicios producto de los mitos
religiosos, ha logrado convencernos de que la reproducción toma
un papel central en nuestra valía social.

En el fondo mucha gente, incluyendo prestigiados médicos, sigue creyendo que la sexualidad tiene como único fin verdadero
la reproducción de la raza humana, la creación de una familia.
Entonces, si la sexualidad y la reproducción nos definen, y éstas
decaen con la edad, ¿cómo nos redefinimos sin esas muletas?

Aunque las cosas van cambiando, la comunidad médica ciertamente tiene una deuda con los hombres del mundo, o más bien
los varones que han dominado la ciencia tienen una deuda consigo
mismos y sus pares. La nueva visión crítica sobre esa medicina
convencional, que trata la enfermedad y no a las personas, está
cambiando el mapa de la salud humana. Asimismo, la perspectiva de la medicina restaurativa forma parte de este proceso de
modernización que reconoce a la andrología como la hermana
de la urología que había sido enviada al calabozo y ahora ha visto
la luz. Esto nos lleva también a discutir cómo la ginecología debe
ser en realidad una especialidad de la salud integral de las mujeres,
y no solamente de su salud reproductiva. Ambas, la andrología y la
ginecología, deben modernizarse urgentemente.

Reconocer y crear cultura sobre las complejidades de la salud
sexual y reproductiva de los hombres va a mejorar en última instancia sus vidas y a hacer más saludable la relación entre hombres
y mujeres, y entre hombres y hombres. Basta recordar que, aún
hoy en día, en miles de clínicas del mundo son las mujeres quienes

reciben los tratamientos para infecciones de transmisión sexual, y a los hombres, aparentemente para "proteger" su prestigio y virilidad, se les deja fuera del tratamiento, aunque hayan sido ellos los que contagiaron el papilomavirus, el herpes o la clamidia. La andrología, como la ginecología, tiene también como tarea educar a hombres y mujeres sobre su corresponsabilidad en el bienestar de sus parejas sexuales.

Como me dijo un entrevistado, ginecólogo cuya vida cambió gracias al tardío pero eficiente diagnóstico que demostró su necesidad de remplazo hormonal, "sólo Dios sabe cuántas mujeres y hombres calificados de neuróticos que arruinaron su relación y a su familia podrían haberlo evitado gracias a un diagnóstico adecuado". El doctor Rivas me asegura: "Yo me convertí en un hombre que nunca quise ser; soy médico y nunca se me ocurrió que fueran mis hormonas, junto con mi negación de llegar a la edad madura, lo que me estaba volviendo loco. Los médicos tenemos mucho que aprender sobre los hombres y sobre ser hombre". Su perspectiva sobre cómo tratar la menopausia en sus pacientes cambió radicalmente a partir de su propia crisis.

Por otro lado, el joven urólogo argentino Andrés Vázquez, andrólogo que se especializó en el Instituto Puigvert de Barcelona, asegura que cada vez se entiende mejor la necesidad de promover la andrología como una parte de las ciencias médicas que estudia la salud masculina de forma integral. Por ello es miembro de la Asociación Española de Andrología y Salud Sexual y Reproductiva (Asesa). En Barcelona, España, es donde encontramos lo más avanzado en el mundo sobre estudios andrológicos integrales. Tal como la ginecología trata la salud sexual y reproductiva de las mujeres, la andrología es necesaria para mejorar el conocimiento sobre la salud masculina; ambas deben tener una perspectiva integral, ir más allá de la reproducción, asegura el doctor Vázquez. Asevera que la andropausia no es una enfermedad, sino una condición que se manifiesta a través de cambios funcionales que, en general, llegan de manera lenta y progresiva, y es detectada a través del descenso de los andrógenos. El médico se extiende:

> Es parte de un periodo de transición natural, hasta que el organismo se adapta a las nuevas circunstancias. Aunque, como hemos dicho, no todos los hombres la viven igual, en la andrología hemos descubierto que la sintomatología de la andropausia produce un impacto negativo en la calidad de vida de los hombres. La mayoría de los hombres latinos, aunque no todos, muestran cambios cognitivos, físicos y emocionales. Después de una evaluación adecuada, la terapia hormonal sustitutiva logra devolverle al paciente las ganas de vivir, le proporciona vigor, restaura su capacidad intelectual y mejora sus problemas de erección y apetito sexual. No es la única opción, pero sin duda es una muy importante a tomar en cuenta.

Lo que está claro, según las y los expertos que entrevisté, es que en casos de menopausia y andropausia los medicamentos aislados, como sólo antidepresivos o sólo Viagra y similares, no resuelven el problema, e incluso pueden incrementarlo. Es vital reconocer que más importante que pensar en la andropausia como una enfermedad, que no lo es, debemos entender lo que significa tener una salud integral óptima, porque una y otra vez la ciencia demuestra que somos saludables sólo integrando el cuidado del cuerpo, la mente y el espíritu, este último no en términos religiosos, sino desde una perspectiva psicoemocional y psicosexual y afectiva que contemple nuestra capacidad para ser felices, para demostrar y aceptar los afectos, para cuidarnos y protegernos. Hay que comenzar cuidando nuestra propia calidad de vida.

Si, como muchos hombres, usted descubre que no hay explicación para el sufrimiento que esta transición de la edad madura le impone, sepa que no está solo, que no está loco: simplemente sus hormonas se han desequilibrado un poco afectando su sistema endocrino, neurológico e inmunológico. Llegó a una etapa en que la vida le pone un espejo enfrente para preguntarle quién es y qué ha hecho con sus sueños y aspiraciones personales. La transición de la crisis tanto fisiológica como emocional exige esfuerzo y auto-cuidado. Sin duda, tomar esa puerta acompañado de seres amados hace toda la diferencia del mundo.

5

La virilidad y sus mitos

Lo cierto es que nadie entiende a los hombres. Las mujeres no entienden a los hombres y los hombres no se entienden entre sí.

—Alvin Baraff, psicólogo clínico, fundador del
Centro de Hombres de Washington, D. C.

Cuando la doctora Shere Hite entrevistaba a cientos de hombres para su investigación sobre sexualidad, obtuvo una declaración impactante que, me parece, da voz a miles de hombres:

Mientras crecía, fue muy curioso. Era más cercano a mi madre que a mi padre. Ella era la más cariñosa, pero yo sabía que era la opinión de mi padre sobre mí lo que contaba; lo que yo realmente quería era su aprobación. ¿Por qué? No lo sé. Pero aún sigo igual en algún sentido: amo mucho a mi esposa y somos muy felices juntos, pero para ser verdaderamente feliz, quiero más que nada ser parte del mundo de los hombres, ser reconocido por otros hombres como un hombre, y un hombre exitoso.

Desde 1974, cuando la doctora Hite publicó sus investigaciones sobre la sexualidad femenina y la masculina en un par de informes que se convirtieron en bestsellers, cualquier indagación sobre la sexualidad implicaba una pregunta esencial: ¿qué significa para usted ser hombre? Esa pregunta sigue siendo pertinente porque los hombres conceptualizan la visión de sí mismos y de su psico-erotismo a partir de lo que consideran que significa ser *hombre*.

Nadie se libra de ese decreto cultural que la organización social establece del binomio hombre-mujer, que para sobrevivir asigna atributos excluyentes y contradictorios. Si se es hombre se debe hacer tal y cual cosa; si no se hace así, entonces se actúa como mujer, y eso es inaceptable para un hombre de verdad.

La masculinidad es el conjunto de atributos considerados propios del hombre. El concepto ha cambiado parcialmente en los últimos años. Aunque el machismo y sus características siguen vigentes en muchas culturas, los hombres han evolucionado sobreponiéndose a los muchos que aún defienden ese machismo a ultranza, y muy a pesar del potente discurso patriarcal que insiste en encuadrarlos en un modelo trasnochado de masculinidad tradicional hegemónica y violenta. Ese discurso plantea que el hombre es quien ganará el salario principal del hogar, pero con ese sacrificio de convertirse en el "hombre cartera", como dice uno de mis entrevistados, vienen los privilegios de más tiempo libre y derecho reservado a convivir, o a no tener que hacerlo, con las hijas e hijos. Ser el proveedor principal trae consigo poder de mando, ciertamente, pero también conlleva una serie de conflictos internos para los varones que se mantienen en la oscuridad porque, como bien lo dice el entrevistado de Shere Hite, la cultura los ha educado para buscar la aprobación masculina, y un hombre débil, quejumbroso o en crisis emocional no es, en términos generales, un "hombre de verdad exitoso". Es indispensable que sigamos este hilo de la masculinidad, pero desde un enfoque que como ya se habló será sorprendente para la mayoría de los hombres: los cambios hormonales de la crisis adulta. Y para poder hacerlo, necesitamos escuchar al masculinólogo español José Ángel Lozoya Gómez, quien explica la diferencia entre el sexo y el género de esta manera:

> Partimos de las definiciones de sexo como una forma de clasificación biológica que distingue a las mujeres de los hombres, y género es una construcción cultural y social en permanente proceso de cambio que asigna a hombres y mujeres una serie de atributos y funciones que buscan justificar diferencias y relaciones de opresión. El género resulta de un proceso de socialización que empieza en la infancia y se prolonga a lo largo de toda la vida.

Todo parece indicar que para la mayoría de los hombres mayores de treinta y cinco años el modelo de masculinidad sigue centrado en la aceptación de sus pares en lo laboral, en lo familiar y, por supuesto, en lo sexual. Y por si ellos quieren escapar de ese discurso que exige quejarse constantemente de las mujeres, insistir en que son ellas y no ellos quienes quieren casarse y tener hijos (aunque esté comprobado que una gran mayoría de los hombres desean vivir en pareja de largo plazo y tener una familia), allí están los medios, como el cine, la radio y la televisión, por no hablar de internet y la prensa escrita, martillando las mismas historias repetidas hasta el hartazgo: las de los hombres sexistas y misóginos que se burlan de las mujeres y se refieren a ellas como neuróticas exigentes, tontas u objetos sexuales, al estilo del programa de TV *Dos hombres y medio* (*Two and a half men*) o casi cualquier telenovela latinoamericana.

Se ha enseñado a los hombres a mirarse a sí mismos como animales predeterminados por la biología, al punto de que una y otra vez la gente y los medios de comunicación repiten versiones añejas del determinismo biológico que hace tiempo han sido desechadas por las ciencias sociales modernas.

Esta comedia norteamericana de TV que acabo de mencionar, con Charlie Sheen en el papel de Charlie Harper, es interesante porque justamente muestra a un hombre que rebasa los cuarenta años y es el epítome del macho seductor que teme envejecer. Descuida su salud, bebe demasiado, es misógino y trae prostitutas a casa todo el tiempo; es una desalmada máquina sexual. Es un cínico simpático que odia a su madre y tiene gran resentimiento contra ella. La madre es una hembra materialista perfecta. Charlie se enamora y actúa como un niño adolescente que viste con bermudas y camisa de playa; es apolítico, no muy listo pero gana mucho dinero engañando a la gente haciendo *jingles* de publicidad y vive en una mansión en la playa. Este programa tiene gran éxito porque es una extraordinaria sátira y, a la vez, en ella se reconocen millones de hombres.

Charlie es un macho alfa perfecto (es decir, el macho dominante, como dirían los zoólogos), suavizado para convertirlo en un personaje cómico entrañable y muy bien logrado. Su hermano (Alan Harper, actuado por John Cryer) es la antítesis de Charlie. Es un hombre adulto dulce, ingenuo, que intenta sobrevivir a un doloroso divorcio y a su hijo púber de inteligencia limitada. Este hermano trabaja formalmente y es honesto, pero nunca tiene éxito, ni económico ni con las mujeres (sería un macho gamma, es decir, el menos macho de todos). Alan poco a poco se convierte en una especie de rémora que va perdiendo la moral al descubrir que ser un "hombre bueno no es buen negocio", como dice el mismo personaje. Se va frustrando, descubre que la bonhomía es objeto de burlas de parte de otros hombres como su hermano. Pasa horas masturbándose como si tuviera doce años. Alan envidia el hedonismo de su hermano y culpa a su madre (una mujer guapa, egoísta y superficial) de haberlo convertido en un hombre débil. Charlie culpa también a su madre de todo lo que no le gusta de sí mismo. Ambos hermanos bien podrían estar pasando por la andropausia, y negar que la llegada a la edad madura hace su vida cada vez más complicada y amarga. Para una comedia está muy bien burlarse de lo que significa ser hombre, pero en la vida real nadie se está riendo. Personajes como Charlie y Alan están en nuestro entorno por montones.

Aseveraciones como aquellas de que los hombres no pueden dominar su deseo sexual (y por tanto son esclavos silentes del ejercicio de su sexualidad), que sólo piensan con la mitad del cerebro porque no están en contacto con sus emociones, o que son incapaces de comprometerse y huyen de las relaciones estables y a largo plazo, son parte de un discurso patriarcal que fortalece los valores culturales a los que los hombres se ven sometidos. Valores que muchos terminan por reproducir hasta doblegar a sus propios hijos bajo esos esquemas de masculinidad. La crisis de la edad madura potencia todas las contradicciones acumuladas a lo largo de la vida, y puede ser la entrada a un infierno de negación o la salida por la puerta de la madurez aceptada, de una masculinidad más sana.

Aída, una mujer de cuarenta y nueve años, habla sobre su ex pareja, de cincuenta y cuatro:

Yo sí lo vi cambiado en los últimos cinco años, muy ansioso, siempre enojado, porque he de decirte que Samuel no era de mal genio. Quién sabe qué le pasó. Empezó a tener actitudes que no me gustaban nada. Mis hijas no entendían qué le pasaba a su papá. Dejó de ser tierno y amable; llegaba tarde en las noches y comenzó a beber más, como por ansiedad. Antes llegaba a cenar y platicábamos, y después veíamos el noticiero o él los deportes. Pero de repente, nada más llegaba, quería cenar frente a la tele, viendo puros programas violentos. Dejó de tocarme, de tener sexo. Subió de peso [...] como que echó mucha barriga. Cuando le pregunté si estaba inseguro o angustiado y le dije que parecía que tenía miedo de cumplir cincuenta, se me fue a la yugular. Terminamos separados. Él se fue con una mujer de treinta años que parece que ya tampoco lo aguanta.

Aída asegura que su ex pareja nunca quiso ir al doctor ni a psicoterapia. Que siempre repetía: "yo al doctor sólo para que dé mi acta de defunción". Le pedí a mi entrevistada que revisara mi cuestionario para hombres y quedó impresionada. Los problemas de próstata negados, de disfunción eréctil, etc., parecían, según ella, la descripción exacta de lo que le sucedía y aún le sucede a su ex marido. Ella nunca le dijo gran cosa, prefería evitar un pleito. Terminaron divorciados después de casi veinticinco años juntos.

La cultura televisiva, particularmente, envía el mensaje a los varones y a las mujeres de que los hombres son lo más parecido a los chimpancés cuando son niños y a los gorilas cuando son adultos. Lo cierto es que esa esclavitud conceptual ha impedido a millones de hombres buscar ayuda adecuada cuando más la necesitan, aceptar que algo extraño les sucede y que no siempre tienen las respuestas.

> La crisis de la edad madura desata todos los fantasmas, agudiza las contradicciones, y si no se atiende puede causar un gran daño a toda la familia. Por desgracia, la mayoría de los hombres no saben pedir ayuda, y cuando lo hacen pueden caer en manos del amigo equivocado.

Según el doctor Alvin Baraff, la mayoría de los hombres necesitan —pero no buscan— la psicoterapia. En Estados Unidos la terapia sigue siendo terreno femenino: 70% de la práctica de un psicólogo típico está dedicada a las mujeres. La brecha, según Baraff, es mayor si consideramos que de la mitad de los hombres que llegan a terapia de ese 30% restante, se presentan con sus esposas o parejas; es decir, sólo 15% de los hombres van voluntariamente a un consultorio para que una o un experto les ayude a encontrar respuestas a sus preguntas existenciales en el contexto de una crisis.

En mi caso, luego de un doloroso rompimiento de pareja, mi ex, en plena crisis de llegada a los sesenta y con una negación a prueba de armas nucleares, decidió ir con el terapeuta de un amigo suyo que también se había divorciado. Mientras procesábamos la despedida él me aseguró que ya había ido a terapia. Auténticamente sorprendida (y tal vez guiada por un destello de esperanza por rescatar la relación fracturada), le pregunté cómo le había ido. Su respuesta fue lapidaria: "El terapeuta no ve en mí un caso clínico, y luego de dos sesiones me dio de alta". La esperanza se esfumó como un globo cerca de un cigarro encendido. Me quedó claro que una persona que acude a terapia para hacerla cómplice de su negación, lo logra con gran facilidad. La terapia no busca darnos la razón, sino ayudarnos a entrar en razón para descubrir nuestros miedos y enfrentarlos para vivir mejor. Si no hay disposición auténtica, basada en la necesidad del individuo, nunca se resolverá nada, como en el caso de los hombres que van a terapia forzados por su pareja o condicionados para seguir el diálogo. Entre mis entrevistados encontré a algunos que tuvieron una epifanía personal al enfrentar la crisis de la edad madura ante la enfermedad. Así le sucedió a Francisco, de cincuenta y nueve años:

Mira, son mil cosas. Para empezar, yo llevaba casado veintisiete años, y sin darme cuenta me había acostumbrado a llamar a mi esposa "la máquina de regañar". Lo hacía con mis amigos, e incluso cuando mi hijo recién casado tuvo problemas hice un par de comentarios al respecto, un poco en broma y un poco en serio. Hasta que enfrenté el susto del cáncer de próstata me di cuenta de que estaba rodeado de mujeres. Mi esposa, mis amigas, mi hermana. En cambio, mis amigos querían emborracharme, decirme que nada sucedía, que todo estaría bien. Me di cuenta de cómo me hacía daño estar con ellos, jugando como chamacos a que no tenía nada serio. Hasta que mi médico me propuso una cita con un terapeuta en el hospital; mi esposa ni lo dudó y me acompañó. Yo estaba paralizado y ella me tomaba la mano; respetó mis miedos y mis tiempos para poder hablar. De repente la vi y pensé:

ésta es mi compañera. ¡Carajo, qué manera de perder el tiempo despreciándola! Yo me había alejado de ella y ella nunca me abandonó. Luego de la cirugía y la quimioterapia seguí en psicoterapia, y aunque tengo cariño por mis amigos sé que mi amiga del alma es mi mujer y me siento agradecido de haberlo podido entender a tiempo. Sí, es muy jodido entrar en el juego de criticar a la pareja todo el tiempo. Con los amigos se hace como un vicio, y eso te llena de odio o resentimiento; llegas a casa y traes esa carga de que tu mujer está vieja, que es regañona; sólo ves todos los defectos. Mira, nadie habla de eso: las relaciones entre hombres son muy tóxicas porque siempre estamos hablando de las mujeres como objetos sexuales o despreciándolas, pero la verdad yo no sé qué haríamos sin ellas. Todos mis amigos que están en los sesenta como yo dependen de las mujeres para sobrevivir emocionalmente. Es tremendo que no nos demos cuenta.

Un tema que ocupa a varios expertos y expertas en masculinidad y feminismo es el de la salud en las familias. ¿Cómo se divide la carga de la asistencia y los cuidados de la salud según el género? Pues uno tras otro los estudios demuestran que la carga recae, preponderantemente, sobre las mujeres y, además, la cultura machista impulsa a los hombres a descuidarse a tal grado que tardan demasiado en recurrir al médico. Lo que nos refiere anteriormente Francisco, mi entrevistado, me llevó a preguntar cómo es esa diferencia entre la salud de ellos y la de ellas. Las respuestas son por demás esclarecedoras, y creo que si yo fuera hombre estaría debatiendo esto con todos mis congéneres, por el bien común.

La salud masculina

El estudio "Diferencias de salud entre hombres y mujeres en España", de José María Bedoya, es esclarecedor. Aunque está basado en la realidad ibérica, el resultado es casi idéntico al mexicano y al estadounidense. Veamos las causas específicas de muerte en los hombres:

Infartos y enfermedad cerebrovascular: las alarmas, desatendidas por los hombres, aparecen a partir de que cumplen cuarenta años.

Tumores malignos: en los órganos que nos son comunes a hombres y mujeres, la mortandad de los hombres es siempre muy superior.

Aparato respiratorio: la mortandad es siempre superior en los hombres.

Aparato digestivo: el peligro mortal es siempre superior en los hombres (como en el caso de las úlceras sangrantes).

Causas externas (accidentes de tránsito y de otro tipo, suicidios, envenenamientos involuntarios y homicidios): por cada 100 000 hombres o mujeres mueren 71.9 hombres frente a 23.9 mujeres.

Enfermedades endocrinas e inmunitarias: la mortalidad por diabetes es superior en las mujeres a partir de los setenta años, pero en los trastornos de la inmunidad, entre ellos el VIH/SIDA, las tasas de muerte en los hombres son muy superiores. En cambio, entre las enfermedades crónicas más comunes sólo la bronquitis es más frecuente en los hombres. Esto muy probablemente está relacionado con la falta de cuidados frente a cambios de temperatura y el tabaquismo.

Además, los hombres limitan menos su ocio por problemas de salud, es decir, a pesar de estar enfermos salen a ver a sus amigos; si se les prohíbe fumar, lo siguen haciendo; no evitan el hielo en las bebidas ni piden que se atempere el aire acondicionado demasiado frío. Todo esto tiene el mismo componente cultural del machismo del que hemos hablado antes; parecería que no poder ir a jugar futbol, golf o dominó porque se está enfermo es un signo de debilidad, y que podría ganarse burlas quien se atreva a decir que prefiere quedarse en camita con un té caliente entre las manos. La presión social entre hombres no sólo se da en la secundaria, también llega a la vida adulta. Los hombres pasan menos días en la cama por enfermedades, consumen menos medicamentos, van con menor frecuencia al médico y a las consultas de salud mental y, por lo general, terminan en los servicios médicos de urgencia. En 90% de los casos, quienes cuidan de hombres enfermos son mujeres —y también son las cuidadoras de mujeres enfermas—. Es decir, la salud de los hombres se convierte siempre en un problema para las mujeres.

Los hombres permanecen internados en los hospitales mayor tiempo que las mujeres para intervenciones quirúrgicas y tratamientos médicos, soportan menos el dolor y maltratan más al personal médico. Parecería que en lugar de llorar y quejarse, prefieren desahogarse con demostraciones agresivas, socialmente aceptables para "los hombres de verdad".

Para entender cómo la construcción de la masculinidad afecta la salud de los hombres, el masculinólogo Lozoya Gómez explica:

Muchos hombres, educados para ser fuertes, aguantar el dolor, valerse por sí mismos, no pedir ayuda y salir adelante, acostumbran negar o minimizar sus problemas de salud hasta que éstos se agravan. De hecho, sabemos que los hombres suelen acudir a las consultas de salud mental (por problemas relacionados con el trabajo o el paro [desempleo], a causa de una separación o incluso tras sufrir un infarto, porque su vida es un acelerado torbellino) empujados por la familia o el médico.

"Si consideramos a qué hábitos se suelen atribuir muchas de las enfermedades más frecuentes en los hombres —asegura Lozoya—, parece que no pocas de ellas son enfermedades del comportamiento".

Es decir, si los hombres en general ignoran su salud como parte de mantener su hombría, en el momento de la andropausia no tendrían por qué hacer algo diferente. Pero ¿cómo y cuándo comienza esta manía de ignorar el dolor, de negar el malestar? Basta escuchar a Lozoya:

> El objetivo en los juegos de los niños y en la vida de un número importante de los hombres es ganar; participar es una vulgaridad, hay que ganar. Para ganar hay que aprender a ocultar las propias carencias y evitar la confianza que se nos presenta como peligrosa. Las expectativas de nuestros mayores, la competencia entre varones, la dictadura de la pandilla y la necesidad, inducida, de probarnos y demostrar que somos al menos tan hombres como el que más, nos lleva a asumir hábitos no saludables y conductas temerarias, que se traducen en multitud de lesiones, enfermedades y muertes, desde la infancia.

Pese a la escasez de investigaciones específicas en este campo, Lozoya asegura que cada vez resulta más evidente la relación entre la socialización masculina y muchísimos de los problemas de salud de los hombres. Esto, que han descubierto desde hace años las compañías de seguros, resulta claro en los siguientes ejemplos, en que los hombres son 80% del total de los casos:

> Lesiones o muertes por accidentes o violencias.
>
> Enfermedades derivadas del consumo de drogas: tabaco, alcohol, cocaína, metanfetaminas, etcétera.
>
> Accidentes relacionados con el deporte (sobre todo entre los catorce y los veinticinco años).
>
> Infartos asociados a la impaciencia, la hostilidad y la competitividad, las presiones del trabajo y la preocupación por los rendimientos.
>
> Suicidios consumados, que pueden tener parte de su explicación en la dificultad masculina para asumir situaciones de derrota,

dolor, tristeza o soledad, junto a su incapacidad para pedir ayuda porque implica debilidad.

En el campo de la sexualidad, la mayoría de los problemas no físicos son resultado de conflictos subjetivos. Se normaliza la obsesión con el logro (de la erección y de dar placer a la pareja). La angustia resulta de sentirse obligado a cumplir siempre, auque no haya placer real para el hombre.

El costo de ser hombre

Ser hombre, como ser mujer, es sin duda una cuestión sobre todo de cultura, y no de biología solamente; es decir, el género masculino, como ya hemos visto, se construye sobre un edificio de ideas del *deber ser*: los hombres príncipes valientes, las mujeres princesas sumisas; ellos reprimidos emocionalmente, ellas expresivas y tiernas; ellos aguantadores del sufrimiento y violentos, ellas sometidas al martirologio y receptoras pasivas de la violencia. Tanto hombres como mujeres hemos rechazado desde hace tiempo esos modelos constreñidos de masculinidad y feminidad, pero cuando llega la crisis, como la humedad atrapada dentro de las paredes, esos discursos escurridizos y viejos salen inesperadamente para opacar nuestra vida. Es curioso que la mayoría de las personas que entrevisté para este libro, al menos durante las entrevistas, hayan reconocido la necesidad de preguntarse qué significa su identidad de género aquí y ahora, es decir, durante la crisis de la edad madura. Una y otra vez escuché preguntas formuladas como pensamientos privados en voz alta —¿qué tipo de hombre seré ahora que todo cambió?, ¿cómo hago para sentirme deseada ahora que ya no soy una jovencita y no tengo matriz ni ovarios?—. Todas las preguntas son válidas, todas son importantes, porque sin ellas no seríamos capaces de encontrar nuevos caminos para redefinir nuestra identidad en esta nueva etapa de la vida. Porque lo emocionante es que con ella aparecen intrigantes y novedosas cuestiones, muy parecidas a las de la adolescencia, pero afortunadamente tenemos mucho más bagaje cultural y emocional para resolverlas y analizarlas. Al principio de esta investigación pregunté a todas las personas entrevistadas si conocían bien su salud, si sabían escuchar a su cuerpo. Y otra vez fueron los hombres quienes menos respuestas tuvieron, quienes se sintieron sin herramientas para cuidarse a sí mismos. Qué genial sería que desde la pubertad pudiéramos educar a nuestros hijos e hijas en estas cuestiones, darles lo que casi nadie de nuestra generación recibió: información para el conocimiento del autocuidado.

Los hombres lo piden: "Cuando hablamos de identidad masculina nos estamos refiriendo inevitablemente al concepto de identidad de género, es decir, a las características adjudicadas a la masculinidad en un momento histórico, o geográfico, y en un contexto cultural y social determinado". Esta reflexión de José Ángel Lozoya nos ayuda a entender cuán indispensable es que los hombres, a temprana edad, comiencen a trabajar en su propia noción de masculinidad y que integren su salud en esa noción; sólo de esa manera, cuando lleguen a la edad madura podrán enfrentar la crisis de la salud hormonal y de los cambios emocionales y físicos de una forma creativa y sustancialmente positiva para ellos y sus parejas.

Los hombres son una parte de la humanidad, pero han venido presentándose como modelo de toda ella, evitando de esta forma la necesidad de que ellos o su poder se vean cuestionados. Esta situación explica por qué para muchos ser hombre es ser importante, y para todos suponga privilegios, aunque estar a la altura de las circunstancias conlleve unos costes personales y sociales tan grandes que obliguen a cuestionar si merecen la pena.

De esta forma, Lozoya reitera lo que ya el psicólogo Luis Bonino, también estudioso de la masculinidad, ha dicho: que los varones padecen problemas de salud diferenciados de los de las mujeres, pero los estudios demuestran que los hombres tienen un particular estilo de vida que favorece estos problemas; que el modo de abordarlos promueve su agravamiento; que este comportamiento es un factor de riesgo para su salud y su vida, y para quienes los rodean. El llamado modelo social de masculinidad tradicional hegemónica (MMTH) impregna todos los ámbitos de socialización (familia, escuela, medios de comunicación e instituciones culturales). Según Bonino, el MMTH tiene como valores la autosuficiencia, la belicosidad heroica, la autoridad sobre las mujeres y una alta valoración de la jerarquía, junto a la glorificación de la agresividad que termina en violencia. Los hombres de este modelo están guiados por la lógica del éxito/fracaso, el riesgo, la competitividad y la ansiedad persistente. Resulta interesante que Bonino coincida con todos los teóricos y las teóricas sobre cómo el MMTH en realidad hace más vulnerables a los hombres, pues los convierte en seres que creen en su omnipotencia, negadores de su vulnerabilidad, poco flexibles y que no saben soportar ni elaborar (emocionalmente) su sufrimiento. Lozoya también habla sobre ello:

El proceso de construcción de la subjetividad masculina se prolonga a lo largo de toda la vida (no termina nunca), e intenta reducir las diferencias potenciales entre los hombres para ajustarlos a un modelo preexistente que trata de aumentar las diferencias que podrían tener con las mujeres, a las que se unifica en torno a otro modelo. Aunque no se consigue evitar diferencias entre los hombres, ni el parecido de muchos a bastantes mujeres, la sociedad actúa como si lo hubiese conseguido.

Esta reflexión de Lozoya complementa las ideas de Bonino, porque nos recuerda que la sociedad posmoderna cree que evidenciar el machismo sigue siendo un asunto de mujeres, o que el machismo es casi inexistente y está sólo relacionado con los golpeadores de mujeres. Los valores del machismo se reactivan, en realidad, durante la crisis de la edad madura y son un asunto eminentemente masculino. Los hombres que más se aferran a esos valores, cuando llegan a la crisis de la edad madura y sienten los efectos de la andropausia tienen dos opciones: o aprenden a conocer sus debilidades y hacen trabajo de transformación personal, que incluye el autocuidado de la salud, o se quedan solos, muy probablemente amargados y enfermos.

El sociólogo masculinista español Josep Vicent Marqués (autor de *Curso elemental para varones sensibles y machistas recuperables*) asegura que existe una tipología resultante de la necesidad de adaptación al *desideratum* (aspiración aún no cumplida) por parte de los hombres.

Las siguientes son, según el experto, características y actitudes que aparecen en la mayoría de los hombres de manera simultánea o sucesivamente. Para Marqués, los problemas en la mayoría de los hombres radica en entender que ellos pueden ser:

- paternalistas
- machistas
- misóginos
- buscamadres
- cumplidores angustiados
- extravagantes o fugitivos

Y pueden comportarse como:

- románticos
- androtrópicos (inclinación hacia la cercanía sólo de lo masculino)

- canallas
- tahúres tímidos
- laboradictos
- yupis
- mujeriegos
- sensibles
- aventureros
- reposantes (el que espera que la vida haga todo por él)
- fantasmas
- perdedores
- meceno-parlantes (el que habla todo el tiempo del bien que él hace por los demás)
- padrotes (los que viven de explotar a mujeres)
- artistas
- coprolálicos (los que hablan pura basura)

No es nada fácil ser hombre en este siglo, y menos cuando algunos de ellos no han descubierto la necesidad de rebelarse contra los modelos preestablecidos (como lo hemos hecho colectivamente millones de mujeres), frente al sexismo con que se les trata y que ellos mismos reproducen sin detenerse a cuestionarlo. No, no leyó mal: no estoy hablando de sexismo de hombres hacia mujeres, sino de la sociedad hacia los hombres. Sexismo en el mundo educativo: la exigencia de ser deportista para demostrar la hombría. Sexismo en el mundo emocional: los padres dejan muy pronto de acariciar y besar a sus hijos varones mientras a las niñas las tratan con cariño (por ahora no hablaremos del otro sexismo hacia las niñas, eso lo llevamos a capítulos más adelante). A los niños se les festeja que deseen a las niñas pero no se les educa para amarlas y para amarse a sí mismos; se les educa para confundir la genitalidad con el erotismo, para demostrar su masculinidad teniendo sexo aunque no se sientan emocionalmente preparados para ello. Y si un niño descubre que desea a los varones, o una niña a las mujeres, todo conspira para negarles el derecho a no ser heterosexuales; se les considera enfermos cuando no lo son y se les impulsa por medios coercitivos a ocultar su verdadera naturaleza.

Robert Basic en su texto "Un amor de hombre" (publicado en *Diario Sur*, 25 de abril de 2005), ilustra muy bien lo que está sucediendo con los hombres actuales:

> En los años 70 se hablaba de unificar roles, en el 2000 nació el *metrosexual* y ahora llega el *metroemocional*, un ser ultrasensible y cariñoso, a gusto de la mujer moderna. Hace unos años, el escritor británico Mark Simpson llegó a la conclusión de que la supuesta "liberación masculina", un fenómeno que empezó a "olerse" en los 90, no era otra cosa que la "esclavitud bien vestida". Vino a decir que los hombres también viven angustiados por la imagen y los zarpazos de la publicidad consumista. Fue entonces cuando Simpson acuñó el término *metrosexual*, un vocablo que no tardó en popularizarse y que encontró en David Beckham a su tótem mundial. El *metrosexual*, reza la definición, es "narcisista, exhibicionista y consumidor compulsivo, que ha hecho suyos los rasgos atribuidos al sexo opuesto".

Por otro lado, la propuesta de Rosetta Forner en su libro *En busca del hombre metroemocional* (RBA Integral, 2005), es que el metrosexual debe evolucionar para convertirse en el hombre *metroemocional*. Esto implica abandonar el culto a las apariencias y enfocarse en su desarrollo espiritual y, por supuesto, emocional. Es el turno de los varones reinventar el significado de ser hombre, dejando a un lado el mito del cazador, del proveedor, del fuerte y del macho, para mostrar su lado amable, sensible, cariñoso y tolerante. El *metroemocional* es aquél que es líder de su vida, que está en paz con ella, que le gustan los niños, que honra a sus padres, que respeta a la mujer y la admira al ser independiente y por su inteligencia. Sin embargo, aún queda camino por andar, puesto que los roles tradicionales todavía no han conseguido desdibujarse del todo. Muchas mujeres todavía argumentan que los hombres aún se mantienen en las construcciones sociales establecidas y les cuesta interiorizar como suyos esos otros espacios llamados "femeninos".

Lo cierto es que los hombres de casi todas las edades están un tanto desubicados respecto a los valores que algunos llaman "las nuevas masculinidades". Los deportistas de grandes ligas se enfrentan entre sí porque algunos han logrado que la ley les reconozca el derecho a dejar el trabajo para estar con su pareja y su bebé recién nacido, mientras otros piensan que eso es una afrenta a la masculinidad. Cada día vemos a más hombres intentando reivindicar su fuerza emocional, su paternidad presente, su repudio a la agresividad como regla de comportamiento varonil. Vemos a jóvenes que creen en la igualdad con las chicas pero al mismo tiempo reproducen roles tradicionales. También, a jovencitas dispuestas a tener una vida sexual libre pero que siguen ciertas pautas de lo tradicionalmente femenino, lo cual requiere que, en el otro lado, haya un chico machista para complementarlas. Nada fácil, ciertamente, pero eso hace el reto mucho más interesante. Si nuestras generaciones (quienes ahora tenemos cincuenta y más) logramos forjar nuevas identidades, las generaciones de nuestros hijos e hijas vivirán mucho mejor. Tanto hombres como mujeres se encuentran en una búsqueda de nuevas identidades de género, y al menos por el momento nadie puede decir que está libre de una educación tradicional. Por más *progres* que hayan sido papá y mamá, la cultura que nos machaca la feminidad y la masculinidad es abrumadora y poderosísima. Hay tanto hombres como mujeres que defienden el machismo como un valor que embona con el hembrismo (ellos duros, ellas suaves; ellos agresivos evidentes, ellas manipuladoras aviesas). Lo interesante es escuchar la diversidad de voces que pueden ayudarnos a producir un diálogo más enriquecedor y verdaderamente progresista, que ayude a hombres y mujeres a vivir en comunidad de una mejor manera para ambos.

Todos mis entrevistados hablan sobre estos temas. A los hombres se les discrimina legalmente al no permitírseles tomarse días luego del nacimiento de su bebé, o no darles la posibilidad de tener una guardería cerca de su trabajo para tener mayor contacto con sus hijos o hijas. Los horarios de los varones están hechos para hombres solteros, pero las empresas valoran más a los casados y con familia porque se considera que tienen más necesidad de ser responsables y constantes. En muchos lugares se paga más a los hombres cuyas esposas no trabajan, impulsándolos a vivir con mayor estrés por ser los proveedores únicos. A los que se comprometen en las labores del hogar y la crianza les siguen llamando *mandilones*, y sus amigos se burlan de ellos porque supuestamente están sometidos a su pareja por buscar ser igualitarios en las labores del hogar.

Los valores de la masculinidad tradicional hegemónica tienen un tremendo costo social, porque no solamente exigen a los hombres desempeñar un rol que los daña, sino además fomentan una falsa imagen de ellos ante las niñas y las mujeres. Así, los hombres metidos en su cajita de paradigmas y las mujeres en la suya propia se ven casi siempre incapacitados para enfrentar las crisis de la edad madura. Como dijo un entrevistado, "con la andropausia los hombres se van tras una chica más joven para sentirse más jóvenes, y terminan sintiéndose aún más viejos. Eso me sucedió a mí".

Yo tenía claro que la ciencia y su multimillonaria industria médica y de producción de medicamentos reproduce el sexismo cultural; después de todo son hombres quienes controlan ese medio, hombres criados en un mundo como el que hemos descrito. Pero no fue sino hasta que comencé a escribir este libro y a investigar más a fondo qué tanto saben los médicos sobre la salud masculina, y qué tanto la industria médica busca mejorar, o no, la vida de los varones, cuando caí en cuenta del daño monumental que esta industria de la salud (yo le llamaría la industria de la enfermedad) les ha hecho a los hombres.

A lo largo de este libro encontramos testimonios de hombres de diversas edades que han enfrentado, voluntariamente o forzados por la crisis de la edad o la crisis hormonal, la descomunal carga que el machismo ha impuesto sobre su salud física, emocional y psicoerótica. La manera en que un varón es educado para ser hombre y la forma en que se ve a sí mismo determinarán, en gran medida, cómo enfrentará los cambios hormonales, fisiológicos y emocionales que llegan luego de cumplir los cuarenta años.

La andropausia es el secreto mejor guardado, el "falso misterio" del que los hombres no hablan, por negación, por miedo, por ignorancia. Nadie les informa de la andropausia, y muchos se enfrentan a la oprobiosa posibilidad de perder la próstata porque no los educaron a tiempo en la salud sexual y reproductiva. O un día en el gimnasio descubren que no importa cuánto ejercicio hagan, su cuerpo ya no responde como antes, o se encuentran tomando la pastillita azul a escondidas de su pareja para solventar una disfunción eréctil que debe mantenerse en secreto. Con la andropausia llegan los cambios hormonales, y es determinante porque el sistema hormonal lo controla todo, desde la memoria hasta las emociones (la ansiedad y la depresión), el colesterol y los azúcares, la tensión arterial, la caída del cabello y la libido. Porque los hombres deben mirarse de forma integral, es necesario explorar todos los aspectos de lo que ser hombre adulto significa.

La crisis de la edad madura se puede vivir como una segunda adolescencia, plagada de miedos e inseguridades, o como un proceso informado de madurez emocional, física y erótica. Las parejas en esas circunstancias pueden separarse o vivir la crisis juntas para disfrutar los resultados de una vida saludable. Informarse adecuadamente puede significar la diferencia.

Ejercicio

Harry Christian, autor de *The Making of Anti-sexist Nen* (sin traducción aún al español), enumera nueve actitudes básicas que marcan la masculinidad hegemónica. Revise y señale qué puntos le parecen ciertos según su definición de masculinidad; así sabrá qué tan invisible ha sido para usted la masculinidad hegemónica de la que hemos hablado.

Los hombres y las mujeres son sustancialmente diferentes, y los hombres "de verdad" son superiores a las mujeres y a cualquier hombre que no se apegue a las normas de la masculinidad dominante.

Cualquier actividad o conducta identificada como femenina degrada a cualquier hombre.

Los hombres no deben sentir (o al menos no deben expresar) las emociones que tengan la más mínima semejanza con sensibilidades o vulnerabilidades identificadas como femeninas.

La capacidad y el deseo de dominar a los demás y de triunfar en cualquier competencia son rasgos esenciales de la identidad de cualquier hombre.

La dureza es uno de los rasgos masculinos de mayor valor.

Ser sostén de la familia es central en la vida de cada hombre y es privilegio exclusivo de los hombres.

La compañía masculina es preferible a la femenina excepto en la relación sexual, que es la única vía masculina para acercarse a las mujeres.

El sexo permite tanto ejercer el poder como obtener placeres, de manera que la sexualidad de los hombres de verdad es un medio para demostrar el dominio y la superioridad sobre las mujeres, así como la capacidad de competir con los demás hombres.

En situaciones extremas, los hombres debemos matar a otros hombres o morir a manos de ellos, por lo que declinar hacerlo en caso necesario es un acto cobarde y por lo tanto demuestra poca hombría y poca virilidad.

Es importante leer estos conceptos varias veces y preguntarse cuántas de estas frases coinciden con la forma en que usted, sus amigos y los hombres de su familia fueron educados. Comúnmente, hasta que no enlistamos estos valores con tanta claridad, no entendemos cómo la sociedad ha forjado esa noción de masculinidad tan dañina para los hombres y su salud emocional y física.

El amor de hombre

Tal vez sólo frente a la adolescencia y la crisis de la edad madura los hombres se enfrentan con verdadera angustia a la pregunta sobre el significado del amor, de cómo lo reciben, lo construyen y lo entregan.

Rafael Manrique, psiquiatra español especialista en relaciones conyugales, nos recuerda en su libro *Conyugal y extraconyugal: Nuevas geografías amorosas* (Fundamentos, 2001) algunas claves que no podemos olvidar, por más divorcios que llenen las gráficas mundiales: "El amor pertenece a la realidad de los seres humanos de tal manera que sin él no habría habido evolución y no habría futuro. Somos una especie social que se vincula a través del amor. Lo que siempre cambia son las formas y expresiones de esa relación amorosa. El amor y el erotismo pueden vivirse de muchas maneras. La cuestión estriba en especificarlas".

Manrique define el amor de pareja como una relación de larga duración basada en un compromiso personal con otra persona y en el desarrollo de relaciones eróticas. En la adolescencia los hombres se preguntan cómo construir el amor y a la vez están descubriendo su sexualidad. Reciben dos mensajes equívocos: por un lado, el cine comercial y la televisión les dicen que no hay felicidad para el hombre que no se enamora a partir de ser capaz de seducir a una mujer (o a otro hombre). Sin embargo, al mismo tiempo el mensaje de la masculinidad hegemónica les dice que las mujeres quieren atraparlos y que parte de su tarea como "hombres de verdad" es evitar caer en las garras del compromiso. Los hombres gays, por su parte, no la tienen nada fácil. Para empezar, disponen de muy pocos modelos cinematográficos que no estén impregnados de lugares comunes discriminatorios, como la promiscuidad extrema y "la mariconería". Poco a poco, la televisión les obsequia algunos modelos menos prejuiciados de la pareja entre hombres y tienen la posibilidad de hablar más abiertamente de esos temas. Tal es el caso de la serie *Modern Family*, que presenta a dos hombres enamorados formando una familia comprometida dentro de una amplia familia disfuncional pero feliz.

Como sea, los mensajes sobre el amor son paradójicos. De ahí que tantas comedias retraten a hombres que se la pasan huyendo del matrimonio sólo para descubrir que la vida conyugal no es tan mala como la pintan. Hay una incesante insinuación para hacer sentir a los varones que ser romántico es cosa de mujeres o de maricones. El discurso sobre las relaciones amorosas está plagado de dobles sentidos y prejuicios que hacen más confusa la comprensión de las relaciones a largo plazo. Por eso es tan importante preguntarnos: ¿qué es una relación conyugal?

En su análisis de las relaciones conyugales y sus cambios, Manrique nos dice que derivado de una relación comprometida se desarrolla un sentido de implicación mutua en la vida del otro. Producto de una relación erótica se desarrolla un intercambio de sentimientos y experiencias físicas y emocionales que son únicas para esas dos personas. Es decir, mutualidad y unicidad son los fundamentos de la relación amorosa. Cuando esta relación es comprometida y ambas partes consideran que no tendrá fin, la relación adquiere fortaleza. La relación amorosa que tiene estas características permite que la pareja enfrente dificultades de todo tipo, internas y externas.

Las relaciones se desgajan en la medida en que ambos miembros consideran que el amor es una suerte de fusión, en la que la pareja se convierte de manera artificiosa en el instrumento de los proyectos del otro. Esas parejas que crean una vida fusionada terminan por ser posesivas, y, como dice el psicoanalista Adam Philips, "todo deseo de posesión es una expresión de impotencia y de miedo. Las relaciones de pareja poco autónomas y basadas en la posesión del otro o la otra, casi siempre terminan en alejamiento, infidelidad y sentimiento de traición".[1]

La crisis de la edad madura despierta sentimientos de insatisfacción, malestar e inseguridad. En pequeña o gran medida desatan, tanto en hombres como en mujeres, sentimientos de inseguridad, crisis existenciales que nada tienen que ver con la pareja y angustias casi siempre veladas, relacionadas con la pregunta ¿y ahora qué sigue para mí? Es decir, la pregunta casi siempre es aislada, no se relaciona con las necesidades o expectativas de la pareja, sino con esa inquietud íntima que toca a la puerta de nuestra cabeza junto con todos los fantasmas: el padre que tuvo un infarto a los cincuenta y cinco años; la madre que murió de cáncer a los sesenta; el hermano retirado forzadamente por su empresa porque llegó a los sesenta y cinco; el anuncio que le ofrece adquirir la tarjeta de descuento para las personas de la "tercera edad"; el tío que comenzó a dar muestras de Alzheimer, y el hombre, idéntico a usted, que anuncia la píldora azul porque ha llegado a la edad en que simplemente no puede satisfacer a su pareja con un pene flojo.

En ese contexto, miles de hombres se preguntan si ésta es su última oportunidad para sentirse jóvenes y viriles. Miran a su pareja, y si ella también enfrenta la crisis de la menopausia y ha dejado de ser el dulce cobijo de sus problemas, las probabilidades de que busquen una relación afectiva que los salve de todos sus miedos se triplican. No es casualidad que sólo una de cada diez mujeres menopáusicas busque el divorcio, contra cuatro de cada diez hombres viripáusicos.

[1] Adam Philips, *Flirtear*, Anagrama, Barcelona, 1994.

Definición del hombre metroemocional:*

Hombre con capacidad de amar.

No distingue los valores humanos en términos de "masculino" y "femenino". Todos somos iguales. No siente la necesidad de "ponerse por encima" de las mujeres.

Prefiere la soledad a vivir una relación falsa.

Aprecia que una mujer sea libre, independiente y que exprese su opinión, y la respeta siempre.

Sabe hablar sobre sus emociones.

Es responsable de sus actos, asume sus errores.

No se involucra en una relación sin haber pensado antes en las ventajas y los inconvenientes.

No es ligón.

Es abierto, amable, sensible, cariñoso, con carácter, decidido, humano, colaborador, amigo, atento, sincero, tolerante.

Le gustan los niños. Juega con sus hijos.

Habla bien de sus padres.

No critica a su ex mujer.

Le gusta viajar solo.

No teme a las mujeres.

Comparte la responsabilidad en la relación de pareja.

No está interesado en usar el romance para conseguir sexo.

Quiere que una mujer lo ame por quien es, no por lo que tiene.

Le encantan las mujeres más inteligentes que él.

Le gusta la mujer independiente, que sabe arreglárselas sin él. De esta manera, si está con él es porque lo quiere de verdad, no porque lo necesite.

No le gustan las mujeres superficiales que basan todo su valor en lo físico.

Es sincero. No dice nada que no pueda mantener al día siguiente.

No va por la vida como rescatador de damiselas.

Es el líder de su vida. No hace nada que no quiera hacer.

Sabe que las buenas relaciones se escriben despacio y con buena letra, con confianza, sinceridad, amistad y amor.

* Del libro de Rosetta Forner *En busca del hombre metroemocional*.

6

La incomprendida historia de la testosterona y sus desalmadas hermanas: las otras hormonas

> Era un científico que estaba haciendo un experimento con una pulga. Le dijo a la pulga: "Salta, pulga", y la pulga saltó un metro. Le arrancó una pata y le dijo lo mismo; entonces saltó medio metro. Así le fue quitando todas las patas hasta que quedó inmóvil, y lo anotó en su libreta. El científico la miró y le ordenó: "¡Salta!", y no saltó. Entonces anotó: "Pulga sin patas pierde el sentido del oído".
>
> —Chiste popular

De la testosterona se han dicho cosas peores que de Mussolini. Que si es la causante del impulso violento en el hombre, que si administrada en exceso lo deja idiota, que es sólo para hacer fisiculturismo o para poder gobernar California, al estilo de Arnold Schwarzenegger. Que si la recetan resulta muy peligrosa y hasta puede causar cáncer... Diferenciemos mitos de realidades y veamos más a fondo cuál es el papel de esta vilipendiada hormona y qué importancia tiene en la sexualidad, la libido y las emociones, pues a pesar de que por su definición en el pasado histórico de la medicina se le llama hormona androgénica (es decir, de los hombres), en realidad es importante en la salud tanto de hombres como de mujeres. Aunque durante la etapa embrionaria la testosterona sí es masculinizante, a lo largo de la vida hombres y mujeres la producimos en diferentes cantidades.

Al contrario de lo que ha sucedido con el estrógeno —en cuya historia hemos descubierto que ha sido utilizado en experimentos con mujeres desde la Segunda Guerra Mundial—, la testosterona y la mecánica de las hormonas masculinas son, en muchos sentidos, un misterio para la ciencia. Exploremos lo que sabemos hasta los últimos estudios llevados a cabo en el año 2013; a partir de ellos podremos comprender mejor el papel que las hormonas masculinas juegan en nuestras vidas.

Como ya comenté en el capítulo anterior, casi toda la gente sabe que esta hormona es la principal responsable del sano crecimiento del cuerpo masculino. Efectivamente, gracias a la testosterona se desarrollan los órganos sexuales y reproductivos del hombre, crecen cabello y pelo, engrosan las cuerdas vocales, se fortalecen los músculos y se pierden las grasas. Lo que casi nadie sabe es que, además de todo eso, promueve el crecimiento y la densidad de los huesos (para evitar osteoporosis), estimula la producción de glóbulos rojos, protege contra los trastornos inflamatorios, promueve la producción de esperma y, claro, fortalece la libido. En las mujeres la testosterona es esencial también. Como ya hemos dicho, es un precursor de los estrógenos. Entre los dieciocho y los veinte años las mujeres producimos la mayor cantidad de esta hormona mal llamada masculina, que en nosotras tiene las mismas funciones de promoción de la densidad ósea, crecimiento de los glóbulos rojos y fortalecimiento de la libido, entre otras.

Ahora, debemos recordar que la glándula pituitaria o hipófisis —llamada también "glándula maestra" porque es la que produce las hormonas que controlan al resto de las hormonas que nos dan vida y salud— es como un haba que se encuentra en la base del cerebro; de hecho, si usted pone ambas manos en la base de su cabeza, detrás de las orejas, sentirá cómo se unen dos huesos. Atrás de ellos se encuentra la denominada "silla turca", donde se sienta la glándula pituitaria. A esta glándula debemos, entre otras cosas, el funcionamiento de la testosterona.

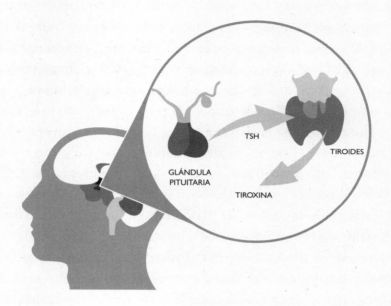

Para entender cómo se mueven nuestras hormonas, incluida la testosterona, imagine usted una pista de maratón. En ella nuestras corredoras (las hormonas) van a llevar a cabo carreras de relevos con una estafeta en mano, la cual entregarán al llegar a su destino a manera de mensaje. El hipotálamo, al que ya le hemos tomado cariño de tanto oír hablar de sus buenos oficios, aparece en escena para demostrar que él controla la fabricación de las hormonas sexuales. Que comience la carrera.

El núcleo arcuato (que ayuda a hacer la síntesis de neuropéptidos y neurotransmisores del hipotálamo) se acomoda y, al sonar el disparo de salida, segrega la hormona cerebral que lleva en su camiseta las siglas HLG. Ella es la hormona liberadora de gonadotropinas. La chica corre a toda velocidad hasta llegar al lóbulo frontal de la glándula pituitaria y entrega el testigo. Al recibirlo, la pituitaria libera la hormona luteinizante, que de inmediato corre y, al darse cuenta de que está en el cuerpo de un hombre, toma velocidad y llega hasta los testículos, donde la reciben las células de Leydig, que estaban dormidas echando la siesta. La luteinizante, sin tiempo que perder, impulsa a las células con una buena zangoloteada química, y éstas de inmediato se dan a la tarea de producir testosterona. Si el hombre está sano, gracias a estas acciones producirá 7 mg de testosterona al día. La testosterona, que es una chica activa y muy divertida, sale disparada para fluir por todo el cuerpo regando sus pétalos en la sangre y el cerebro. La carrera termina parcialmente. El hombre se siente con energía viril y con potencia hormonal, listo para gozar y, si así lo desea, para reproducirse.

Pero ¡alto!, la carrera no ha terminado. Si las hormonas salieron del hipotálamo de una mujer, la corredora luteinizante se dirige a toda velocidad hacia los ovarios y las glándulas suprarrenales, donde estimula la producción de 0.3 mg de testosterona diarios que pasearán por los ovarios, las suprarrenales y el torrente sanguíneo. En las mujeres la testosterona, de la mano de los estrógenos, se encarga del crecimiento, el mantenimiento y la reparación del tejido reproductivo, así como de la masa muscular y los huesos.

Desde el hipotálamo, hasta llegar a la meta de los testículos o los ovarios y de regreso, la testosterona que producimos diariamente estimula zonas del cerebro que activan la libido. La misma carrera se repite cuando desde el hipotálamo sale la HFE (hormona foliculoestimulante), que se convierte en la gasolina para la menstruación y la reproducción femenina; en los hombres se coloca en las células de Sertoli para que se pongan a fabricar espermatozoides, esos nadadores tan competitivos.

La mayoría de los hombres no se enteran de la increíble fábrica de químicos que es su organismo, hasta que caen sus niveles de testosterona y un buen día se dan cuenta de que ya no son los mismos de antes. Esto puede suceder acercándose a los cincuenta años, pero si se vive bajo mucho estrés es posible que incluso se adelante a los cuarenta, y si se tienen problemas tiroideos la cosa puede empeorar. En las mujeres, la baja de testosterona es ignorada por muchos médicos, puesto que solamente la relacionan con la libido. Sin embargo, afecta todos los sistemas. Su desequilibrio puede abrir la puerta a la osteopenia (debilitamiento de los huesos), antesala de la osteoporosis. También hace imposible la fortaleza muscular, así que si una mujer hace mucho ejercicio y tiene baja testosterona, ésta puede ser una de las razones por las cuales los músculos no se nutren y fortalecen como deberían. Cuando la baja de testosterona también se vincula a problemas de la glándula tiroides, la persona que los sufre puede estar a las puertas del infierno emocional. Es muy importante tener en mente que todas las hormonas funcionan como en una cadena: si algún eslabón se rompe, otros se van debilitando. Se ha documentado una gran cantidad de casos en los que un cambio hormonal radical, como el causado por una histerectomía o una ovariectomía, es capaz de desatar una crisis tiroidea, una suerte de avalancha que puede prevenirse médicamente pero rara vez se toma en cuenta.

No sólo en los hombres sucede eso. Una de mis entrevistadas es prueba fiel de cómo el organismo funciona correctamente a pesar de los desastres causados por malas prácticas médicas. Emilia tiene cuarenta y seis años, es mexicana y administradora de empresas.

A los treinta años tuve un aborto como producto de un accidente de automóvil. El médico del hospital de urgencias decidió, sin consultar a mi marido (yo estaba anestesiada), quitarme la matriz y de paso los ovarios. Al fin, pensó el doctor, ya tiene una hija, y me quito el problema de una reconstrucción complicada y que necesita de otro tipo de especialista. Era el Seguro Social. Nadie me advirtió de las hormonas ni de nada. Me enteré tres meses después de que me habían quitado también los ovarios. El médico me aseguró que todos mis síntomas (los de una menopausia galopante provocada quirúr-gicamente) estaban en mi cabeza. Así que aprendí a vivir con ese sufrimiento en silencio. Me acostumbré a mal pasarla. Ahora, a los cuarenta y seis, comencé con unos síntomas de ataques de pánico, se me hincharon los ojos [bocio oftálmico] y me empezaron a dar otra vez algunos síntomas de la menopausia. Yo pensé que estaba loca, ¡si ya la tuve a los treinta y no tengo ovarios, ya no produzco hormonas! Pero una buena ginecóloga me explicó que la pituitaria y la tiroides hicieron una labor de rescate para mi salud hormonal sin que yo lo supiera; descubrimos que llevaba años con problemas de tiroides. Ahora estoy en tratamiento para equilibrar mi glándula tiroidea y de remplazo hormonal.

Emilia no es la única persona que a lo largo de esta investigación se quejó de cómo los médicos violan los derechos de las y los pacien-tes, omiten explicarles cosas que les conciernen y los tratan como si fueran mentalmente incapaces de comprender los cambios que se dan en su organismo. Su caso es ejemplar, porque la mayoría de los especialistas de la salud desestiman la importancia de una glándula tiroides sana y únicamente la mencionan cuando está en-ferma, no cuando sólo da señales de desajustes. Hasta hace veinte años, la práctica más común era simplemente "matar" la tiroides con yodo radiactivo o extirparla en caso de algún pequeño tumor. En más de 90% de estos casos los médicos recetaban hormona tiroidea pero no se preocupaban de cómo ayudar al organismo a reequilibrarse con el resto de las hormonas. Los tratamientos van cambiando, aunque muy lentamente.

Pero regresemos a nuestra carrera de maratón. Ahora nuestro amigo el hipotálamo sale a relucir. Esta vez segrega la hormona liberadora de tirotropina, que viaja a la pituitaria y estimula la HET, es decir, la hormona estimulante de la tiroides, para que salga corriendo hacia la base interna frontal del cuello de la persona, hombre o mujer, y allí interactúe con la glándula tiroides, que gracias a la ayuda de la HET produce su propia hormona tiroidea. Esta hormona, de la que casi nadie habla, está muy subestimada. Ponga sus dedos en el cuello, como si quisiera sentir toda la tráquea, y trague saliva: allí está su maravillosa tiroides, una chica tan importante que produce su propia hormona.

Su presencia equilibrada en el cuerpo humano ayuda, entre otras cosas, a conservar la salud muscular, mantiene en alto la libido y las emociones positivas, y contribuye a guardar el equilibrio de la grasa corporal. Por ello en algunos países, particularmente en Estados Unidos, mucha gente utiliza hormona tiroidea sintética sin necesitarla, con la finalidad de bajar de peso rápidamente. Esto es sumamente peligroso, porque así como el hipotiroidismo, o baja de la hormona, causa serios daños a la salud, el hipertiroidismo, es decir, su exceso, tiene un efecto catabólico que destruye el tejido muscular y puede causar serios problemas emocionales por desequilibrios químicos en el cerebro. Varias actrices, cantantes y modelos jóvenes obsesionadas con bajar de peso rápidamente y producir masa muscular (para no mostrar los efectos de la anorexia) toman hormona tiroidea durante un tiempo. Los desequilibrios emocionales causados por ingerir esta hormona —aunque sea temporalmente— pueden llevar a la persona a una depresión profunda, pensamientos paranoides e incluso al suicidio. Jamás se debe tomar hormona tiroidea si no se tiene alguna afección que lo justifique. Se dice que Amy Winehouse, de quien su hermano recientemente confesó que murió de anorexia nerviosa, tomaba esta hormona, que la afectó gravemente.

Como entretejen sus objetivos en la vida, las hormonas van cambiando su sincronía, a manera de oleadas, dentro de un sistema inteligente asombroso.

La prolactina y la libido

¿Alguna vez se ha preguntado por qué las mujeres que tienen una libido muy saludable durante los últimos meses del embarazo, una vez que han parido pierden por un tiempo todo interés en el sexo? Pues la respuesta la encontramos, otra vez, en el funcionamiento de las hormonas saludables. Sí, la prolactina, hormona encargada de que las mujeres produzcamos leche materna (y que también está en menor medida en los varones), es una de las grandes amigas de la libido, excepto cuando quiere que la mujer centre toda su atención en la nueva criatura y se olvide de distracciones eróticas.

La pituitaria, que antes estaba encantada estimulando a la hormona luteinizante para que corriera a producir testosterona en la mujer, ahora que sabe que ella tiene que amamantar a una frágil persona que le arrebatará el sueño y le exigirá toda su concentración, colabora para que la dopamina disminuya, ayudando a la prolactina a elevarse como la campeona del maratón y dejando atrás —muy, pero muy bajita— la producción de testosterona. Así, en las mujeres que amamantan los altos índices de prolactina son parte del ciclo de la maternidad, pero esto no significa que pierdan completamente el deseo, sino que simplemente su impulso libidinal baja un poco mientras cuidan a su bebé; digamos que piensan menos en el sexo y prescriben, como una decisión de prioridades, un descanso a las caricias eróticas.

En los hombres la producción excesiva de prolactina es una mala señal, signo de alerta sobre posibles trastornos mentales. Esta anomalía, que recibe el nombre de hiperprolactinemia, puede ser causada por pequeños tumores no malignos o por enfermedades de la tiroides. También se registran casos de incremento de prolactina en varones por mala la utilización de ciertos medicamentos y aun por estrés excesivo. Cuando un hombre produce demasiada prolactina pierde, entre otras cosas, los impulsos sexuales, y entonces es importante que reciba un tratamiento que incluya equilibrar su salud hormonal.

El maratón ha terminado, las hormonas han viajado por todo el organismo entrelazando emociones, acciones y reacciones.

Volvamos por un momento a las mujeres para hablar de un asunto que también importa —y mucho— a los hombres que son padres: la depresión posnatal o puerperal. Ésta casi siempre se relaciona con cambios hormonales bruscos y se agudiza cuando la mujer está viviendo momentos difíciles en su relación o al sentirse muy sola. La depresión posparto debe ser evaluada, no es normal el sufrimiento. La mujer debe pedir ayuda médica, en particular si tiene problemas tiroideos previos al embarazo. Miles de mujeres quedan desequilibradas hormonalmente luego de un parto y cambian su libido y su carácter. Aunque sigan menstruando, pueden tener síntomas parecidos a los de la menopausia. Hay que descartar la depresión relacionada con la ansiedad de volver al trabajo o de sentir que no se es una buena madre, es decir, con reacciones psicoemocionales, justificables también. El hecho de que el parto sea algo natural en las mujeres no significa que deban sufrir algunas de sus consecuencias ignoradas por la ciencia médica durante siglos. Ahora se sabe que los efectos de los cambios hormonales después de tener un bebé pueden ser leves, severos o graves. Las mujeres pueden pasar por:

El *blues* o tristeza posparto, que sufren nueve de cada diez mujeres: forma leve de depresión que se presenta entre tres y seis días después del parto y no dura más de seis semanas. Hay agotamiento, falta de sueño, irritabilidad, tristeza e hipersensibilidad emocional. Está relacionado con la baja de estrógenos y la descompensación de la hormona tiroidea.

La depresión posparto: sentimientos de inadecuación; incapacidad para resolver; pérdida de la concentración o la memoria; abatimiento o desesperación; pensamientos suicidas; desinterés por el bebé o preocupación excesiva por su salud; culpabilidad; ataques de pánico; sentimientos de estar "fuera de control" o "volviéndose loca"; dolores de cabeza; dolores en el pecho; palpitaciones, e hiperventilación. Aumento de peso notable.

La psicosis posparto: la sufren una de cada mil mujeres. Debe ser atendida de inmediato. Incluye todos los síntomas anteriores, además de alucinaciones, ataques de pánico, desorientación, pérdida de memoria y delirios.[1]

Marina, una española radicada en México, narra su experiencia de depresión posparto:

Ahora que he vivido la menopausia terminé en el terapeuta. En los dos partos (tengo dos varones) me dio la depresión esa que te deja hecha una piltrafa. En aquel entonces el médico me tiró de loca y me dijo que eso era absolutamente normal. Ahora entiendo que mi organismo reacciona más abruptamente a los cambios hormonales y por eso estoy en tratamiento. Mi médica me ha dicho que mi tiroides reacciona de manera muy radical ante la baja de las otras hormonas —¡incluida la testosterona!—, que se bajan con el parto y con la edad. Por eso acepté el tratamiento. No podría soportar otra vez esa pesadilla, nadie se merece tanto sufrimiento. Los médicos son unos desgraciados, te hacen creer que eres la única, que estás loca o exageras tu locura voluntariamente.

Pero ¿qué sucede cuando los cambios hormonales no necesariamente ocurren en el contexto del embarazo y el periodo posparto?

---

[1] University of Maryland Medical Center, Depresión posparto, <umm.edu/health/medical/spanishpreg/las-primeras-semanas-del-bebe/depresion-postparto#ixzz2d1IEBOCm>.

La doctora Wang, de la Universidad de California en Los Ángeles (UCLA), llevó a cabo un estudio independiente (no financiado por fabricantes de hormonas) con 54 hombres adultos con bajos niveles de testosterona. Ellos mostraban irritabilidad, ansiedad, enojos inexplicables, inseguridad y emociones negativas en general. Con dosis personalizadas de testosterona, el estado psicoemocional de 100% de los varones mejoró notablemente. El informe reporta que se sentían felices, amigables y más seguros, además de haber recuperado el sentimiento erótico, o la libido, para ser más científicos.

Una serie de estudios ajenos a compañías farmacéuticas llevados a cabo en Suecia, China, Israel y Estados Unidos demuestran que la baja de testosterona en hombres incrementa el riesgo de desarrollo de cáncer de próstata. Eso no significa que todos los hombres puedan (o deban) recibir remplazo hormonal. Como ya hemos dicho, es importante revisar el historial de cada hombre con andropausia para que él y su especialista determinen si el remplazo hormonal puede mejorar su calidad de vida.

Ya en la lista de los análisis que todas las personas de cincuenta años en adelante deberíamos hacernos (aparece en los anexos del libro) encontrará las recomendaciones para no tomar decisiones a la ligera; sin embargo, nunca sobra recordarle la importancia de medir la testosterona en la saliva, no solamente en la sangre. Por si tiene alguna duda sobre ello, le cuento que hay hombres muy besucones que sufren mareos, náuseas y ascos cuando sus esposas están embarazadas. Esto se debe a que las hormonas femeninas se incrementan en la saliva, y al pasar al hombre generan el efecto denominado "empatía de embarazo masculino". Por otro lado, las mujeres que conviven con hombres en tratamiento de testosterona, que tienen mucho sexo y se besan mucho, muestran niveles más elevados de testosterona en la saliva.

La falsa juventud

En las clases media alta y alta hay una tendencia a recurrir a las clínicas "anti-edad" que prometen juventud eterna y promueven el uso de remplazo hormonal y una diversidad de tratamientos estéticos, así como la ingesta de suplementos, como colágeno hidrolizado y ácido hialurónico, para recuperar la lozanía de la piel y evitar la profundización de las arrugas. Tenga mucha precaución; hay una diferencia radical entre envejecer sanamente con el apoyo de un plan integral de salud hormonal y tomar lo que sea para enfrascarse en una guerra inútil contra el avance de los años, como si fuera posible detener el tiempo y la vejez. Muchas de estas clínicas modernas ofrecen remplazo hormonal generalizado sin tener en cuenta todos los aspectos de cada persona. Pero sólo se trata de un gran negocio; recuerde que la fuente de la eterna juventud no existe.

La medicina integral se guía por una visión fisiológica que consiste en ayudar al cuerpo a restaurar sus habilidades curativas para llegar a la vejez sin pasar por la decrepitud y el sufrimiento. La medicina anti-edad, en cambio, se enfoca en dar una batalla al paso de los años, centrada más en rescatar la juventud (cosa imposible de hacer) que en procurar los equilibrios en la salud de las personas de cincuenta a sesenta y tantos años. Si bien es cierto que la testosterona juega un rol importante en mantener la estructura neurológica y ayudar a que no se acumule tanta grasa en el cuerpo, hay que tener cuidado con pacientes obesos. Los estudios más recientes han demostrado que la testosterona en pacientes obesos con diabetes debe recetarse siempre y cuando se prioricen la dieta específica y el control de insulina adecuado; en caso contrario se crea un círculo vicioso: la hiperinsulemia (producción de más insulina que la necesaria) suprime la acción de la hormona luteinizante, lo que a su vez puede bajar significativamente la testosterona; por tanto, antes de recetar restauración hormonal se debe estabilizar el problema de insulina (Mah y Wittert, 2010) e incluso descartar problemas de vesícula y páncreas. Supe de tres casos de mujeres en México que fueron a un médico pidiendo que les pusieran *pellets* (o cápsulas injertadas) de hormonas bioidénticas. Sus irresponsables médicos lo hicieron sin averiguar si padecían problemas de salud general, y resultó que dos de ellas tenían historial de problemas pancreáticos mientras la otra sufría de cirrosis biliar. Aunque efectivamente se les quitaron los bochornos y la apariencia de su piel mejoró con los estrógenos, las hormonas, insensatamente recetadas en dosis demasiado altas, les causaron serios problemas.

Otro caso es el de la aromatasa, la enzima que equilibra la producción de testosterona y estrógeno en los hombres. Pero si hay sobreproducción de esta enzima lo que hará será convertir la testosterona en estrógeno. Lo que según los doctores Colgan y Dzugan hay que hacer en este caso, es tomar zinc para bajar los niveles de aromatasa. Antes de empezar cualquier terapia hormonal se deben buscar otras opciones equilibradoras. Los malos hábitos alimenticios son vitales en este tema, como lo demuestra el llamado ciclo de obesidad hipergonádica. No se asuste, le explico: mientras más grasa abdominal tiene un hombre, más aromatasa produce; y a más aromatasa, mayor descenso de testosterona, según demostraron los científicos Tishova y Kalinchenko en 2009. Por lo tanto un buen médico debe atender la obesidad antes de siquiera pensar en remplazo hormonal. Una vez estabilizado el organismo, si aún se requiere, entonces se pueden dar las dosis adecuadas.

Necesitamos preguntarnos por qué es tan importante conocer nuestra salud general antes de decidir tomar cualquier hormona. Por ejemplo, si usted tiene problemas hepáticos debe saber esto: el hígado es el órgano encargado de desechar el exceso de estrógeno y SHBG (siglas en inglés de la globulina fijadora de hormonas sexuales), y por eso cualquier enfermedad del hígado que produzca desajustes en sus funciones seguramente exacerbará el desequilibrio hormonal. Recordemos que la testosterona necesita al estrógeno y a la pregnenolona para estar en equilibrio perfecto. Los hombres adultos que beben en exceso y comen demasiadas grasas saturadas, además de padecer estrés debilitan su hígado y pueden estar provocando un empeoramiento en su descenso de testosterona. Otra vez: primero atienda su hígado; sólo entonces puede recibir terapia hormonal.

En el caso del colesterol, la mayoría de los hombres con baja testosterona lo tienen alto. Un médico tradicional les recetará medicamentos para bajar artificialmente el colesterol "malo", pero el problema es que el colesterol alto puede ser síntoma de una deficiencia multihormonal, como bien lo explica el doctor Dzugan.[2]

Hay cantidad de casos recurrentes en que una persona acude al médico, le ordenan hacerse estudios de sangre y en ellos aparece alto el colesterol. La persona se asusta y busca de inmediato medicamentos para reducirlo, pero ignora que el colesterol es un precursor de las hormonas pregnenolona, DHEA, cortisol, testosterona, progesterona y de los estrógenos. Es como si en nuestro maratón de hormonas usted le metiera el pie a una de sus corredoras y detuviera el flujo natural de sus hormonas. Recuerde que cuando llegamos a la edad madura baja la producción de hormonas y el colesterol, un chico muy trabajador, se pone a chambear horas extras para que esas hormonas vuelvan a subir.

El colesterol tiene mala fama porque, en exceso, endurece las arterias y ciertamente contribuye a las enfermedades coronarias, pero su lado bueno es que cuando está equilibrado en el organismo se asegura de mantener la fortaleza de las membranas celulares que nos mantienen con vida. Es un colaborador en la producción de hormonas sexuales y vitamina D3. El colesterol aumenta cada diez años en el organismo, y nunca debe estar demasiado alto ni

---

[2] Sergey A. Dzugan, con George W. Rozakis y Deborah Mirchell, *Your Blood Doesn't Lie!*, autopublicado.

demasiado bajo. Sube naturalmente en las mujeres embarazadas; en personas desnutridas por hambruna; mientras crecemos, y cuando sufrimos una herida y el organismo necesita proteger sus nuevas células. Según el doctor Dzugan, 70% de los pacientes que sufren infartos tienen bajo el colesterol total. Los estudios de la última década demuestran que el colesterol, si bien viaja por el torrente sanguíneo sobre las lipoproteínas y los triglicéridos, no es ni lo uno ni lo otro: es una molécula de anillos de carbono e hidrocarbono, no una grasa dañina. Idealmente, ninguna persona debería aceptar medicamentos contra el colesterol sin conocer sus niveles hormonales y viceversa. Una persona informada es, como ya dijimos, agente activo de su propia salud.

¿Tomarla o no tomarla?

La muestra de testosterona en saliva debe medirse muy temprano en la mañana, que es cuando encontramos los niveles más elevados. Los niveles ideales de testosterona en mujeres son de 30-110 ng/dl y en varones de 360-990 ng/dl.

Los especialistas más avanzados a quienes he entrevistado coinciden en que un tratamiento de remplazo hormonal para mujeres no necesariamente implica recetar testosterona, ya sea en gel, pastillas, inyecciones o parches subdérmicos. Hay casos en que subir los niveles de dehidroepiandrosterona (DHEA para los amigos) ayuda al organismo a producir por sí mismo mejores niveles de testosterona, ideales para que ellas recuperen la libido, la fuerza muscular y eviten la caída de cabello, entre otras cosas. En los hombres, en cambio, asegura el doctor Dzugan, la DHEA no tiene el mismo efecto de incrementar la testosterona. Dzugan, al igual que la mayoría de los especialistas en medicina integral y restauración hormonal, prefiere el gel o la crema, preparados en dosis específicas con receta médica por el farmacéutico, porque así es más fácil variar la dosis de acuerdo con las instrucciones del médico.

Ningún especialista confiable receta solamente testosterona, sino se enfoca en una restauración integral. Por lo tanto, si usted es hombre y decide llevar a cabo el tratamiento de remplazo hormonal, no se sorprenda de que le receten pregnenolona, DHEA y formas bioidénticas de estradiol, además de suplementos específicos —que encontrará en el anexo de nutrición sobre salud hormonal—. Y por favor, no le haga caso a sus amigos en cuanto a comprar gel de testosterona en la farmacia y autorrecetarse; es verdaderamente peligroso.

Los parches de testosterona vienen en diferentes dosis, pero siempre lo más recomendable son las cápsulas y el gel preparados por su farmacéutico con receta médica; además, son más baratos que los productos envasados. Ninguna de estas presentaciones ha sido aprobada por la autoridad sanitaria de Estados Unidos, la FDA, para ser utilizada por mujeres. Hoy en día, el tratamiento con testosterona contra la falta de deseo sexual en las mujeres está aún en fase experimental. Jamás debe usted aceptar la testosterona, ni siquiera recetada por una o un médico, si no se ha demostrado plenamente que necesita tratamiento hormonal y si ya han sido probados otros métodos para recuperar el deseo sexual. Recuerde que muchas veces la baja de libido no solamente responde a la baja de testosterona; también está directamente relacionada con la resequedad vaginal, las infecciones genitourinarias resultantes de la falta de estrógenos, así como factores emocionales y otros problemas de salud no vinculados a las hormonas sexuales, como la diabetes y el hipotiroidismo.

La gineco-obstetra Mary M. Gallenberg, de la Clínica Mayo de Estados Unidos, asegura que la testosterona sólo debe recetarse a ciertas mujeres que en verdad la necesiten, puesto que sus efectos a largo plazo no han sido demostrados como en el caso de los varones.[3] Recuerde que aunque tenga menopausia causada quirúrgicamente, los ovarios no son los únicos que producen hormonas androgénicas: también la pituitaria lo hace.

Por otro lado, el estudio denominado "Lineamientos para la práctica clínica de terapia androgénica en mujeres", de la Sociedad de Endocrinología, publicado en 2006, muestra que luego de llevar a cabo estudios con evidencia científica y sin influencia de las empresas que producen las fórmulas farmacéuticas de andrógenos, recomienda que no se lleven a cabo ni se aprueben análisis clínicos universales para determinar deficiencia de testosterona en mujeres, dada la poca información preexistente sobre los niveles de andrógenos de éstas así como por la falta de evidencia científica sobre los efectos a mediano y largo plazos que dicha hormona puede tener en ellas.

El estudio de Gallenberg revela que deben llevarse a cabo más y mejores investigaciones para demostrar el rol que los andrógenos (la testosterona en este caso) juegan en la salud biológica, psicológica y fisiológica de las mujeres. Por lo tanto, si usted vive en México o Estados Unidos y le han recetado testosterona, debe saber que su especialista de salud está experimentando y, en caso de que usted acepte ser parte de ese experimento, debe estar consciente de que en 2014 no se conocen los efectos secundarios en mujeres de la testosterona no producida de forma natural por el propio cuerpo.

Lo idóneo sería que todas las mujeres se hicieran un estudio hormonal en la juventud, antes de decidir tomar cualquier método anticonceptivo hormonal. De esa manera conocerían sus niveles hormonales naturales. Idealmente, en el cuadro básico de estudios clínicos debería incluirse el perfil hormonal completo, de tal forma

---

[3] Margaret E. Wierman, Rosemary Basson, Susan R. Davis, Sundeep Khosla, Karen K. Miller, William Rosner y Nanette Santoro, "Androgen Therapy in Women: An Endocrine Society. Clinical Practice Guideline", *The Journal of Clinical Endocrinology & Metabolism*, 91(10), pp. 3697-3710.

que, llegada la menopausia o la andropausia, el especialista en endocrinología pudiera conocer la salud hormonal del paciente en las transiciones de la edad. Nada nos da más poder que la información efectiva y clara, de ahí que entender cómo funcionan la testosterona y sus primas en nuestro organismo es la mejor manera de tomar decisiones y aprender a escuchar a nuestro cuerpo. Le propongo que relea el listado de los estudios clínicos que nuestros expertos nos han recomendado, regrese también al listado de los síntomas de la andropausia o la menopausia, tome un lápiz y marque aquello que usted siente o ha sentido de manera reiterada. Este ejercicio podría sorprenderle y recordarle lo empoderador que puede ser escuchar a nuestro cuerpo, leer sus señales, llevar un diario de nuestros cambios y entender que es mucho lo que podemos hacer para tener el control de nuestra salud integral.

Cáncer de próstata y testículos: sus hormonas y la enfermedad

Si usted vio el último "supertazón" o los más recientes partidos de la NFL habrá notado que los deportistas —y los anuncios de salud pública— comienzan a hablar sobre la detección y prevención del cáncer de próstata y testicular. Parecería que son una nueva enfermedad pero, por desgracia, lo único nuevo respecto a los llamados "cánceres masculinos" es que por fin se habla de ellos de manera clara y abierta. Pero, sobre todo, que se enseña a los hombres a detectar nódulos, bolitas o tumores en la zona testicular y a acudir al médico a revisar su próstata a partir de los treinta años.

Los científicos pueden equivocarse, ciertamente, pero cuando sus errores son premiados, los conceptos que desarrollan forman parte de los preceptos médicos que pasan a los libros de texto y difícilmente son cuestionados. Tal es el caso del Premio Nobel de Fisiología y Medicina Charles Huggins, quien, como ya vimos, en 1941 comenzó sus experimentos sobre el cáncer de próstata vinculándolo a la testosterona. Demostró en aquellos tiempos que la orquidectomía (extirpación de los testículos) detenía el avance del cáncer. Con lo que se sabía en esos tiempos sobre las hormonas (aún en fase experimental, como hemos visto en la historia de las hormonas), Huggins concluyó que la baja de testosterona era benéfica, y por lo tanto la testosterona se consideraba un agente cancerígeno. Le dieron el premio Nobel, y los libros de medicina documentaron lo que aun hoy día los médicos que no se actualizan siguen repitiendo falsamente.

Al estimado Charles Huggins no se le ocurrió preguntarse qué papel jugaba el estrógeno en los varones. Además de la testosterona, la castración acaba con la producción de estrógenos, que como sabemos tiene su fábrica también en los testículos.

A raíz de sus investigaciones, la prostatitis aguda —que podría según el médico derivar en cáncer— se trataba operando y retirando por completo la próstata para reducir la producción de testosterona con una técnica creada para castigar a los pedófilos: la castración química, que consiste en inyecciones que eliminan la producción de testosterona.

También se utiliza desde entonces la radiación dirigida a desactivar la producción de hormonas en los testículos. Este tratamiento sería el equivalente, en crueldad y efectos secundarios nocivos, a la histerectomía radical en las mujeres. En los hombres, la aniquilación de hormonas causa una andropausia galopante, con todos los efectos extremos que hemos revisado en el capítulo de viripausia.

Conforme pasaron los años, desde una perspectiva equivocada, las farmacéuticas crearon la flutamida que, en pocas palabras, es una quimioterapia que se receta aun hoy día y que erradica la producción de testosterona. A pesar de que estos tratamientos se han documentado a lo largo de 72 años, las estadísticas de supervivencia de cáncer prostático no han cambiado. La razón es muy sencilla: ahora sabemos que la testosterona no es la causante principal del cáncer de próstata, pero que su ausencia y un desequilibrio hormonal producido artificialmente pueden empeorar la salud de un paciente que lo sufre.

En la mayoría de los estudios sobre cáncer de próstata se analizaba aisladamente la testosterona y se ignoraba el papel que el estrógeno y la progesterona juegan en la salud masculina. El doctor John R. Lee, uno de los grandes expertos en estudios de testosterona, asegura que en 1941 no había manera de entender los vínculos entre las hormonas y mucho menos el papel del estrógeno en los varones. En su tesis, sólo publicada en inglés (*Hormone Balance for Men: What Your Doctor May Not Tell You About Prostate Health* o *Equilibrio hormonal para hombres: lo que su médico no le dirá*), Lee asegura:

La gran mayoría de los estudios tempranos sobre cáncer prostático medían los niveles hormonales en suero sanguíneo. Esto es un error (tanto en hombres como en mujeres), porque el suero no discrimina entre las hormonas libres y aquellas que se adhieren a las proteínas. La hormona que es bioactiva es la que nos interesa medir, pero en la sangre no se puede identificar claramente. Sólo se puede medir el nivel real de hormonas en la saliva. Esto significa que millones de estudios hormonales de sangre son irrelevantes para medir la testosterona.

Está demostrado que el cáncer prostático avanza muy lentamente (comparado con el cáncer de mama), y por tanto, según los expertos, hay médicos que aún creen que el tratamiento anti-testosterona funciona, cuando en realidad el cáncer avanza, mientras que los pacientes de la tercera edad (la mayoría padecen este tipo de enfermedad) mueren de otras complicaciones que, incluso, pueden estar relacionadas con el desequilibrio hormonal provocado por los médicos.

Los estudios de laboratorio de bio-marcadores para medir el suero de antígeno prostático (PSA, por sus siglas en inglés) y la evaluación de la posibilidad de desarrollar cáncer de próstata son, según varios estudios contrastados, inútiles para los pacientes y un gran negocio para las farmacéuticas que fabrican los productos químicos. Basta leer el texto publicado en el *Journal of the American Medical Association* de junio de 2000 para entender cómo también a los hombres se les utiliza para experimentar en la industria médica. El artículo compara cómo abordan el cáncer prostático los radiólogos especialistas en oncología y los cirujanos urólogos: 92% de los urólogos recomendaron una prostatectomía radical y 72% de los radiólogos un tratamiento de radiación. La conclusión de la revista es que los médicos ofrecen los tratamientos considerando lo que les deja más dividendos, y no las necesidades de cada paciente determinadas por estudios clínicos individuales.

La muy recurrida prueba del PSA, en realidad, también mide un antígeno producido por las glándulas mamarias de los hombres.

Digamos que es usted hombre, que desde hace meses ha comenzado a ir al baño por las noches, que orina cada vez con mayor frecuencia y que sus erecciones duran menos que antes. Después de dudarlo mucho, una tarde, riendo y bebiendo con los amigos, espera un poco más para ir al baño y un chisguete de orina se le escapa mojando su ropa interior y un poco su pantalón. Entonces sí decide ir al urólogo. Su médico, en lugar de hacer un estudio integral sobre sus hormonas para saber si está pasando por la andropausia, lo hará ponerse boca abajo en su mesa de estudio para palpar su próstata por vía anal. Si está un poco inflamada le mandará hacer un análisis de PSA. La medicina convencional usa este medidor para detectar cáncer de próstata, pero la mayoría de los cánceres prostáticos no elevan los niveles de antígenos. Por eso en países como Suecia y el Reino Unido dejaron de usar estas pruebas, que han demostrado no ser útiles para prevenir el cáncer pero sí para que los médicos operen próstatas sanas cuya inflamación por la edad puede decrecer con un cambio de alimentos, salud hormonal y buenos suplementos naturales —que aquí están enlistados en el anexo de nutrición—. Los estudios más recientes han demostrado una y otra vez que mantener equilibrados los niveles de testosterona, progesterona y estrógenos puede ser la clave para conservar al hombre saludable y prevenir el cáncer de próstata.

Ahora entendemos que la testosterona no es esa extraña hormona que, según las malas bromas simplistas, hace que los hombres parezcan venidos del planeta Marte. Las hormonas son una maravilla; la testosterona es indispensable para hombres y mujeres, y su equilibrio puede mantenerlos con mejor salud durante todos los años de vida por venir. Y, por favor, la próxima vez que escuche a alguien decir algo malo de la testosterona, salga en su defensa; tal vez así logremos que más personas dejen de repetir las mentiras seudocientíficas que tanto daño han hecho a los hombres del mundo.

7

Menopausia: ¿mujeres en pausa?

Dejamos de temer aquello que hemos logrado comprender.

—Marie Curie

A fines de los años ochenta mi madre entró en la menopausia. Ella era psicóloga, y además de dar terapias —tenía su consultorio en casa— impartía cursos. Una tarde estuvo hablando durante horas con sus alumnas sobre los cambios de las mujeres en la edad madura. Yo, como hice muchas veces, estuve de infiltrada en su charla, a la que asistí con azoro. Ya por la noche, llena de dudas, le pregunté por qué hablaba de la menopausia como algo maravilloso. Es "una transición, un rito de paso hacia la madurez creativa", les decía a sus alumnas, que, por lo que pude atestiguar, no estaban tan seguras de que mi madre y ellas hablaran de lo mismo. Algunas mujeres decían que la menopausia era espantosa, que estaban desesperadas por el insomnio y los sudores repentinos. Otra mujer se explayó a detalle sobre los dolores, peores que los cólicos menstruales, y la desgarradora resequedad vaginal. Unas más temían pasar la pesadilla de sus progenitoras, que habían envejecido no solamente física, sino anímicamente. En esa reunión se dijo de todo respecto a la menopausia. Por un lado, hubo manifestaciones de miedo, dolor,

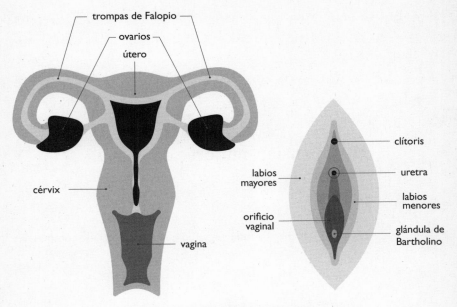

Aparato reproductor femenino y anatomía de la vagina.

angustia y ansiedad; por otro, también se expresaron prolijamente aquellas que estaban muy a gusto en su nueva piel de mujeres maduras, y se notaban más seguras de sí mismas. Algunas, entre ellas mi madre, aseguraron que era estupendo ya no menstruar. Nada se parecía a la liberación de tener sexo sin la preocupación de embarazarse nunca más, sin tomar pastillas anticonceptivas o jugársela con el ritmo. Supongo que por eso veía yo tan contento a mi padre en aquellos tiempos.

Mamá me dijo algo que ahora que tengo cincuenta años y estoy viviendo mi propio proceso menopáusico agradezco infinitamente. Me explicó que así como vivimos una transformación en la adolescencia, en la que las hormonas hacen su trabajo para entrar en una nueva etapa hacia la vida adulta, la menopausia es una transición, es decir, un periodo de la vida, que puede durar entre dos y ocho años, y en el que las mujeres vivimos cambios hormonales, fisiológicos y emocionales para entrar en una fase de adultez madura. En esa etapa, según mi madre, las mujeres son más seguras de sí mismas, gozan más del sexo y la vida en general, aprenden a disfrutar acontecimientos que antes, por la juventud y el estrés de la maternidad, el trabajo y la vida moderna, no gozaban plenamente. "Hay quien dice que es cuando nos volvemos verdaderamente sabias, cuando guiamos a las jóvenes hacia el camino que las lleva a convertirse en mujeres fuertes y felices", me aseguró con una sonrisa y los ojos color miel iluminados por la emoción de compartir su experiencia conmigo.

Habría yo de llegar a la edad que en aquel entonces tenía mi madre para entender que no todas las mujeres pueden expresarse tan poéticamente sobre esta transición bioemocional. Lo que popularmente se conoce como menopausia se podría dividir en cuatro etapas:

La perimenopausia. Etapa de cambios hormonales que puede comenzar desde los cuarenta y tres años. Los ciclos menstruales se alargan y se acortan, e incluso en algunos meses no aparece la regla. Comienzan las migrañas y las subidas desiguales de estrógeno.

La menopausia. La menstruación desaparece por completo y el organismo comienza su fase de adaptación a una nueva etapa, en la que ya no hay posibilidades de reproducción. Esta etapa puede empezar a partir de los cuarenta años.

El climaterio. El cuerpo deja de producir las hormonas que regulaban el ciclo menstrual y de reproducción. Aparecen paulatinamente todos los síntomas y cambios metabólicos, vasomotores y psicológicos asociados con los cambios hormonales; en cada mujer los síntomas son diferentes y también puede aparecer a partir de los cuarenta años.

La posmenopausia. El organismo ha dejado de producir ciertas hormonas y se llega a lo que hasta la fecha llaman senectud (a partir de los sesenta y cinco años).

Cuando entrevistaba a las mujeres para este libro, descubrí que casi todas se refieren al fenómeno completo, de principio a fin, como menopausia, es decir, no hacen distinciones como las que acabo de señalar y que responden a una visión clínica. Por lo tanto, seguiremos hablando, como ellas, de la menopausia en general.

Si algo he aprendido a lo largo de mi vida es que la riqueza en la diversidad de las mujeres debe ser valorada y reconocida siempre. El reduccionismo que nos dice que las mujeres son de tal o cual forma abona a esa ridícula visión unificadora que nos analiza como clones de dos tipos de mujeres: las liberales y las conservadoras, las espirituales y las superficiales. Históricamente, las instituciones políticas, religiosas y sociales han producido y determinado formas culturalmente apropiadas en las que se insertan los "tipos" de mujeres. Resulta, entonces, una dicotomía discapacitante, porque en realidad los seres humanos somos mucho más diversos y complejos que ese *corsé cultural* que nos han impuesto. Sin embargo, hay mayor gratificación social para las mujeres que siguen el modelo de obediencia, tradicionalmente conocidas como las *madresposas*. Todas las mujeres somos capaces de incorporar, de formas diversas, nuestra inteligencia, afectividad, intuición, capacidades racionales e irracionales y nuestro yo deseante sexual al construir nuestra personalidad.

Dentro del análisis de la menopausia, tanto desde la perspectiva médica como desde la sociológica, este reduccionismo ha causado no solamente una gran desinformación; además ha producido una gran angustia a millones de mujeres que, a pesar de estar convencidas de no pertenecer a ninguna de las dos casillas en las que el discurso binario patriarcal las constriñe, no tienen suficiente material serio al alcance para formarse una opinión informada sobre lo que es su propia menopausia, sobre cómo construyeron su propia versión de ser mujer, de su sexualidad, su erotismo, su maternidad. Esto resulta importante, porque quienes han centrado su identidad en la procreación y en ser la esposa de alguien y la madre de alguien, se enfrentan a una crisis más profunda ante lo que una amiga llama el cierre de la fábrica de bebés. Si lo que la definía ya no está, ¡menudo problema en el que se encuentra con la menopausia! En ese sentido, hombres y mujeres enfrentamos los mismos prejuicios e ideas preconcebidas cuando llegan la andropausia y la menopausia.

De las mujeres que entrevisté, la gran mayoría definieron la menopausia como la etapa de la vida de las mujeres en que dejan de menstruar, en que termina su fase de fertilidad. Viven cambios hormonales, emocionales y en su aspecto físico. A 83% de las entrevistadas, sus madres o tutoras nunca les hablaron de la menopausia, y la gran mayoría comenzaron a leer sobre ella a partir de que sintieron los primeros síntomas de la perimenopausia (o premenopausia). Al contrario de lo que imaginamos, ni sus ginecólogos ni sus médicos familiares les hablaron de esta transición. Es decir, se enteraron de la menopausia y el climaterio de manera muy similar a como muchas descubrieron la menstruación (cuando ya tocaba la puerta con el primer cólico).

No hay una cultura de salud que vaya preparando a las mujeres para esta transición vital. Sin embargo, a diferencia de la mayoría de los hombres, las amigas adultas sí hablan abiertamente entre ellas sobre los cambios que experimentan, se comparten recetas, se recomiendan libros y remedios naturales; incluso algunas se reúnen para trabajar sus emociones y llevar el proceso a través de una labor espiritual que valora la transformación en lugar de resistirse o pelear con ella.

La gran mayoría reconocen sufrir o pasar incomodidades por algunos síntomas, pero se consideran capaces de manejarlos adecuadamente sin mayor aspaviento. Una quinta parte de las entrevistadas sufren, pero de verdad sufren, algunos síntomas físicos como resultado de los cambios bioquímicos bruscos en su organismo. Otras reconocen que les llevó más tiempo encontrar a la o el médico que comprendiera que la repentina depresión y ansiedad que sufrían no era resultado de su imaginación, sino de un desequilibrio de sustancias químicas en el cerebro causado por la baja producción de hormonas.

Las dos caras de la menopausia

Hay una paradoja en el conocimiento y la vivencia que las mujeres tienen sobre la menopausia. Por un lado, su intuición —o una madre o abuela como las mías— les dijo que es un proceso natural que hay que vivir y explorar con aceptación, pero sin martirio. Pero, por otro lado, la cultura moderna ha arrastrado los prejuicios cimentados en 1816 por el médico francés C. P. L. de Gardanne, quien aseguró en sus tratados sobre la mujer que la menopausia es el principio de la locura femenina, un infierno para ellas y para los hombres que están a su alrededor.

Cuántas veces no hemos escuchado frases como "déjala, ha de estar menopáusica" para explicar el enojo circunstancial de alguna mujer. Lo mismo sucede cuando está menstruando. En cambio, los adolescentes varones que duermen todo el día, no se quieren bañar, están gruñones y cambian de carácter debido a su inestabilidad hormonal, reciben un trato mucho más tolerante con un "así son los chicos" o "ya llegó a la edad de la punzada". Lo que todas las mujeres aseguran es que nadie, más que una misma, sabe en realidad lo que necesita para sentirse mejor y vivir más sanamente esta etapa de la vida. En eso claramente coinciden los hombres.

Gloria, estadounidense de clase media avecindada en México, de setenta y tres años, narra su experiencia:

Soy profesora. Mi madre me habló de la menopausia como el momento en que las mujeres dejamos de menstruar. Nunca en mi vida me he hecho un estudio hormonal. Lo único que me afectó con la menopausia fueron los sudores repentinos. Mi médico nunca me dijo nada de la menopausia y yo tampoco lo hablé con mis amigas. No probé ni nunca me interesó el remplazo hormonal. No tengo miedo a envejecer: así es la vida. Yo no creo que una mujer sea femenina en la medida en que tiene una buena vida sexual y puede reproducirse; el sexo está sobrevaluado. Ser femenina no sólo es eso, incluye una buena vida cultural, una buena vida laboral y profesional. La belleza no es sólo física, y las mujeres que lo viven así sufren mucho, innecesariamente, digo yo. A mí las mujeres que se inyectan Botox y esas cosas me parecen ridículas. Tienen mucho miedo a ser ellas mismas, naturales. Mi único síntoma fue la sudoración, y por otra parte me sentí muy bien al no sufrir ya las molestias de la menstruación y no tener que tomar anticonceptivos para evitar embarazos no deseados.

En contraste, Mariana, una reconocida académica feminista mexicana de cincuenta y nueve años, dice:

Al cumplir los cuarenta años, y por iniciativa propia, me informé a través de lecturas sobre el tema de la perimenopausia, la menopausia y el climaterio. Quería estar preparada para lo que venía. A mediados de los años noventa todavía se discutía a nivel mundial, como hasta la fecha, los beneficios y efectos secundarios de la terapia de remplazo hormonal. Decidí que llegado el momento recurriría a métodos naturales de apoyo.

Los primeros síntomas se presentaron más o menos a los cuarenta y siete años. Dejé de reglar y me llegaron los bochornos. Me apliqué con los métodos de medicina alternativa bajo supervisión de mi homeópata. Todo funcionó muy bien hasta que un día, recién cumplidos mis cincuenta dorados años, desperté con sensaciones de miedo y angustia: no me quería levantar de la cama, me asustaba salir a la calle, me daba flojera bañarme. Pensaba que si manejaba, un coche —o peor, un camión— me iba a chocar y de seguro moriría. No podía tomar decisiones de ningún tipo, y cuando digo esto quiero decir desde no poder escoger la ropa para vestirme por las mañanas, hasta no resolver los problemas que se presentaban en el trabajo. En medio, ninguna otra. Por fortuna no perdí la lucidez, y en menos de una semana ya me encontraba con mi médica resolviendo el problema. Bastó tomar una pastillita de tibolona para recuperar la personalidad al 75% en 24 horas. Tuve que meterme también media pastilla antidepresiva durante tres meses y un cuarto de la misma pastilla otros tres por las noches. La tibolona la sigo tomando. Recuerdo que entonces pensé: "Si tomar esta pastilla, como dicen algunos estudios clínicos, reduce diez años mi esperanza de vida, no me importa: bien invertidos en calidad de vida". Fue tan horrible lo que viví que no se lo deseo, como dicen, ni a mi peor enemigo.

Mariana es alegre y posee mucha fuerza vital. Haberla visto mientras pasaba por la depresión y la ansiedad me hizo reflexionar sobre cómo tendemos a generalizar. Según hemos dicho, hay dos corrientes de pensamiento sobre la menopausia. Una es la de asumirla con naturalidad y sin intervenciones médicas en absoluto, generalmente asumida por feministas y académicas reticentes a la visión sexista de la ciencia que tiende a tratar a las mujeres como objetos de reproducción desde una perspectiva ginecológica, como seres sociales útiles sólo en la medida de su fertilidad. Feministas como Marcela Lagarde, Natasha Walter y Harriet Whitehead han logrado romper los tabúes del determinismo que propone como único ideal a la pareja heterosexual de la mujer-madre y el hombre-proveedor, a la mujer reproductora y el padre productor. Tanto mujeres como hombres nos hemos beneficiado de la ruptura de esos esquemas tradicionales. Por eso la llegada a la edad madura es un buen momento para replantearse algunas de las preguntas más importantes de la vida: ¿quién soy y adónde voy ahora? En un mundo obsesionado con la edad, donde la vejez es sinónimo de decrepitud y donde todo lo juvenil es vanagloriado, es necesaria una visión socio-crítica que revalore a las mujeres y los hombres que han acumulado aprendizaje y cuya maestría es no sólo útil, sino indispensable para el fortalecimiento de su comunidad. El truco aquí está en decidir si el rito de paso de la edad madura, llamémosle menopausia o andropausia, va a potenciar nuestras virtudes y fortalezas, o las minimizará y dejará que la depresión o la enfermedad nos lleven en brazos hacia la vejez.

En contraste con esa visión potencializadora de la madurez están algunas posiciones psicoanalíticas que hemos heredado desde los años cuarenta, como la de Helene Deutsch, quien escribió en sus textos sobre la sexualidad de las mujeres, publicados entre 1943 y 1945, que la menopausia es "una pérdida simbólica ligada a la interrupción de la función reproductiva". La salud psicológica de las mujeres, según esta autora, se basa en su necesidad y su deseo de ser madres. Deutsch se convirtió en bastión de un discurso que planteaba que, con la menopausia, la mujer termina su fase de portadora de vida y llega a una muerte parcial como servidora biológica de la vida y para la sociedad. Su contemporáneo Sigmund Freud celebró que la norteamericana Deutsch siguiera sus teorías —que luego fueron calificadas de profundamente misóginas por científicas que las rebatieron—. Millones de mujeres a quienes deben operar la matriz pasan por una fuerte crisis emocional resultado de esa corriente ideológica, que arrebata toda valía social y sexual a una mujer histerectomizada. Hay mujeres que nunca leyeron a Deutsch y, sin embargo, han asimilado esa noción popular de que al perder su matriz pierden su juventud, su deseo, su importancia ante el hombre o los hombres.

Por otro lado, está la corriente biomédica que plantea que lo importante es la calidad de vida, y que si un medicamento te ayuda, no hay razón para negarte el derecho a usarlo. No solamente la

SEXO Y AMOR EN TIEMPOS DE CRISIS

sociedad está atrapada, otra vez, en esa suerte de bipolaridad discursiva; también lo están, por desgracia, millones de especialistas de la salud que, aunque hayan estudiado en las más prestigiadas escuelas de medicina, arrastran consigo visiones maniqueas sobre la menopausia y la andropausia que hacen gran daño a sus pacientes. Lo cierto es que ni todo se cura con medicamentos ni los medicamentos son el demonio. Ha llegado el momento de que el mundo científico deje de ver la menopausia y la andropausia como enfermedades que necesitan una intervención exclusivamente médica, lo que cerraría la puerta a la corrupción entre las farmacéuticas y los doctores. Esos que reciben prebendas por recetar ciertos productos y dejan de lado la salud integral quedarían evidenciados y, ante la posibilidad de perder su trabajo, tendrían que mejorar su práctica médica.

Es tiempo de que aprendamos a abrevar de los descubrimientos científicos que demuestran que la salud hormonal debe ser parte de nuestra visión integral en la segunda etapa de la vida, porque la salud hormonal, como bien lo plantea el doctor Michael Colgan, no radica únicamente en tomar remplazos hormonales, sino en sacar el mejor provecho de las fuentes naturales alimenticias que pueden hacer nuestra vida más plena.

Lo que está claro, según mis entrevistadas, es que, más allá de la teoría, en la práctica la calidad de vida no tiene precio. En su reflexión, Mariana nos dice:

Sí, me afectaron las canas, la aparición de arrugas, la disminución de la libido, el aumento de peso, la depresión, el insomnio, los bochornos y la fatiga. No tengo antecedentes de cáncer en mi familia, pero aunque los tuviera me hubiera arriesgado al remplazo hormonal. Los síntomas fueron horribles: miedos, sudoración, angustia, soledad y pocas ganas de tener y hacer alguna actividad más allá de las estrictamente necesarias. Si en ese periodo de mi vida no hubiera tenido que trabajar me hubiera encerrado en mi casa. Duró poco porque tomé cartas en el asunto y me medicaron con terapia de remplazo casi inmediatamente. Yo no veo nada de malo en que las mujeres se hagan intervenciones estéticas; yo no me las haría, pero están en su derecho. Me tiño el cabello, hago ejercicio y tomo suplementos para sentirme mejor, además de la tibolona, claro.

Cristina, una amiga feminista, me aseguró al terminar la entrevista que todo ese ruido sobre la menopausia es un subproducto del patriarcado, que insiste en tratar como enfermedad el fin de la fertilidad femenina; que las mujeres han vivido la menopausia y el climaterio durante siglos sin necesidad de ninguna ayuda clínica. Esto, asegura ella, es simplemente un negocio de las farmacéuticas. La menopausia es un proceso vital, una fase natural de la vida, y un poco de sufrimiento o de sudores nocturnos no matan a nadie. Sin embargo, otras mujeres que pensaban como ella han cambiado de opinión por los efectos negativos que han sufrido —vivir para contarlo, como dicen por ahí—. Una profesora investigadora de cincuenta y seis años me dice:

Desde antes de que me llegara me empecé a documentar, a leer, a platicar con hermanas, amigas. Por lo tanto, he estado preparada pero, sobre todo, mi actitud ha sido de bienvenida a los cambios y de aprovechar todo lo bueno que traen consigo. Es cierto que sí he visto cambios físicos en mi cara y cuerpo, pero eso es la apariencia externa; por dentro estoy mucho mejor. Además, soy una persona que cuida mucho su alimentación, el ejercicio y el descanso, el trabajo y la espiritualidad. Hago yoga desde hace ocho años; hago bici de montaña; hago meditación y caminata. Me gusta mi vida. He tenido muchas gratificaciones y muchas cosas por qué agradecer lo que he recibido, así que mi proceso de maduración y de envejecimiento lo he vivido saludablemente. Tengo dos hijas adultas maravillosas y un compañero

de más de treinta y cinco años de convivencia. Tuve una madre be-
llísima en todos los aspectos que este año partió a otra vida de forma
plena y consciente, dejándome un gran legado de vida. Sé que soy pri-
vilegiada, tengo un trabajo bien remunerado y reconocido. No quiero
que pienses que soy soberbia, sólo soy sincera.

Sin duda, durante el periodo de la menopausia juegan en la cancha
los aspectos culturales, conceptuales, bioquímicos, psicoemocionales y hasta económicos. Y, por si fuera poco, también cobran gran
peso los factores estéticos dictados por la cultura. Por eso fue tan
esclarecedora mi entrevista con mujeres mayas de la península de
Yucatán, tanto las que están pasando por la menopausia como las
que ya la pasaron hace tiempo, todas de cuerpo robusto curvilí-
neo y que están a gusto con su fisonomía. Aquellas mujeres que
viven dentro de la cultura chamánica maya no son víctimas de la
cosificación del cuerpo, como las mestizas. Lo mismo puedo decir
de las mujeres indígenas de Estados Unidos y Canadá a quienes
entrevisté. La concepción de belleza de una rubia 90-60-90 que
usa Botox y se hace cirugías plásticas es tan ajena a su concepción
de ser mujer que les causa risa, mucha risa, así como la simple
pregunta de si les afecta tener arrugas o lonjas en el vientre, o si
se harían transformaciones estéticas para verse más jóvenes. "¿Para
qué quiero verme joven, si ya fui joven? —inquiere desconcertada
Francisca Puc, de cincuenta y siete años—. Ahora quiero ser mayor
y sabia, como mi *chichí* [abuela, en maya]. ¿Qué iba a ser de nosotras sin las abuelas?", asegura y pregunta a la vez. Sin embargo,
hay algo importante detrás de la documentación de cómo las mujeres indígenas —generalmente sometidas a condiciones de pobreza— viven la menopausia. La mayoría de ellas, de inicio, le restan
importancia, pero una vez que nos adentramos en la entrevista
salen a relucir exactamente los mismos testimonios de las mujeres
mestizas, negras o blancas. Una cuarta parte sufren de igual manera

todos los síntomas referentes a los malestares físicos y psicoemocionales. Hay que cuidarse del racismo cuando se habla de que las mujeres autóctonas de tal o cual región no sufren; yo preguntaría con qué metodología se les entrevistó y qué lenguaje se utilizó para formular las preguntas. El periodismo, me parece, tiene herramientas que a veces los estudios académicos desestiman por exigir mayor tiempo y experiencia en la investigación de campo.

Doña Chabela, veracruzana de sesenta años que inicialmente dijo que no había tenido problemas, una vez que comienza a narrar describe su realidad:

Yo, problemas de salud no tuve con eso de la menopausia. Me comenzó cuando tuve un cáncer del estómago y estuve muy enferma. Se me quedó así la calentura [bochornos] y ya desde esa vez no se me quita. Hay veces que sí, me levanto de la hamaca en la madrugada y me baño con agua bien fría para la calor. En el Seguro me dijeron que tengo diabetes y subí mucho de peso, a lo mejor por eso de la menopausia. Me daba una resequedad muy fea allí en mis partes [sus genitales] hasta que mi hermana me dijo que me pusiera aceite de jojoba y me hizo bien. Me cuesta dormir, sí, pero ya me acostumbré […]. Pues deprimida, lo que se dice deprimida, no estoy, pero como que sí me pongo muy triste.

Doña Chabela narra episodios de ansiedad y depresión persistentes que nunca vivió antes de los cincuenta años. A ella, como a millones de mujeres latinoamericanas, la seguridad social no les presta los servicios para la menopausia, ni les informa, ni invierte en posibles tratamientos que podrían incluso, como en el caso de Chabela, controlar la diabetes gracias a un plan integral de remplazo hormonal, dieta saludable y seguimiento puntual. En la medicina, sin duda, hay también discriminación por sexo y clase, y las mujeres indígenas están siempre al final de la fila cuando de la salud se trata, como si por ser indígenas pudieran, y debieran, resistir estoicamente.

La descripción que hace Manuela, partera de origen tlaxcalteca, es casi idéntica —salvo por el lenguaje utilizado— a la que hace una médica cirujana de cincuenta y seis años, quien habla sobre los vínculos entre lo físico y lo emocional: "Los bochornos fueron el síntoma más molesto —relata—. Durante la noche me despertaban, y disminuyó mi calidad de sueño, lo que me tornaba irritable al día siguiente. Y durante el día, en muchas ocasiones me encontraba consultando a algún paciente o platicando con alguna persona y empezaba no a sudar, sino a escurrir literalmente, y era una situación sumamente incómoda y molesta".

La utilización de los fitoestrógenos, es decir, los compuestos químicos extraídos de vegetales que tienen un efecto estrogénico no esteroide (los esteroides animales se sintetizan a partir del colesterol; los no esteroides son de producto vegetal, los altera la flora intestinal y los metaboliza el hígado), es la salvación para millones de mujeres que aseguran que gracias a ellos controlan las sudoraciones y golpes de calor, el insomnio y los cambios de humor. Estos compuestos se encuentran en el frijol de soya (edamames) y en el trébol rojo. También se comercializan el lignano y los cumestanos, que se encuentran naturalmente en chícharos y frijoles pintos. Igualmente, el ñame o camote silvestre mexicano (*Dioscorea machrostachya mexicana*) es ampliamente utilizado por su alto contenido de diosgenina, una sustancia encontrada en algunas raíces que, en contacto con el ácido clorhídrico en el cuerpo humano, se transforma en una molécula de progesterona bioquímicamente idéntica a la progesterona humana. En el anexo sobre medicina alternativa encontrará más información sobre los compuestos naturales utilizados para el equilibrio hormonal. Sin embargo, también tienen efectos secundarios que debemos conocer para tomar decisiones informadas. Miles de mujeres indígenas, en particular aquellas relacionadas con la medicina tradicional de sus pueblos, utilizan estos remedios que son parte de la herbolaria.

Un tratamiento para cada cual

¿Qué sucede cuando una mujer escucha tantas opiniones que no sabe cuál es la adecuada para ella? Nuestras entrevistadas demuestran que debemos estar abiertas a buscar lo que es mejor para cada una.

Raquel, activista española de derechos humanos, de cincuenta años, narra su vivencia:

Yo, como Ana Freixas [psicóloga y prestigiada autora española], estaba totalmente convencida de que la menopausia era de lo más normal. Yo, en mi subjetividad, no tengo ninguna carga hembrista de la importancia de ser joven y bella y esas patrañas. No os puedo explicar lo que comencé a vivir cuando por una emergencia médica terminé en la policlínica y me encontraron un tumor que comenzó a sangrar profusamente. Entré en *shock* y, sin avisarme, mi médica tuvo que quitarme la matriz y los ovarios, que estaban afectados. Dos días después, todavía hospitalizada, tuve por primera vez, durante veinte horas, una migraña enloquecedora. Nunca en mi vida me había dado siquiera un dolor de cabeza. Fue la hostia. Llegué a casa y no podía dormir. Las jaquecas no me dejaban ni leer. Me volví adicta a los medicamentos para la migraña, tomaba todas las infusiones imaginables y las hierbas y homeopatías. Nada me hizo. Para hacer el cuento corto, pasé un año infernal resistiéndome a la terapia hormonal. Hasta que un día mi mujer me dijo: "O vamos a la médica de la terapia hormonal o te dejo". No solamente mi vida era infernal, la de ella también. Me volví intolerante, rabiosa, el insomnio fomentaba un ciclo vicioso terrible, no dormía y estaba agotada. No quería trabajar y las exigencias de mis colegas en el centro de ayuda a mujeres me ponían los pelos de punta. Pues la cosa es que la médica me puso en un régimen de hormonas bioidénticas. Las dosis las va cambiando de acuerdo a lo que mi organismo pide. En verdad que volví a la vida. Yo sé que no les pasa esto a todas las mujeres, pero a mí me pasó y, vamos, que no nací para mártir.

Raquel recuerda que su médica le dijo en el hospital que un parche hormonal podría quitarle la migraña, y que es común que a las mujeres histerectomizadas y con ovariectomía les dé un *shock* hipo-hormonal. Ella no hizo caso; sus prejuicios respecto a las hormonas y su resistencia a pensar que la menopausia era algo que necesitaba tratamiento médico la llevaron a lo que denomina el peor año de su vida.

Todas las mujeres que entrevisté hicieron reflexiones similares respecto al imperativo de detenerse a escuchar a su cuerpo, a sí mismas, y revisar qué es lo que necesitan, cómo se sienten, qué ha cambiado en ellas. Por lo mismo, al final de este libro usted encontrará cuestionarios en blanco, tanto el de la andropausia como el de la menopausia. Nunca está de más revisarlos con tranquilidad, responder y ubicar dónde está uno y qué necesita para enfrentar las transformaciones de la edad madura.

Más adelante vamos a explorar qué sucede con las emociones, el amor, la vida erótica y la vida familiar de las mujeres que han llegado a la menopausia. Para ello necesitamos entender cómo las hormonas afectan nuestro comportamiento y conocer las transformaciones físicas, que, a veces, nos toman por sorpresa. Tal como ya vimos con la andropausia.

8

Las mujeres y el sexo: mitos y realidades

Las únicas respuestas interesantes son las que destruyen las preguntas.

—Susan Sontag

Contrariamente a lo que piensan los deterministas biológicos, no es la necesidad de reproducir a la raza humana la que lleva a la mujer a buscar el contacto erótico y el goce orgásmico. Si bien es cierto que a lo largo de la vida reproductiva los ovarios hacen una gran labor para producir estrógenos y preparar el folículo para la reproducción, no hay pruebas concluyentes de que los estrógenos puedan enviar órdenes al cerebro para impulsar la conducta sexual de la mujer. La mayoría de los estudios llevados a cabo a fines del siglo XX demuestran que no existe correlación entre el momento del ciclo ovulatorio y el coito. Sin duda existe el instinto de reproducción, pero al pasar el tiempo las conductas sociales han afectado a la biología, y las nuevas ciencias socio-neuro-cognitivas proponen que un cerebro, asiento biológico de la cultura, es capaz de afectar el desarrollo físico de otro cerebro, con la cultura como vaso comunicante. Así, lo cultural afecta lo biológico, y viceversa: la cultura halla un límite ineludible en las fronteras materiales, y millones de mujeres que no tienen en mente reproducirse, sino gozar, desarrollan su erotismo con total libertad.

Sin duda, las hormonas han determinado varios aspectos de la vida de las mujeres. La venta generalizada de las píldoras anticonceptivas a principios de los años sesenta permitió que las mujeres pudieran gozar del sexo sin temor a embarazarse. La píldora fue a la vez un agente de la revolución sexual de las mujeres y un experimento químico, y su inventor dejó claro que tomada durante largos periodos podría causar cáncer. Ya en 1930 se había descubierto en estudios de laboratorio que cierta dosis de hormonas evitaba que las conejas ovularan. En la década de 1950 la feminista Margaret Sanger escribió sobre la necesidad de crear una píldora que les permitiera a las mujeres decidir quedar o no quedar embarazadas, así que reunió más de 150 000 dólares para su investigación y desarrollo. En 1951 el científico austriaco Carl Djerassi, junto con el mexicano Luis E. Miramontes y el mexicano-húngaro George Rosenkanz, sintetizó la noretindrona, la primera progestina altamente efectiva que podía tomarse por vía oral, aunque ellos sólo experimentaron con animales de laboratorio. Luego John Rock dio las pastillas a mujeres y el producto comenzó a comercializarse junto con otras dos fórmulas anticonceptivas.

La forma en que funciona la píldora es muy sencilla: la dosis de estrógeno y progesterona sintéticos previene la ovulación, pues dichas hormonas mandan mensajes que hacen creer al organismo que la mujer está embarazada, y entonces éste deja de producir óvulos. Como ya hemos visto en capítulos anteriores, sobre las hormonas se dicen muchas tonterías. Tal vez uno de los mitos que se repiten con mayor consistencia sea aquel que asegura que las mujeres actúan de cierta forma por los estrógenos y los hombres de otra por la testosterona.

Lo cierto es que, como bien dice Natalie Angier: "Una hormona puede llevarnos hasta el agua, pero no puede forzarnos a beberla". Así, tanto el estrógeno como la testosterona juegan un papel importante en la sexualidad de las mujeres. Pero el asunto no es tan sencillo como un "mire, señora, tómese esta testosterona y mañana mismo comenzará a tener sexo como una bonoba". Por cierto, los bonobos y las bonobas (*Pan paniscus*) son chimpancés pigmeos que resuelven todos sus conflictos e intercambios a través de la sexualidad socializadora, el encuentro sexual, el lameteo, el toqueteo de genitales y, claro, el coito. ¿Que el bonobo alfa está enojado y quiere pleito con los vecinos del árbol tres? Pues llega la bonoba así nomás, le toma el pene y le hace una felación. Claro está que el macho queda pasmado y se le olvida la razón del pleito. ¿Que hay poca comida para repartir entre la tribu bonoba y los jóvenes rebeldes quieren apropiarse de ella? Pues llegan las bonobas y se ponen frente a los vivales en posición de perrito mostrando la vulva abierta para recibirlos y, vamos, los chicos dejan el egoísmo alimentario a cambio de un buen fornicio. Una bonoba comparte bananas y, a manera de agradecimiento, otras dos le hacen a ella un cunnilingus delicioso. Pero ni esta especie africana la tiene fácil. Su respuesta sexual no es solamente producto de disparos hormonales que nutren a los neurotransmisores, sino que han creado un lenguaje de mediación de conflictos y una política de intercambio cuya moneda corriente es el sexo entre machos, entre hembras y entre ambos sexos. Si los simios tienen sus propios constructos bioculturales, imagínese la raza humana. La idea de que la cultura es exclusiva de los humanos está quedando chica. Lo que estos *chimps* tienen es cultura. En una situación idéntica a la humana, cultura y biología interactúan afectándose mutuamente.

No sé usted, pero yo he visto casi todos los programas del Discovery Channel sobre la sexualidad humana. Me fascina cómo los creadores de estos documentales enfrentan el reto monumental de sintetizar las neurociencias, o simplemente la antropología, algo tan complejo como el deseo, la libido, el amor… o dicho en otra forma: el psicoerotismo.

Creo que nada ha hecho más daño a la interacción erótica y emocional entre hombres y mujeres, hombres y hombres, y mujeres y mujeres, que toda la basura creada y recreada por pasquines seudocientíficos que, en pleno siglo XXI, son citados como pruebas supuestamente concluyentes de que las mujeres tienen una libido menos activa por el simple hecho de ser mujeres, es decir, por su preeminencia estrogénica, y que los hombres poseen una libido casi incontrolable porque en su sangre fluye la testosterona.

Casi todas las simplificaciones sobre la testosterona y el estrógeno (como si funcionaran aisladamente, y no de forma integral con el resto de las hormonas y el contexto) son resultado de una tradición científica que acarrea siglos de consenso sexista sobre la construcción sociocultural de la masculinidad y la feminidad, y que encima está impregnada de códigos morales y religiosos que nos dan como resultado argumentos populares tontos que adquieren calidad de "científicamente comprobados" porque los repite medio mundo.

Natasha Walter, autora del libro *Muñecas vivientes*, asegura que "la convicción de que 'la química y la estructura del cerebro' y 'la inclinación genética' explican el comportamiento femenino estereotipado sirve no sólo para explicar cómo aprenden y juegan las niñas pequeñas, sino también para justificar las desigualdades que encontramos en la vida adulta". En su libro, que ha causado revuelo en Europa bajo el título *Living Dolls*, la periodista feminista contrasta casi un centenar de estudios científicos que han sido citados hasta el hartazgo por los medios de comunicación del mundo para revalidar, bajo la frase "científicamente comprobado", un absurdo: que la testosterona hace agresivos a los hombres y que los vuelve mejores en matemáticas; que el estrógeno hace emocionales y tiernas a las mujeres, y que aquellas que no lo son tienen menos estrógeno.

Todos los estudios más modernos sobre testosterona que yo misma he leído y analizado para este libro demuestran que los desequilibrios y las bajas de esta hormona en los hombres en realidad los hacen más agresivos, les producen más estrés y ansiedad. Así, las y los científicos que se han atrevido a cuestionar el consenso sexista imperante en la mayoría de sus colegas reiteran que sus prejuicios de género, así como la falta de una visión de integralidad en las ciencias de la salud, son lo que nos ha maleducado respecto a qué tan predeterminada está la persona para comportarse "como hombre" o "como mujer" de acuerdo con una de sus hormonas predominantes. Es importante recordar esto porque, como diría Walters, "lo que creemos que es evidencia de los efectos de la testosterona o del estrógeno, puede ser en realidad la evidencia de las expectativas sociales sobre la propia ciencia y la sociedad". En el capítulo sobre los estrógenos exploraremos el papel que juegan nuestras hormonas en las emociones, que, como se ve a lo largo del libro, es mucho menor de lo que nos habían dicho los libros de texto médicos.

Debo confesar algo muy personal que descubrí recientemente. Desde niña me gustaba jugar a las canicas, era campeona de espiro (o *tetherball*) entre puros niños, odiaba las muñecas y me fascinaba pasar horas trabajando al lado de mi abuelo en el rancho, haciendo labores típicamente masculinas. Hago judo, me gusta bucear, soy muy buena cocinera y me encanta bailar salsa. En general, a pesar de ser flaca, siempre fui más fuerte que muchos niños de mi edad. En la adolescencia, pasando por la edad de ponerse fea (muy fea), fui calificada un sinnúmero de veces de marimacha o lesbiana. Nunca lo tomé como ofensa gracias a mi madre, que restaba valor a los insultos sexistas. Soy feminista y tengo muchas amigas a las que adoro y con las que la paso genial, y, como muchas feministas (aunque usted no lo crea), entiendo muy bien a los hombres. A lo largo de los últimos treinta años mis amigos varones me han dicho que soy la mejor amiga-amigo que han tenido. Es decir, me califican de amigo, así en masculino, porque tengo ciertos atributos que desde su punto de vista son más propios de los hombres, como la valentía y la franqueza sin ambages sutiles, hasta el aguante para el alcohol y mi buen juego de billar. Yo nunca he calificado mis actividades de femeninas o masculinas, simplemente me gusta hacer de todo un poco: soy persona multifacética, soy mujer.

Nunca me di cuenta de que interioricé esa noción sexista hasta que recientemente, para hacer este libro, me practiqué todos los estudios de sangre y saliva para medir mis hormonas. Le pedí a mi médico que comparara estos estudios con los que me hice desde que cumplí cuarenta años (hace diez) para saber si tengo niveles más elevados de testosterona que los normales en mujeres. Él se rio de mí y, claro, resultó que nunca tuve más testosterona que la más dulce, tierna, súper femenina y delicada de mis amigas. La educación y el entorno, no sólo la biología, de la mano del carácter individual, sin duda marcan quiénes somos. Comprarse esos clichés deterministas y seudocientíficos de que las mujeres no saben leer mapas o que los hombres son incompetentes para las labores del hogar, es tener pocas ganas de vivir sin máscaras. Efectivamente, hay ciertas características distintivas en los cromosomas femeninos y en los masculinos, pero mientras más avanza la equidad de género en el mundo, descubrimos a más hombres capaces de ser los padres más tiernos, compasivos y pacientes porque se han dado la oportunidad de aprender a serlo, y a más mujeres capaces de participar en la carrera de ratas laboral con la misma fiereza de cualquier hombre tradicional. Cambian los paradigmas culturales, aunque la prensa y el cine nos sigan vendiendo los preceptos anticuados y las falacias científicas que hacen a unos marcianos y a otras venusinas cuando de amor y erotismo se trata.

Lo maravilloso de llegar a la edad madura es que nos permitimos cuestionarlo todo; es, como dijo mi querida amiga la escritora mexicana Elena Poniatowska, la edad para tirar la máscara y ponerse a bailar. Cuando ella cumplió ochenta años la entrevistaron y le preguntaron cuál ha sido su mejor amante, respondió que el mejor amante es aquel que está por llegar a nuestra vida.

Eros y el pecado

Entre las mujeres que entrevisté hay tres que a lo largo de treinta y tantos años estuvieron en la industria del sexo comercial —una de ellas ahora trabaja afanosamente contra la trata de mujeres y niñas—. Deseaba conocer su punto de vista, particularmente porque las tres están en la década de los sesenta años y me interesaba saber cómo han manejado el tema de la salud y la libido. Susana revela:

> Yo estoy harta del sexo; lo que quiero es amor, cariño, afecto, alguien que me cuide. Toda la vida mantuve a los hombres que estaban conmigo, a mis hijos. Yo todavía estaba de prostituta cuando me dio la menopausia. No sabes cuánto lubricante usaba, ¡qué bueno que no soy hombre! Porque seguro no se me paraba el pene. Una, aunque no tenga ganas, sabe que es trabajo, y pues los clientes no saben que ni sentimos deseo. Una desea a la persona que quiere, no a los clientes. Me empezó a dar mucho dolor de cabeza, tomaba aspirinas todo el día, apenas me aguantaba para trabajar; luego los sudores esos horrorosísimos, son de la chingada, no quieres ni que te toquen del calor que sientes. Ahora que tengo un novio pues sí se me antoja, pero ya sabes, que me hagan el amor, así romántico. Yo sí uso una crema de estrógenos combinados; me la recetaron en las farmacias similares porque ya no aguantaba.

La existencia histórica de la prostitución nos dice que la prostituta es la mujer dedicada a un festín transgresor de un sistema normativo y afirmador de la exigencia social de la poligamia y de la virilidad, según Marcela Lagarde. El erotismo queda proscrito para las mujeres; la sociedad destina a un grupo específico de mujeres a la sexualidad erótica, las prostitutas, para servir al erotismo masculino. La sociedad y la cultura crean a las prostitutas: a través de su cuerpo y de su existencia social se da la realización cultural del erotismo femenino que define a las mujeres como objeto del placer de otros. No es casual que históricamente se señale como puta a una mujer deseante y eróticamente libre. Para sustraerse de ese grupo social, que según las normas debe mantenerse en guetos, lejos de escuelas e iglesias, las mujeres autocalificadas de "buenas" o "de buena familia" han ocultado sus fantasías sexuales y su derecho a una vida erótica placentera. La existencia de las prostitutas, dice Lagarde, es considerada algo bueno; son mujeres "malas" por dedicarse al sexo siendo mujeres, pero "buenas" porque su presencia permite que las otras, las madres-esposas, mantengan la virginidad, la fidelidad, la monogamia y la castidad. Varios autores, desde Engels hasta Bebel y Kollontai, han descrito la prostitución como el elemento articulador entre la monogamia femenina y la poligamia masculina: la prostitución, teóricamente, mantendría al hombre dentro del vínculo matrimonial. Mientras él se diera festines eróticos con las prostitutas, conservaría una relación casta con su esposa, cuyos encuentros sexuales tendrían como finalidad la reproducción y, de vez en cuando, la satisfacción de una libido supuestamente débil y frágil.

Aquí, Susana nos ilustra:

No te equivoques, la prostituta no goza el sexo. El sexo, o más bien sus órganos sexuales, son su medio de trabajo. Me da risa que la gente cree que lo que sacan en los canales pornográficos y las entrevistas a las actrices porno son ciertas. El porno es pura fantasía, la prostitución también. No estamos para gozar, sino para hacer dinero, y los hombres están para coger, sí, pero también para que les digas que son el mejor amante del mundo aunque no sea cierto: es pura mentira a cambio de dinero. Somos parte de un teatro.

Seguramente usted ya está diciendo ¡qué patrañas!, pero ése es el contexto histórico de nuestra sexualidad. ¿Qué sucede en el siglo XXI, cuando las mujeres sexualmente activas desde los trece hasta los ochenta años se liberan de la carga prejuiciada sobre su erotismo? Sin duda, la historia está por escribirse. Lo cierto es que cada vez más mujeres, sean madres o no lo sean, escapan del cautiverio de la castidad monógama. Sin embargo, en esta transición algo está sucediendo y no podemos dejar de mencionarlo. Todavía la sociedad en general no se ha cuestionado abiertamente la manera en que perpetuamos la cosificación de las mujeres. Es decir, la doble moral sexual que nos rodea insiste en recordarnos que las mujeres somos objetos sexuales para los otros: o para la procreación de ellos, o como prostitutas para el placer de ellos. En ese contexto se ha promovido un falso equilibrio de la balanza. Muchas mujeres maduras acuden a hombres que se prostituyen con la finalidad de hallar placer. Muchas mujeres jóvenes imitan a las actrices porno, seguras de que eso significa que son tan libres como los hombres que tienen sexo sin restricciones. No obstante, en la mayoría de los casos estas actitudes de búsqueda de libertad sexual dentro del paradigma patriarcal ponen a las mujeres en situaciones paradójicas, en las cuales —como en el caso de las adolescentes que graban videos sexuales con sus parejas y que luego ellos exhiben en internet— quedan expuestas al escarnio social que califica de putas a las mujeres eróticamente libres y públicamente deseantes. Ellas lo sufren tremendamente porque hay un abismo entre el concepto y el contexto: el concepto de hacer lo que se les pegue la gana con su cuerpo queda sujeto a su contexto vital, desde cómo las trata y las ve su pareja, hasta su concepción del yo erótico, del yo mujer y del yo social. El choque ideológico deja a millones de mujeres lastimadas emocionalmente.

La búsqueda no debe terminar. Sin duda es importante lo que nuestra generación de mujeres maduras pueda transmitir a las más jóvenes para que vivan una vida erótica más plena, en la que antepongan cómo se reconocen y aman a sí mismas al cómo las reconocen los demás en la medida de su actuación sexual.

Algunas de mis entrevistadas, con una libido renacida —especialmente las divorciadas—, están buscando parejas sexuales que las hagan gozar, no sin cierto resquemor al trato que ellos puedan darles por no desear relaciones monógamas y románticas, sino eróticas y amistosas. Una de mis entrevistadas habla de su experiencia a los cincuenta y cinco años:

Ya me había divorciado. Él estaba en plena pitopausia y se fue con una de veintiséis años. Después de dos años de sufrir dije ¡basta!, y empecé a salir con mis amigas divorciadas que saben divertirse. Tuve un ligue, y todo iba bien hasta que a la tercera vez me dijo que le daba desconfianza una mujer de mi edad que sólo quisiera sexo y pasarla bien, que quién sabe qué había de malo en mí y con cuántos me habría acostado. Es horrible este doble estándar, ya se me había olvidado. Después de veinticinco años de casada y sin convivir sexualmente con otros hombres una se olvida, caray. Una amiga dice que ellos nos quieren putas y castas a la vez; yo no quiero ser ninguna de las dos cosas, sólo quiero ser feliz y libre.

Curiosamente, en el caso de las mujeres lesbianas no se da esta crisis. Las mujeres maduras que aman a otras mujeres se sienten en general más seguras, más serenas, y se entregan con mayor fruición al placer. Como hemos revelado, en las que sufren la menopausia y la caída de la libido por razones más fisiológicas, una vez que éstas se resuelven la estabilidad llega más pronto. Aparentemente, según mis entrevistadas, las relaciones con los hombres complican más este periodo. Lo que está claro es que en el tema de la sexualidad una cosa son nuestros deseos y aspiraciones, y otra los decretos sociales según los cuales ejercemos nuestro erotismo. Por eso es tan importante fortalecer la propia personalidad, ser asertivas, deshacerse de la basura emocional y salir a la vida.

Seguramente habrá en su camino hombres que sigan prejuiciados sobre la sexualidad de las mujeres, particularmente los maduros, pero otros no lo estarán. En el caso de las parejas que pasan juntas por la crisis, la mayoría lo hacen amorosamente —aunque no sin sus desencuentros—. Revelan que su vida erótica se hace menos frecuente pero más intensa, que el erotismo llega a otros niveles más profundos de intimidad y que aprenden a amarse de una manera distinta, más alegre; se vuelven a enamorar de esa persona madura que se ha transformado. Debo hacer notar que mis entrevistadas que lograron pasar la crisis trabajando en conjunto con sus parejas, hablan reiteradamente de la alegría como un elemento redescubierto en el enamoramiento de la edad madura. Es decir, ya no es la pasión de la primera etapa del amor, sino el alborozo de poder reírse con bobadas, de tenerse la confianza para practicar juegos sexuales absurdos, e incluso de burlarse juntos de algunos aspectos del envejecimiento, como tomar a broma el uso de los lubricantes. Se pierde la tensión del amor apasionado y se cambia por una más tranquila y gozosa relación. Una de mis entrevistadas de sesenta años dijo: "Tenemos un sexo menos candente pero mucho más divertido y honesto".

Sentirse deseada

Hablando de la libido y las mujeres, vayamos a la entrevista con Laila, de cincuenta y tres años:

Tenía una buena vida sexual, mucho mejor durante los primeros diez años de casada. Vinieron los hijos, la infidelidad de mi esposo, la crisis en que casi nos divorciamos cuando él cumplió cuarenta. Yo empecé con la menopausia poco a poco. Tomaba *wild yam* (camote silvestre) para los bochornos y Ribotril para el insomnio y la ansiedad. Pero lo que más me pegó fue lo de la sexualidad. Empecé a extrañar sentirme deseada, excitarme y tener una noche apasionada con mi marido. Sobre todo porque los hijos, ya adultos, se fueron de la casa. Hasta que mi ginecóloga, en una revisión, me dijo que podríamos probar con una dosis controlada de fitoestrógenos y testosterona, para ver si subía mi libido. Al mes estaba comprando juguetes sexuales y mi marido me pedía que parara, pero estaba feliz. No lo hice por él, sino por mí. Resultó que los dos estamos felices. Mi cambio hizo que él fuera con mi doctora, y ahora los dos tomamos remplazo hormonal bioidéntico muy controlado. Mi vida cambió por completo.

Tomada en dosis muy controladas, puede resultar maravillosa, como en el caso de Laila; sin embargo, hay muchas trampas detrás de la testosterona anunciada como panacea para aumentar la libido. Si no hay deseo y autoestima, una hormona no va a resolverlo todo. El citrato de sildenafil (mejor conocido como Viagra), que en los hechos no sirve de mucho en hombres con andropausia y deficiencia hormonal, endurece el pene pero no actúa sobre la libido, aunque las farmacéuticas intenten engañarlos con sus comerciales. Para evitar los embustes hay que prepararse un poco, y verá por qué se lo digo.

En 1990 las farmacéuticas decidieron crear la noción de que millones de mujeres sufrían de una enfermedad denominada disfunción sexual femenina (DSF), y que había llegado por fin una píldora para tratarla. La empresa que produce Viagra intentó vender la pastilla a mujeres con libido baja, incluso pagando a miles de ginecólogos para recetarla bajo el argumento de que participaban en un "estudio controlado". Lo que queda claro es que estos médicos irresponsables y ambiciosos nunca advirtieron a sus pacientes que ellas eran conejillos de Indias de las farmacéuticas.

Como mencioné al inicio, en su libro *Bad Pharma* el reconocido doctor y divulgador científico Ben Goldacre desnuda todas las trampas de las farmacéuticas, entre ellas ésta. Para poner en la palestra la supuesta enfermedad e inmediatamente la cura, las empresas pagaron a médicos a fin de que hicieran "estudios cerrados" y dictaran conferencias en encuentros médicos. La idea era pregonar la existencia de la enfermedad DSF. Uno de los estudios "reveló" que 43% de las mujeres tenían un problema con su libido. Imagínese, este estudio fue publicado por el *Journal of the American Medical Association* (*JAMA*), uno de los más influyentes en el mundo. A las mujeres les preguntaban si sufrían falta de lubricación, ausencia de deseo por su pareja y ansiedad sobre su actuación durante el coito, y si respondían que sí a cualquiera de estas preguntas eran consideradas enfermas del síndrome. Después de que el estudio fuera criticado en el *New York Times*, dos de los tres autores declararon que trabajaban para Pfizer, dejando en evidencia la declaración fraudulenta de una enfermedad para que los médicos convencieran a sus pacientes de que la sufrían y así recetarles un medicamento inútil. Finalmente el experimento fracasó, no sin que miles de mujeres compraran antes el sildenafil empacado especialmente para ellas, sin el menor efecto positivo. Y cómo no habría de intentarlo Pfizer, si la industria de Viagra gana 600 000 millones de dólares anualmente.[1]

La gran mayoría de los consumidores de Viagra tienen entre veinte y cuarenta años, es decir, no son hombres que requieran el medicamento para mantener una erección duradera, sino jóvenes que creen que necesitan mostrar un vigor que va más allá de su

[1] Goldacre Ben, *Bad Pharma*, Harper Collins, 2012, p. 261.

erección natural. El sildenafil precisa de receta médica en varios países, pero en otros no; además, las ventas por internet han permitido a las farmacéuticas pasarse por el arco del triunfo las regulaciones. Aún no se ha evaluado el efecto que la toma sostenida del producto puede tener en la salud de varones jóvenes, pero en unos años lo veremos y la gente dirá: "¿Cómo no nos lo dijeron?"

Debemos tener mucho cuidado, porque la industria farmacéutica sabe muy bien cómo sacarles jugo a los estereotipos culturales que la prensa repite sin responsabilidad alguna. Como han sido exhibidos, los fabricantes de Viagra han tenido el cuidado de no escribir en su publicidad que la disfunción eréctil masculina es una enfermedad, aunque ciertamente lo sugieren con una brillante mercadotecnia.

En cuanto a las mujeres, las que consideran que en verdad tienen un serio problema de falta de libido o deseo constituyen sólo 6% del total, y el resto, con un cambio integral, restauran su capacidad de goce erótico y la llevan estupendamente.[2] Sin embargo, en junio de 2013 el diario español *El País* publicó el artículo "¿Qué hay detrás de la falta de deseo sexual de la mujer?", anunciando en su encabezado el Viagra femenino. El diario, sin revelar su fuente científica, asegura que 80% de las pacientes que acuden a consulta sexológica revelan tener un deseo sexual hipoactivo. Habla de un gel intranasal denominado Tefina que contiene testosterona, que supuestamente las mujeres pueden utilizar de vez en cuando (como si las hormonas se pudieran o debieran tomar desorganizadamente). La Tefina, dice el diario, mejora el riego sanguíneo de los órganos genitales, lo que facilita el orgasmo. Resalta lo novedoso de utilizarla sólo cuando la ocasión lo amerite y, acto seguido,

---

[2] Goldacre Ben, *Bad Pharma*, Harper Collins, 2012, p. 263; Ray Moynihan, *The Making of a Desease: Female Sexual Dysfunction*, MBJ, 2003; 326 (7379):45-47; Leonore Tiefer, *Sexual Dysfunction: A Case Study of Disease Mongering and Activists Resistance*, PLoS Medicine, 11 de abril de 2006; 3(4): e178.

entrevista a un urólogo que asegura que "el origen de la falta de ganas está en nuestra cabeza". La pastilla denominada Lybridos, sigue el texto, inventada por el holandés Adrian Tuiten, contiene sustancias químicas similares a la testosterona y un ansiolítico denominado buspirona. Al final del reportaje el sexólogo Santiago Frago explica que se debe reivindicar el derecho a no sentir deseo sexual todo el tiempo, y advierte sobre la peligrosidad de tomar hormonas sin que el organismo las necesite.

Así que cuidado con lo que le quieran vender. El desequilibrio hormonal inducido es tan riesgoso para los hombres como para las mujeres; imagine la paradoja: le dan un producto para mejorar su libido y terminan arruinándosela fisiológicamente.

Vale la pena hacer un alto y preguntarnos si nuestro interés en recuperar el deseo erótico yace en una necesidad intrínseca, o en la presión social o de terceros. Esto es muy importante, porque allá afuera hay mucha gente dispuesta a hacernos creer a hombres y mujeres que si nuestra libido se ha suavizado sufrimos de alguna enfermedad o hemos perdido valía social. Yo propondría que cada persona que se encuentre en este predicamento escriba una especie de mapa de su libido; digamos, que busque en sus recuerdos a qué edad sintió los primeros destellos de deseo (eufemísticamente llamados mariposas en el estómago) y vaya reconstruyendo la historia personal del orgasmo; es decir, cuándo y cómo descubrió el deseo, y cómo éste se convirtió en placer. Me parece que dicho ejercicio puede ser muy útil para adquirir mayor claridad sobre los cambios que hemos tenido y las influencias externas que impulsan a cada quien a expresar su sexualidad o a reprimirla. Uno de mis entrevistados me dijo: "Después de dejar los antidepresivos, he sentido no mariposas, sino águilas en el estómago. Sé que la disminución de mi libido era farmacológica". A algunas personas les parecerá absurdo escribir su historia psicoerótica, pero si no mapeamos cómo hemos construido a partir de la experiencia nuestra concepción del amor y el erotismo, no podemos trazar la ruta de nuestro destino. Esto es importante porque a lo largo de casi diez años en que he documentado periodísticamente el abuso sexual infantil y la explotación sexual de jóvenes y adultas, he descubierto que la mayoría de las personas que viven un abuso sexual en la infancia pasan el resto de sus vidas en la negación o la escisión entre el placer y el sexo, y cuando llega la crisis de la edad madura salen a relucir los efectos del trauma infantil no resuelto. Lo mismo sucede con aquellas personas educadas en entornos muy conservadores, que crecieron con la cabeza llena de tabúes y de pronto descubren que deben convertirse en grandes amantes para que su pareja no las abandone durante la edad madura.

Al escribir la historia personal de la libido, tal vez valga la pena hacer un recuento de las y/o los amantes que hemos tenido, y la forma en que el cuerpo ha elaborado su propia historia erótica a partir de los descubrimientos; esto es importante porque casi siempre se habla de la historia erótica como una especie de compendio de logros de seducción, a diferencia de lo que aquí propongo, que es reconocer la geografía erótica y amorosa personal. Pienso que cada ser humano es único, que cada hombre y mujer construye su deseo a partir de una experiencia íntima con su cuerpo y su manera de escucharse y complacerse o reprimirse. Sólo así cada cual puede descubrir dónde estuvo, está y estará su libido, y qué planes tiene para su vida erótica futura, de tal manera que ni la mercadotecnia ni la presión social dicten su estado emocional respecto a la sexualidad madura.

Detrás de la industria farmacéutica hay muchas mentiras que repetimos una y otra vez por no investigar más allá de Google. Por eso en este libro hemos visto con mayor detenimiento algunos aspectos relacionados con las hormonas, los medicamentos y suplementos para la menopausia y la andropausia, sus pros, sus contras y las alternativas.

Aunque hay mujeres a quienes un tratamiento suplementario controlado de testosterona acompañado de estrógenos, pregnenolona y otras hormonas les ha cambiado la vida positivamente, no podemos dejar de lado la importancia de revisar más ampliamente nuestro psicoerotismo y nuestro historial de deseo sexual, porque ciertamente hay mujeres con una libido más apagada que otras y eso no las hace mejores o peores, adecuadas o inadecuadas. Somos simplemente distintas. A lo largo de las últimas décadas tanto mujeres como hombres han acudido a psicoterapia para buscar solución a asuntos que están directamente relacionados con la bioquímica. Yo soy una firme creyente de la importancia de mantener un buen equilibrio entre la salud psicoemocional, la física y la espiritual —que no necesariamente implica religiosidad, sino la búsqueda de balances profundos que nos permitan tomar decisiones informadas, libres y mejores para nosotras—.

Me preocupa descubrir ese binomio de blanco y negro, en el que los patrones culturales llevan a las personas a buscar la solución de su crisis de la edad madura solamente en la medicina, o solamente en la psicoterapia, o peor, ¡solamente en el Viagra! He descubierto a través de las entrevistas, particularmente con mujeres y con parejas gays y lésbicas, que hay quienes durante años han hurgado en su pasado, sanado traumas y disuelto conflictos, y aun así han sido incapaces de superar problemas que en realidad podrían haberse resuelto gracias a una buena intervención multidisciplinaria que incluyese los análisis de sangre adecuados para determinar desequilibrios en la salud hormonal, así como una buena planeación nutricional para cambiar la dieta con la finalidad de mejorar la producción por parte del organismo de ciertas sustancias químicas que son medicinas naturales. Es decir, cuando hablo de salud hormonal no me refiero únicamente a las terapias sustitutivas de las hormonas más conocidas que hemos enlistado en páginas anteriores; estoy hablando de esta nueva corriente de medicina restaurativa que confronta los viejos esquemas y valores de la medicina convencional. Por ello he entrevistado y estudiado para este libro a exponentes de dicha nueva visión integral de la salud, como el doctor Víctor Valpuesta, de México, y los doctores estadounidenses Sergey A. Dzugan y Michael Colgan. No quedan fuera la doctora en psicología Helen Singer Kaplan, la feminista inglesa Natasha Walter, la afamada andróloga catalana Ana Puigvert ni la reconocida antropóloga y etnóloga Marcela Lagarde y de los Ríos.

La idea es viajar por el intrincado mundo de la salud integral con el propósito de poner al alcance de todos la oportunidad de ser partícipes activos de su transformación vital, no desde la enfermedad, sino desde la posibilidad de tener una vida madura saludable. Para que no nos vendan, ni nos intenten vender, píldoras mágicas.

Cougars o mujeres liberadas

En este libro no estamos hablando solamente de los aspectos bioquímicos, sino también de cómo llegamos a esta etapa transicional. Así, al revisar nuestra vida emocional y nuestro historial erótico, y para comprender hasta dónde la cultura nos presiona a ser atractivas o estar sexualmente disponibles para seguir formando parte de ese exclusivo club mundial, al que pertenecen millones de mujeres pero en el que sólo las cachondas tienen vigencia, tenemos que analizar los nuevos fenómenos sociales.

No es una casualidad que haya surgido el nombre de *cougar* para designar a las mujeres de más de cuarenta años que aún son sexualmente activas y que experimentan su sexualidad con hombres más jóvenes que ellas (porque en general los de su rango de edad ya tienen problemas con la andropausia, o los solteros no las miran porque les parecen muy grandes). Estas mujeres tienen más mañas, o, como dijo una entrevistada cubana de cincuenta y seis años: "Yo soy una mujer maravillosa y estoy harta de los hombres de mi edad, que lo que quieren es una sirvienta que los cuide, y no una compañera de viaje".

A principios del año 2000, un sitio canadiense de citas por internet comenzó a utilizar el término *cougar* (puma, en inglés) para referirse a las mujeres mayores de cuarenta años que se mantienen juveniles y que buscan relacionarse con hombres más jóvenes que ellas. Muy pronto la televisión norteamericana comenzó a usar el nombre de este animal depredador para designar a quienes en los años sesenta se les llamaba *señora Robinson*, en alusión a la película *El graduado* (1967), en la que Dustin Hoffman, en el papel de un joven recién egresado de la carrera, establece una relación con una mujer casada mucho mayor que él. La película explora uno de los grandes tabúes de la sexualidad femenina: la mujer mayor de cuarenta años aburrida de su esposo. Ella tiene gran apetito sexual y lo explora con un hombre más vital que sus coetáneos.

Mientras para los hombres el relacionarse con mujeres más jóvenes no es solamente aceptado, sino en muchos casos celebrado socialmente como parte de su camino hacia el éxito, para las mujeres sigue siendo un gran tabú. De ahí que el nombre de la felina depredadora prendiera como pólvora en películas de Hollywood y series de comedia, incluso en países no anglosajones que han adoptado el término inglés para referirse de forma peyorativa a las mujeres que se enamoran, casan o emparejan eróticamente con hombres menores que ellas. Esta denominación ha causado tanto revuelo que la norteamericana Valery Gibson escribió un exitoso libro con el título *Cougar: A Guide for Older Women Dating Younger Men* (no traducido al español). La autora declara en esta "guía para mujeres mayores que salen con jóvenes" que cuando el término salió a la luz era peyorativo, pero ya no lo es, y acto seguido plantea las reglas y el perfil de una mujer *de este tipo*. Asegura que "una mujer *cougar* es segura de sí misma, se mantiene atractiva y sana, tiene mucho interés en el sexo y el placer, es económicamente autónoma, no quiere tener hijos ni casarse". Pero en la realidad, aquellas a quienes se ha calificado de esa forma, desde la actriz Demi Moore hasta mujeres no famosas, aseguran que ellas se enamoraron, o les gustó, un hombre joven no por su edad, sino por otras características, y todo ese barullo les parece en general muy sexista, bobalicón y despectivo tanto para ellas como para sus parejas. A pesar de ello, las revistas del corte de *Cosmopolitan* y *Maxim* le han sacado jugo al discurso popular que explora con morbo y avidez adolescente a "estas nuevas mujeres" como si fueran una raza recientemente descubierta en el planeta.

La actriz británica Joely Richardson, novia del multimillonario ruso Evgeny Levedev, propietario de varios periódicos en el Reino Unido, dijo en una entrevista que el vocablo *cougar* le parecía increíblemente ofensivo. Ella tiene cuarenta y un años, y su pareja recientemente cumplió treinta. En una entrevista publicada en el diario *Express* del 6 de junio de 2010, Joely, a quien se le preguntó qué se sentía ser una *cougar*, respondió que "implica que eres un animal depredador agresivo. Nada más lejos de mi experiencia. Yo jamás me he aproximado a un hombre más joven, son ellos quienes me buscan y procuran, lo que es una gran sorpresa para mí. Y lo mismo les ha sucedido a otras mujeres que están como yo, con hombres más jóvenes. Han sido ellos los seductores, no nosotras".

Cuando estaba preparando los cuestionarios para este libro, comenté el asunto con una buena amiga cubana que lleva un par de años de relación con un hombre catorce años menor que ella (treinta y seis contra cincuenta). Ana sonrió y me dijo:

En mi caso es muy claro: cuando me divorcié, mi marido, como es muy exitoso económicamente, había abandonado su apariencia, engordó, perdió interés en el sexo y en la pasión entre nosotros, se volvió increíblemente neurótico y no pensaba más que en su dinero y su poder; además, bebía mucho y siempre llegaba de las comidas de trabajo pasado de copas a tumbarse en la cama como un burro. Perdió la libido y siempre estaba de mal humor en casa. Yo sigo estudiando y aprendiendo cosas nuevas. Aunque no me dedico a mi apariencia obsesivamente, me mantengo en forma, hago ejercicio, me siento llena de vitalidad, de deseo y de amor por la vida. En cuanto me divorcié, los que se me acercaban siempre eran hombres más jóvenes. Todo fue muy natural. Mi pareja es inteligente, culto y simpático (yo nunca podría estar con un idiota). Pero también es cierto que es hermoso y superdedicado en el sexo. Los hombres mayores o de mi edad en general traen mucho equipaje emocional, mucha basura que no han trabajado. No me atrae estar con un hombre que quiere una doméstica y no una pareja igual, que quiere cocinera, lavandera y ama de casa. Los más jóvenes no piensan así, ellos buscan una mujer con quien pasarla bien y, en mi experiencia, son menos machistas. Hay un tema generacional en esto que no podemos negar.

Respecto a las diferencias, si es que las hay, entre una mujer con un hombre más joven y un hombre con una chica, las respuestas resultaron por demás interesantes. Ana sigue hablando:

Mi marido me fue sexualmente infiel muchas veces, hasta que me harté. Siempre con mujeres más jóvenes o con prostitutas. Ahora mismo él está con una chica rubiecita de veintidós años. Se parece a Cristina Aguilera, hasta viste como ella, pero la niña es bobalicona. Creo que la diferencia es que ellos las buscan chiquillas para dominarlas, para educarlas a su manera, para sentirse admirados por alguien que no sabe mucho de la vida. Para ellos es un asunto sólo de ego; para algunas como yo es querer un compañero, aunque no niego que es lindo sentirse querida. A diferencia de muchos hombres, las mujeres de mi generación hacemos de todo para mantener el romance en el matrimonio. Ellos hacen muy poco, es como si por traer mucho dinero quedaran exentos de ser cariñosos, cuidadosos, tiernos y románticos. Yo no podría estar con un hombre ignorante, que no trabaje o que quiera estar conmigo porque tengo dinero, aunque no tengo tanto.

Fue entonces cuando decidí incluir en mi cuestionario la pregunta, tanto para hombres como para mujeres. Quería cruzar información, saber si los hombres ven mal que una mujer esté con un hombre más joven. Y efectivamente, 80% de los hombres de más de cincuenta ven extraño, ridículo o hasta patético que una mujer esté con un hombre más joven. Mientras, ante la pregunta sobre los hombres que salen con mujeres más jóvenes, la respuesta en general fue que si están enamorados o es sólo por diversión no le ven nada de malo, mientras ellas seán mayores de edad. La gran mayoría de los hombres respondieron que sí les inquieta pensar que su pareja o ex pareja se sienta atraída por un hombre más joven, porque "la competencia sería injusta". En general, tanto hombres como mujeres se sienten humillados e inseguros cuando su pareja se va con una persona más joven, porque, como dijo un entrevistado, "me sentí desechado, como si me dejara por viejo".

En este tema de las mujeres mayores que sus parejas o amantes, hay tres corrientes claramente definidas. La primera es la de aquellas mujeres que reproducen los paradigmas del machismo extrapolados en "hembrismo", que cosifican a las mujeres y a los hombres, como la propietaria del sitio <urbancougar.com> y las autoras de <cougarsconnection.com> y otros sitios que encuentran simpático el nombre de la felina depredadora, y llaman de forma peyorativa a los hombres jóvenes *cubs*, o cachorros, equiparándolos a su vez con tiernos animalitos que son cazados por una felina-madre. Esta corriente plantea el derecho de las mujeres a estar con hombres más jóvenes como una forma de reivindicar la sexualidad de las mujeres maduras, durante siglos acallada y mutilada, una especie de revancha por lo que los hombres han hecho con mujeres jóvenes, todo con un discurso superficial, lleno de clichés y de supuestas reivindicaciones con un tinte ligeramente porno (basta ver las imágenes de las mujeres en sus sitios). Su lenguaje es sexista, frívolo y degradante para ambos, hombres y mujeres.

Después están los investigadores, como Michael Dunn, psicólogo de la Universidad de Gales, quien luego de analizar las preferencias de 22 400 mujeres solteras en sitios de citas, descubrió que todas dicen buscar hombres de su misma edad. A partir de ese estudio asegura que las *cougars* son un mito, que las mujeres siguen buscando hombres mayores o de su edad, y que se guían por el tipo de auto que ellos tienen. No han faltado las respuestas a Dunn. Valerie Gibson lo acusa de ser misógino y no entender que las mujeres han cambiado sus conductas sexuales, aunque no todas se atrevan a decir que les gustaría estar con hombres más jóvenes. Como otras que han estudiado el fenómeno, insiste en que en general son los hombres quienes se acercan a las mujeres, aunque sean ellas quienes dan el sí final.

En tercer lugar están las mujeres famosas que se muestran, como hemos dicho, indignadas ante el estereotipo creado. Demi Moore, de cuarenta y siete años, y Ashton Kuchner, de treinta y dos, se casaron y vivieron una relación de pareja romántica y en entorno familiar con los hijos de la actriz. En el mismo caso están Susan Sarandon y Tim Robbins, Goldie Hawn y Kurt Russell, Reese Witherspoon y Jake Gyllenhaal, Julianne Moore y Bart Freundlich, y Madonna y Guy Ritchie. Aunque los medios insistieron en retratar a dichas mujeres como *asaltacunas*, ellas insistieron en que no usan a los hombres, sino que se enamoraron y se sintieron reconocidas, amadas, más atractivas y más sexuales. Justo lo que muchos hombres han dicho cuando se enamoran de mujeres más jóvenes que ellos.

Como correlato, están los hombres jóvenes que se sienten verdaderamente atraídos por mujeres mayores que ellos. Un entrevistado, pintor italiano de treinta y seis años casado con una famosa escritora portuguesa de cincuenta y dos, me dijo:

Yo estaba harto de las mujeres jóvenes, superficiales, obsesionadas con un romanticismo artificioso, con un reloj biológico y un paradigma de relación que nunca me interesó. Algunos hombres nos enamoramos de mujeres maduras, brillantes, equilibradas, que no juegan juegos manipuladores, que no presionan para casarse, más respetuosas de las diferencias. Yo me enamoré de una mujer de la que aprendo. Me ofende que digan que es mi complejo de Edipo; mi padre era diez años mayor que mi madre y nadie los juzgó por ello. Es un doble rasero insultante, que crean que los hombres que estamos con mujeres mayores que nosotros somos presas de algún tipo, bobos engatusados o aprovechados y aviesos. Nosotros llevamos cinco años juntos y nunca había sido más feliz, tenemos una relación inmejorable; somos dos adultos enamorados que resulta que nacieron en décadas diferentes.

Por superficial que parezca este tema, es central, porque nos muestra que nos enfrentamos a varios fenómenos socioculturales, en que mujeres mayores de cuarenta años han roto la barrera del determinismo reproductivo que se inició con De Gardianne y luego fue reforzado en los años cuarenta por la doctora Helene Deutsch. Paralelamente, millones de personas reinventan o deconstruyen el modelo amoroso y romántico tradicional, que para ellas ya no es aplicable. Esto sucede en un contexto mayoritariamente tradicionalista que reprueba aquello que le resulta incomprensible.

Sin duda, el prejuicio sobre las mujeres enamoradas de hombres más jóvenes tardará muchos años en desaparecer, pero la evidencia muestra que un atavismo ha sido derribado.

Heteroflexibilidad y "segunda vuelta"

La menopausia, pues, está lejos de ser la etapa de la *locura* de las mujeres, de la muerte reproductiva, de la decadencia del cuerpo femenino, que pierde su utilidad social al no poder hacer germinar la semilla masculina. Es en realidad la segunda vuelta de la revolución intelectual y sexual de las mujeres, en que los tabúes se colapsan y las mujeres demuestran lo que la ciencia ya nos había dicho —y muchos médicos puritanos negaban sistemáticamente—, que la libido de las mujeres se mantiene viva durante muchos más años incluso que la masculina, y que con un buen equilibrio hormonal la mujer puede tener un orgasmo hasta el último día de su vida.

El sexo, como ya hemos visto, está sujeto a una construcción social, a un modelo transformable. La antropóloga feminista Marta Lamas asegura que a partir de múltiples interpretaciones de la vida sexual se comprueba que justamente la sexualidad es de lo más sensible a los cambios culturales, a las modas, a las transformaciones sociales.

Ahora bien, también está el otro lado de la moneda: la presión para ser sexualmente atractivas y estar eróticamente disponibles cuando no nos da la gana. Hemos hablado, en nuestro capítulo sobre la libido femenina y el psicoerotismo, de las presiones culturales y de cómo cada persona construye su narrativa erótica a partir de sus primeros encuentros sexuales. De la mano de ello están las presiones culturales y los preceptos científicos que nos ayudan a construir los prejuicios sociales. A principios del siglo pasado Freud señaló la calidad indiferenciada de la libido sexual;

el austriaco aseguraba que el ser humano es básicamente un ser sexual, cuya pulsión lo llevaría a una actividad sexual indiferenciada, o "perversa polimorfia", y de no ser porque la cultura orienta artificialmente hacia la heterosexualidad, la bisexualidad sería una práctica muy común. Basta ver a las nuevas generaciones de menos de veinticinco años: ellas y ellos están practicando la bisexualidad indiferenciada sin cargas de culpa o juicio moral interno.

Aquí hay dos fenómenos que se entrecruzan y que resulta interesante abordar. El primero es el número cada vez mayor, en todo el mundo, de mujeres maduras que se divorcian luego de largos matrimonios con hombres y de pronto descubren el amor y la pasión erótica con una mujer. El segundo es la creciente normalización que mujeres y hombres de entre dieciocho y treinta años hacen de la bisexualidad, en México y el mundo. La exploración sexual se relaciona con lo que la otra persona, más allá de su género, representa eróticamente para cada quien; es lo que en psicología se llama sexualidad de amplio espectro. Cada vez más personas de las nuevas generaciones se autodenominan *heteroflexibles* o *polisexuales*, es decir, que lo mismo pueden enamorarse de alguien del sexo opuesto que de alguien del mismo sexo.

En el primer caso, cuando hablamos de mujeres maduras que se enamoran de mujeres por primera vez a partir de una crisis de la edad, podríamos distinguirlas en dos grupos: en el primero están aquellas que desde la infancia deseaban y amaban a las niñas pero cuyo entorno, educación y principios religiosos les impidieron hacer patente su lesbianismo. Entonces se sometieron a las reglas de la heterosexualidad y se casaron para tener una familia y cumplir con el estereotipo de género que dice que las mujeres se casan con hombres, tienen hijitos y luego son abuelas. En el segundo están las mujeres cuya plasticidad de la sexualidad y el amor no se queda sujeta a normas culturales y etiquetas artificiales. Son las mujeres que efectivamente desean a los hombres y se enamoraron de uno, o de varios hombres, y en esta nueva etapa de su vida deciden explorar su autonomía psicosexual y amorosa con una mujer; que prefieren envejecer al lado de una mujer con quien tienen muchas más cosas en común que con un hombre. La doctora Stephanie Coontz, catedrática del Evergreen State College, experta en historia y estudios de la familia, asegura que las mujeres pasan más del doble de tiempo que los hombres haciendo trabajo emocional para que su matrimonio funcione; ella afirma, basándose en diversos estudios académicos sobre las mujeres maduras y el divorcio, que las mujeres tienden a estar mucho más insatisfechas en el matrimonio que los hombres; se hartan de la sobrecarga de responsabilidades domésticas, de la carga educativa y emocional de la crianza y del buen funcionamiento del hogar. Aunque está claro que cada vez más hombres trabajan por una relación conyugal más equitativa, la gran mayoría siguen dejando en ellas la carga de educar a los hijos y llevar el hogar; además, las empresas siguen exigiendo a los hombres horarios que imposibilitan su participación activa en el hogar y la crianza.

De ahí que durante la crisis de la edad madura muchas mujeres sopesen los pros y los contras de seguir en un matrimonio donde hay más insatisfacciones que beneficios y en que los hijos e hijas, si los hay, ya son adultos y han salido de casa. Para algunas, el redescubrimiento de su sexualidad, su cuerpo deseante y su libertad se relaciona también con el síndrome del nido vacío; entonces, como revelaron ciertas entrevistadas, ya no sienten el compromiso de seguir trabajando por el matrimonio por el bien de los hijos o hijas. Quieren una vida propia, excitante y gozosa, y si hay alguien allá afuera que quiera dárselas, pues no se pierden la oportunidad.

Freud dijo que los seres humanos llegamos al mundo como criaturas bisexuales. Ya después sobre esa idea se asignaron cualquier cantidad de adjetivos para calificar como patológica tanto la actividad bisexual como la homosexual o lésbica. Lo cierto es que cada vez hay más hombres menores de treinta años que se definen como heteroflexibles (eminentemente heterosexuales pero bisexuales en prácticas cotidianas), al tiempo que existe un creciente fenómeno de mujeres adultas que se enamoran de mujeres en su "segunda vuelta" por la vida. Salma, una entrevistada, académica mexicana de cincuenta y siete años, lo explica así:

> El que pidió el divorcio fue mi marido, aunque francamente yo había entrado en una crisis existencial a partir de mi proceso menopáusico y nuestro ciclo estaba por terminar. Estuve casada veintiún años y tengo dos hijos que amo con locura. Estuve muy enamorada de mi marido, pero algo me pasó, quedé harta de los hombres, de su machismo sutil, de cómo les gusta el poder, en fin [...] y divorciándome conocí a una mujer súper interesante. Para cuando me di cuenta estaba enamorada, y ella es lesbiana desde siempre. Me atreví a explorar esos sentimientos. Llevo cinco años feliz. Me siento más completa, más yo misma, disfruto enormemente todo, desde el sexo hasta la convivencia, los viajes, todo. Es como una segunda oportunidad, una vida totalmente nueva. Debo decir que cuando pasaba por lo peor de la menopausia estaba segura de que ya era una vieja, de que ya no me interesaban ni el placer ni el sexo ni la diversión. Ahora entiendo que hay muchas formas de vivir el amor.

Las mujeres que a partir de los cincuenta exploran el amor erótico y de pareja con mujeres cuentan anécdotas muy parecidas. Una maestra norteamericana de Washington, cuya historia es similar, me dijo: "Esto es como descubrirte sabia, madura, libre, como saber de pronto que eso del género de verdad es una fabricación cultural que nos dice que ser heterosexual es algo estático. De pronto descubres otra forma de amor, y sin descalificar la anterior aprendes a gozar esta nueva. Es genial".

Entre las mujeres maduras que se atreven a explorar nuevos panoramas vitales y emocionales encontramos de todo. Lo interesante radica en la posibilidad de que la crisis de la edad madura permita, cuando cada una lo considere necesario, refundar su ser mujer, ya sea construyendo nuevas historias sobre los andamios de una relación previa, amorosa y duradera, o con la reinvención de una misma con cualquier persona que considere ideal para transitar esta segunda parte del camino.

9

Estrógenos maravillosos

El porcentaje de mujeres de más de cincuenta años se ha triplicado en el último siglo. La expectativa de vida femenina era de cincuenta años en 1900, hoy es de 81.7 años.

—Barbara Seaman

Aun en la forma de considerar el paso del tiempo se advierte la desigualdad de género; ya hemos visto cómo la novelista y ensayista estadounidense Susan Sontag hacía notar en 1979 que ese transcurso natural es señalado como fuente de madurez para los hombres y de descomposición para las mujeres. Sin embargo, a partir de la primera década del siglo XXI algo interesante ha sucedido con las mujeres del mundo: como resultado del movimiento feminista, millones de mujeres maduras se han salido del modelo tradicional de la mujer menopáusica que se deja caer en los brazos de la vejez y se dedica en cuerpo y alma a ser la nana de los nietos y la enfermera de la familia, o de aquel otro en el que abdica aún más de su individualidad para graduarse como la sirvienta material y emocional de su grupo social. Y no lo digo de una manera peyorativa, trata de una aspiración, más bien puntualizo que en realidad se consagran a servir a todos y todas menos a ellas mismas. Hay una gran diferencia entre ser una anciana sabia o una sanadora y convertirse por decreto social en una mujer cuya vida personal "ha terminado" cuando deja atrás la fertilidad fisiológica. Hoy en día, más y más mujeres entran en la edad madura con orgullo, fortaleza y muchas ganas de utilizar su fertilidad intelectual para convertirse en maestras gozadoras de la vida, con mucho camino por andar.

Se han logrado equilibrios positivos. La crisis de la edad las impulsa a renovarse, a estudiar lo que siempre soñaron, a trabajar en algo que toda la vida pospusieron, a cultivarse y a gozar más su tiempo libre. Y las que son abuelas disfrutan más el serlo —siempre y cuando ellas elijan las condiciones de convivencia y cuidado de las y los nietos—. Ciertamente, mis entrevistadas lo reconocen y lo demuestran, como Ana, historiadora y activista mexicana:

Estoy en el mejor momento de mi vida. Me siento plena, segura de mí misma, feliz con mis hijas y orgullosa de ver cómo se han convertido en extraordinarios seres humanos. Ahora que soy abuela lo disfruto como no te imaginas. Me doy cuenta de que cuando mis hijas eras bebitas yo estaba llena de miedos e inseguridades; ahora, en cambio, sé muy bien lo que hago. Me encanta ayudar a mi hija con el bebé, pero pongo reglas muy claras: tengo una vida personal y no voy a ser madre sustituta. Soy la abuela, y si planeamos con tiempo mi convivencia y cuidados del bebé estoy feliz. Mis hijas han entendido que nuestra relación cambió, que ser abuela no es ser su sirviente o su nana gratuita. La claridad nos permite disfrutar todo y no usar la culpa ni la manipulación.

Ha cambiado nuestra noción de vejez. Antes, a los sesenta años ya se entraba en la ancianidad. ¡Ah!, la tercera edad, esas palabras que nacieron como un eufemismo políticamente correcto, han cambiado nuestro lenguaje. Sí, y con él la percepción de lo que significa llegar a la edad madura. Ya no se habla de decrepitud biológica y mental, sino de llegar al final de la vida con cierta lucidez y con lo menos posible de achaques.

Además de los cambios socioculturales en la percepción de las personas mayores de cincuenta años, en ciertos grupos sociales se han vuelto comunes las intervenciones estéticas de diversa índole y su consiguiente abaratamiento: rejuvenecer artificialmente con bisturí cuesta menos que hace veinte años. Aquí encontramos una paradoja, porque si la gente se opera, eso significa que no acepta el envejecimiento, y si no lo acepta como parte de la vida es que sus percepciones no cambiaron. "Odio la vejez", me dijo una entrevistada de sesenta años que se hace todo cuanto está a su alcance para volver a los cuarenta. "No me quiero hacer vieja ni parecer abuela" (aunque sí lo es). La idea de lo que significa ser mujer adulta tiene muchos matices, y de ellos vamos a hablar.

Millones de mujeres no se conforman con esa máxima de la gran Sontag. Como hemos visto, desde el año 2000 se ha puesto en boga el remplazo hormonal, aunque para ser franca aún nos encontramos en la prehistoria de la salud hormonal integral y ésta sigue siendo una medicina para las élites. Las mujeres, como casi siempre, hemos sido las conejillas de Indias de las empresas farmacéuticas y de muchos ginecólogos irresponsables. Es hora de liberarse de las mentiras de las farmacéuticas y de los malos médicos; sólo así se pueden tomar decisiones informadas y libres.

El estrógeno

Lo primero que debemos saber es que conocemos como estrógeno el grupo de 30 diferentes tipos de hormona estrogénica. Normalmente nos enfocamos en los tres principales, digamos que los líderes: estriol, estradiol y estrona. Al estriol se le conoce como el estrógeno noble, puesto que además de haberse demostrado que su presencia ayuda a prevenir el cáncer, con su uso adecuado y limitado no se vincula directamente al cáncer de mama o de ovario. El estradiol es el más conocido porque se ha demostrado que en altas dosis y en desequilibrio con otras hormonas sí puede causar cáncer. Su presencia en los hombres es vital para la salud espermática. Y finalmente, la estrona, cuando no conserva un equilibrio —sobre todo con la progesterona y la pregnenolona—, puede causar cáncer o coadyuvar al desarrollo de la enfermedad en pacientes con predisposición genética. Es el caso de Angelina Jolie, quien presenta un gen BRCA, del que hablaremos más adelante.

Según la reconocida Natalie Angier, ganadora del premio Pulitzer por sus artículos científicos en el diario *The New York Times*, los estrógenos son facilitadores de las emociones. Actúan en el cerebro a través de multitud de intermediarios, neurotransmisores, factores de crecimiento nervioso y neuropéptidos, como la serotonina, conocida sobre todo por su papel en la depresión. Actúan también a través de opiáceos naturales y de la famosa oxitocina, que veremos después.

A los estrógenos se les considera unificadores, y tienen como una de sus metas principales la de permitir que se generen las emociones. Erróneamente, durante siglos los científicos han relacionado a esta hormona femenina con la conducta sexual de las mujeres. De ahí el mito, ahora descartado, de que la libido femenina responde sólo a la fase de fecundación del ciclo menstrual. Aún hoy día sexólogas con información muy atrasada aseguran, en la televisión y en sus libros, que las mujeres atraen a los hombres cuando sus ovarios están listos para ser fecundados. Ahora sabemos que las mujeres no tienen más relaciones sexuales mientras ovulan, sino cuando les place. Muchas practican el coito durante la ovulación, específicamente para embarazarse, pero hay una decisión informada de por medio.

Las mujeres, ha dicho Angier, han demostrado ser prácticamente invariables en su excitación fisiológica, con independencia de la fase del ciclo en que se encuentren. Como sabemos, el deseo es multifactorial, aunque efectivamente los estrógenos —principalmente la testosterona— juegan el papel de disparadores de la libido. Sin embargo, el contexto en que esto sucede es importante; por ejemplo, las mujeres que usan pastillas anticonceptivas (que deprimen la libido) suelen tener menos relaciones sexuales y menos orgasmos que aquellas cuya pareja sexual está vasectomizada o las que usan condón o espermaticida. Las mujeres lesbianas, que por supuesto no temen embarazarse, están 25% más dispuestas al coito durante la ovulación y tienen el doble de orgasmos en ese periodo. Las hormonas, las emociones y el condicionamiento social están vinculados entre sí.

El embarazo y el estrógeno

Tal vez le resulte extraño que en un libro sobre menopausia hablemos de embarazo, pero es vital porque durante la menopausia se recrudecen —o se potencian— los cambios hormonales que se dieron durante el embarazo. Cuando una mujer está embarazada bajan radicalmente sus niveles de estrógeno; de otra manera, el sistema inmunológico tomaría al feto como una entidad extraña y se iría contra él con toda su fuerza. La progesterona se eleva, puesto que cambian los equilibrios. Como el organismo es genial, la mayoría de las mujeres embarazadas llevan estupendamente estos cambios; lo más que puede suceder es que se sientan muy emotivas, pero cómo no estarlo si llevan un ser humano dentro. Una vez que nace la criatura, los estrógenos suben significativamente y la progesterona cae de forma radical. Esto sucede para que la madre esté fuerte y sana, y transmita anticuerpos en la leche materna a su bebé.

Quizá usted ya sepa que una de cada diez mujeres sufre lo que llaman *postpartum blues* o depresión posparto. Este problema se da cuando los estrógenos suben como un cohete horas después del parto y generan un desequilibrio neuroquímico, es decir, el organismo produce fuertes dosis de acetilcolina y dopamina, neurotransmisores que cuando se encuentran presentes en grandes cantidades son causantes de depresión y sentimientos extremos que algunas mujeres califican como lo más parecido a la locura. A las otras nueve mujeres lo que les sucede es que su cerebro produce el aminoácido esencial triptofano, que está relacionado y ayuda a que fluyan mejor algunos neurotransmisores, como la serotonina, que es un antidepresivo natural.

Cuando se tiene depresión posparto, como el triptofano no aparece y el cortisol (la hormona del estrés) sube al techo, las mujeres quedan postradas, sin ganas de cuidar a su bebé, a veces hasta queriendo hacerle daño, inseguras de todo y convencidas de que son incapaces de sentirse conectadas emocionalmente con la criatura y con su pareja. Durante meses se sienten infelices, fatigadas y, por supuesto, su libido desaparece como una gota de agua en el desierto —aunque todas las mujeres reportan que la libido desaparece los primeros meses posparto, estén o no estén deprimidas—. En algunos casos, la mujer queda como anestesiada ante la vida. Atender este síndrome es importantísimo, y ninguna mujer ni su bebé ni su pareja, en caso de que la tenga, deberían pasar por semejante sufrimiento sin ayuda. Por desgracia, todavía hay ginecólogos que ante una depresión posparto le dicen a la mujer que se aguante o le recetan un antidepresivo sin atender su salud hormonal. De hecho, una buena intervención —por ejemplo, con pastillas de triptofano— puede contribuir a disminuir la depresión ayudando al cerebro a equilibrar la producción de serotonina naturalmente. Otra vez: la medición de niveles hormonales en sangre y saliva es vital. Sin embargo, casi ningún ginecólogo o ginecóloga la practica.

Tal vez usted sepa que en los años setenta se puso de moda el suplemento natural de triptofano para tratar la depresión en general. Por desgracia, cierta cantidad del medicamento, producido en Japón, estaba contaminada. Eso le dio un mal nombre, pero ya hay farmacéuticas que lo elaboran con gran control de calidad.

Cierro el tema de la depresión posparto diciendo que en México se receta en gran medida el Prozac. Éste, como la mayoría de los antidepresivos, desactiva la libido, y además tiene un listado de más de treinta efectos colaterales negativos que usted debe conocer antes de tomarlo.

Algunas cosas que usted debe saber y recordar:

Los estrógenos fluyen en el cuerpo femenino en ciclos de 28 días. Bajan radicalmente durante la menstruación, suben rápidamente a la mitad del ciclo y disminuyen nuevamente al final de la ovulación, es decir, entre los días doce y quince. Dieciséis de los 28 días de cada mes el cuerpo de la mujer tiene niveles bajos pero estables de estrógenos. Entre el día 22 y el 28 la progesterona sube de manera estable y con fuerza. Un buen tratamiento de restauración hormonal implica reproducir el patrón y las fases naturales del organismo. Nadie debería utilizar estrógenos sin progesterona; la idea no es responder como sea a una petición de hormonas, como lo hizo el mal médico cancunense del que hablaremos en el siguiente apartado, sino ayudar al organismo a recuperar su ciclo vital, además de hacer estudios para saber si el desequilibrio hormonal es el causante de la depresión clínica.

Cada mujer es diferente, cada una produce diferentes niveles de estrógeno. Algunas producen, desde jóvenes, entre 50 y 200 microgramos diarios de estrógenos y ése es su nivel saludable; otras, en cambio, como resultó ser mi caso, producimos entre 100 y 700 microgramos. Aquí habría que señalar algo muy importante: las mujeres que presentan depresión severa entre los dieciocho y los veinticinco años (la etapa post-adolescencia, por sus cambios en las hormonas) deberían hacerse estudios hormonales para medir su producción natural de estrógenos y, antes de simplemente buscar que les receten antidepresivos, estudiar la posibilidad de que la subproducción de estrógenos pueda generar un desequilibrio en la producción de serotonina. A ellas nunca deben dárseles anticonceptivos orales.

Imagine al estrógeno y la progesterona como dos hermanas siamesas que deben luchar juntas para sobrevivir. Cuando los niveles de estrógeno decaen, como dijimos en el capítulo sobre la menopausia, se presentan irritabilidad, bochornos o golpes de calor, sequedad vaginal, insomnio y desequilibrio en la memoria. Si tenemos demasiado estrógeno y baja progesterona corremos el riesgo de sufrir cáncer de mama, enfermedades cardiovasculares y otras enfermedades. La única manera de saberlo es escuchar al cuerpo. Si nota cambios considerables, documéntelos, recurra a su especialista de salud; pídale que no descarte variaciones hormonales y que le haga un perfil hormonal completo. Lleve usted un diario de cómo cambian su cuerpo y sus emociones.

El estrógeno sintético

Si usted les ha creído a las farmacéuticas el cuento de que la terapia hormonal es muy nueva, déjeme decirle desde cuándo existe la terapia estrogénica experimental.

Un bioquímico británico, desesperado por prevenir que la Alemania nazi tuviera el monopolio de la producción de hormonas sintéticas, publicó su fórmula, antes secreta, para preparar estrógenos sintéticos baratos. En poco tiempo miles de médicos y boticarios farmacéuticos vendían la hormona en el mundo. Se ofrecían, según la investigadora Barbara Seaman, para prevenir el envejecimiento y contra los bochornos, pero también para evitar el embarazo o el aborto, y, por supuesto, como la primera píldora del día siguiente.

En 1945 Sir Edward Charles Dodds inventó la primera pastilla de estrógeno que podía tomarse por vía oral: el dietilestilbestrol. Ese mismo año escribió para la comunidad médica una advertencia: se podía utilizar ese estrógeno sintético para enfrentar algunos síntomas de la menopausia; sin embargo, no debía ser recetado para periodos de más de un año, y su uso durante más de dos años podía causar engrosamiento de la pared uterina y derivar en cáncer. Pero las farmacéuticas y los médicos pasaron por alto esa prevención. Así como los creadores de la bomba atómica luego se arrepintieron de que fuera utilizada para la destrucción masiva de seres humanos, el padre de los estrógenos sintéticos pasó muchos años advirtiendo a la comunidad médica que este medicamento, a pesar de ser prometedor, ponía a las mujeres en serios riesgos de sufrir cáncer de endometrio y de mama, pero durante décadas sus recomendaciones fueron acalladas por las millonarias sumas que los fabricantes ganaban con su venta y los valiosos obsequios que hacían a los médicos que la recetaban.

Para el año 2002, ya treinta millones de mujeres norteamericanas tomaban estrógenos sintéticos. Entonces, un estudio controlado con 16 608 mujeres que duró cinco años —organizado por la Iniciativa de la Salud de las Mujeres (Women's Health Initiative, o WHI), institución que forzó a que se realizaran este tipo de estudios para conocer los efectos de los estrógenos sintéticos en las mujeres— demostró los efectos cancerígenos de las hormonas sintéticas.

A la prueba, en que algunas mujeres tomaron la hormona y otras placebos de azúcar, se le llamó la "prueba Prempro" por el nombre comercial del medicamento, que consiste en una fórmula de estrógenos conjugados y medroxiprogesterona, es decir, los tres estrógenos de los que hemos hablado antes más la progesterona, todos de origen sintético. Los resultados nos ayudaron a comprobar, a partir de la evidencia científica, cómo la medicina había experimentado con la salud de las mujeres sin importar el peligro que implica recetar hormonas sintéticas a muchas mujeres menopáusicas como si fueran aspirinas o pastillas para la tos.

Los resultados de la prueba Prempro demostraron que aquellas mujeres que las tomaban padecían más cáncer de mama, infartos y embolias. Ciertamente, presentaron menos osteoporosis y menos cáncer de colon, pero se documentaron casos de mujeres que las tomaban como píldora del día siguiente y a pesar de ello el embarazo seguía su curso y los bebés nacían con deformidades. Lo importante para las farmacéuticas era vender sus productos, no proteger la salud y el bienestar de las mujeres.

Los daños, en suma, fueron mucho mayores que los beneficios. Sólo las pacientes —que confiaron en sus médicos— pudieron decir que la potencia cancerígena de estos productos químicos, después de tantas décadas de uso, fue una sorpresa. Sin embargo, médicos y farmacéuticas se mostraron sorprendidos, porque la hipocresía y el cinismo no tienen límites cuando de experimentar científicamente con los seres humanos se trata.

Premarin previo

Ya hablamos en el primer capítulo del Ovariin, una píldora que se prescribía para los malestares del climaterio y la menopausia. Tanto las farmacéuticas como los médicos conocen esta historia; sin embargo, siguen vendiendo y publicitando el Premarin como la más moderna panacea contra la menopausia. Permítame repetir: si usted está utilizando Premarin deje de hacerlo y vaya con un médico responsable. Las hormonas animales pueden causar cáncer en humanas, y si usted tiene antecedentes de cáncer de mama o de útero no las utilice por ningún motivo.

Hace unos años, una buena amiga fue con un famoso ginecólogo de Cancún, hijo de un prestigiado médico mexicano también dedicado a la salud femenina. Mi amiga llegó con todos los síntomas más potentes de un climaterio atroz, de los que probablemente el más notable era la depresión. Ella preguntó al médico sobre la terapia hormonal para su problema, y éste le dijo que no hay evidencia clínica de que los estrógenos ayuden a mitigar la depresión menopáusica. Es evidente que el señor dejó de ponerse al día desde el siglo XIX. Como mi amiga insistía, el doctor le recetó Premarin, la misma dosis durante dos años. No sólo no mejoró, sino que a los seis meses comenzó a empeorar.

Hay una gran cantidad de evidencia obtenida a través de estudios independientes de Canadá, Estados Unidos, el Reino Unido, Suiza y España, entre otros países, que demuestra cómo la restauración hormonal con estrógenos bioidénticos (que funcionan de la misma manera que los producidos por el cuerpo), equilibrados con progesterona, cambia radicalmente el estado de ánimo de las mujeres y, cuando se utiliza en la combinación precisa con testosterona, los cambios —para bien— son radicales. No sólo, como ya referimos en el capítulo de la testosterona, su libido mejora notablemente, también lo hacen su ánimo y sus ciclos de sueño; además, recuperan su capacidad de alegrarse y son más positivas en general. Es decir, su calidad de vida mejora. Recordemos además que los estrógenos juegan un papel vital en mantener sano el sistema inmunológico de las mujeres. La ciencia tiene aún mucho por descubrir respecto a la salud hormonal.

Como hemos dicho, el papel de la medicina es no solamente mantener la salud general, sino también asegurar la calidad de vida. De ahí que si conservar el equilibrio endocrino mejora esa calidad de las personas que sin él sufren tremendamente, vale la pena explorar y buscar los caminos más seguros.

No somos yeguas

¿Qué diría usted si yo le recomendara inyectarse una hormona de caballo para mejorar sus síntomas menopáusicos? Pues espero que me mande a volar, y eso mismo hacer con quienes le recetan Premarin, la hormona que prescribió aquel médico a mi amiga en Cancún, la más recetada a las mujeres en México y el mundo en los últimos sesenta años. La recomiendan médicos y amigas, pero es sin duda un medicamento sumamente rudimentario y peligroso que debería desaparecer del mercado. Como ya dijimos, nuestro organismo no puede procesar esas hormonas de manera natural.

Lo que los médicos no nos han dicho a las mujeres, desde hace décadas, es que el Premarin también contiene equilina y equilenina, dos hormonas de caballo que jamás aparecen en el cuerpo humano. No hay aún estudios concluyentes del efecto nocivo que estas hormonas equinas tienen en el cuerpo femenino, pero hay evidencias científicas suficientes para creer que el aumento de casos de cáncer de mama en mujeres menopáusicas y posmenopáusicas que utilizaron Premarin se debe a las hormonas de yegua combinadas.

El doctor mexicano Víctor Valpuesta, especialista en salud integral, nutrición y salud hormonal, asegura que es muy peligroso que los médicos receten Premarin como única terapia hormonal, ya que a la larga causa un mayor desequilibrio fisiológico. Lo más nuevo, hasta 2013, es una fórmula elaborada originalmente por el doctor Jonathan Wright, de Washington, denominada *triest*, que contiene una combinación de 2 mg de estriol (90%), 250 microgramos de estradiol (7%) y 250 microgramos de estrona (3%).

Los estrógenos deben balancearse bajo tratamiento médico, con la dosis adecuada de otros precursores. Esta fórmula bioidéntica, es decir, que el organismo procesa de manera natural, está creada imitando exactamente el equilibrio entre los tres estrógenos esenciales. En México, el doctor Valpuesta la receta en crema preparada especialmente para cada paciente en dosis muy controladas. Por su parte, el doctor Colgan y el doctor Dzugan, en Estados Unidos, la utilizan por tiempo limitado —con gran éxito—, siempre, como hemos dicho, combinándola con otras hormonas o sus precursores y bajo estricto control. Esta crema de estrógenos se debe aplicar después del baño, por la mañana, preferentemente en la vulva, el cuello o los hombros, nunca en los senos.

Mucho ojo: con eso de que ya se habla cada vez más sobre terapia hormonal integral, y se ha criticado tanto a los laboratorios Wyeth-Ayerst y SmithKline-Beecham por producir Premarin y Manest de la orina equina, las empresas le han dado la vuelta a su publicidad y a su mercadotecnia. No se deje confundir: ahora algunos colegas periodistas ignorantes y algunos divulgadores científicos vendidos a las farmacéuticas nos quieren hacer creer que las dos fabricantes de hormonas se han modernizado, y venden los productos Estrarest (estrógenos conjugados y metiltestosterona) y Premarin con metiltestosterona como lo más nuevo de la ciencia para resolver "las necesidades integrales de la salud hormonal de las mujeres". Vaya usted, ¡por favor!, al vademécum (diccionario médico) de 1981, año desde el que aparecen estos medicamentos. En 1960 ya experimentaban con hormonas de yegua y testosterona recetadas por médicos irresponsables, que recibían premios e invitaciones con todo pagado a lugares turísticos donde se llevan a cabo congresos médicos financiados por las farmacéuticas. Y no me malentienda, no tiene nada de malo que esa industria compre publicidad en los congresos; lo que es corrupción es que pague a los médicos y los premie para que receten medicamentos, utilizando a sus pacientes como ratones de laboratorio y siguiendo procedimientos absolutamente opacos. Para darle un ejemplo: la revista médica *JAMA* del 21 de enero de 2003 publicó un estudio —elaborado por la Escuela de Medicina de la Universidad de Yale— según el cual una cuarta parte de las investigaciones biomédicas llevadas a cabo en instituciones académicas tienen alguna filiación directa con la industria farmacéutica, cuyo apoyo a la investigación biomédica se ha incrementado espectacularmente en las últimas dos décadas. Esto, según los autores, demuestra que las relaciones financieras son persuasivas y problemáticas porque representan una crisis ética. La falta de transparencia sobre esta relación entre quien investiga, por una parte, y quien produce y vende las medicinas haciendo promoción entre la comunidad médica, por otra, resulta engañosa para quienes pagan por los medicamentos. La industria farmacéutica y médica no está libre de corrupción, de ahí que existan leyes estrictas (no siempre obedecidas) que obligan a transparentar quién está detrás de una investigación o de la creación de un producto químico "de nueva generación, casi milagroso".

Barbara Seaman, la historiadora del estrógeno más reconocida en el mundo, descubrió e hizo un mapa de los verdaderos creadores y promotores del uso de hormonas animales en humanos. Su libro *The Greatest Experiment Ever Performed on Women: Exploding the Estrogen Myth* (no traducido al español) ha revelado a profundidad cómo se ha utilizado la menopausia para enriquecer a los fabricantes de hormonas sintéticas.

El médico tiene la obligación de informar a sus pacientes que lo que propone es una prueba experimental. Eso implica que debe entregarles un documento que explique los riesgos de tomar una hormona animal cuyos efectos secundarios son, por lo menos, dudosos. Aquí sí vale advertir que no le den caballo por liebre.

Durante décadas, a las mujeres se les ha recetado de manera irresponsable estradiol como única hormona supletoria. Esto sin duda ha contribuido a incrementar los casos de cáncer. Hoy en día se sabe que, recetados y tomados en las dosis específicas a lo largo del mes, los tres principales estrógenos son seguros, siempre y cuando vayan acompañados de progesterona, respondan a pruebas de laboratorio y se acompañen de suplementos alimenticios y una nutrición adecuada. Aunque aún persiste un debate amplio, la mayoría de los especialistas se niegan a dar terapia hormonal a mujeres con historia familiar de cáncer de mama y útero, así como a hombres con historial de cáncer prostático. Quienes tienen los recursos para pagar el estudio que determina si se es portadora de un gen BRCA del cáncer de mama pueden saber si hay tendencia a la reproducción celular cancerígena y decidir si aceptan, a pesar de ello, la terapia hormonal. Algunas mujeres que yo entrevisté me aseguraron que probaron todo antes de recurrir a la terapia de remplazo hormonal, pero preferían correr ese riesgo a vivir con el sufrimiento de los síntomas extremos.

Estrógenos en los hombres

El estradiol en los varones es vital, pues controla la apoptosis, o muerte celular programada de los espermatozoides. Esta hormona protege a los espermatozoides y les permite llegar victoriosos a su destino, el óvulo, para fecundarlo de inmediato. Como en el resto de las hormonas, administrado en cantidad idónea hace maravillas, pero cuando sobra o falta comienzan los problemas, incluida la infertilidad masculina.

En el caso de los hombres, cuando baja la producción natural de testosterona sube el estradiol. Ésta es, como dijimos en el capítulo sobre la viripausia, una de las causas principales de debilidad de la libido y alargamiento de la próstata, además de enfermedades cardiacas. Sabemos que los estrógenos son precursores de la testosterona; esto es importante puesto que si baja la testosterona pero el estrógeno sigue alto, el cerebro puede suponer que el nivel de aquélla está muy bien y entonces deja de producirla en las cantidades necesarias.

Alberto, un periodista de sesenta años recién cumplidos, cuenta su experiencia:

Un amigo del gimnasio me recomendó un gel de testosterona. Yo de bruto fui a la farmacia y lo compré, pensando que si el médico se lo había recetado a él, que tiene mi edad, me serviría a mí, que tenía los mismos síntomas de cansancio y baja de deseo sexual. Había estado mal de la próstata y comencé a empeorar. Me hicieron una biopsia y me esperaba lo peor. Mi urólogo me regañó cuando le conté que estaba usando el gel de testosterona. Algo pasó en mi cuerpo y, en lugar de ayudarme, la hormona empeoró la situación. Me recetó zinc y mejoré notablemente. Luego me dijo que las hormonas nunca se autorrecetan, y menos una sola.

El médico le recetó zinc a mi colega porque tenía muy alta la aromatasa, y mientras más testosterona consumía, su organismo producía más aromatasa y la transformaba en estrógeno, empeorando así su situación. Como se había dicho, el zinc la equilibra de manera natural.

El útero maravilloso

No sé usted, pero yo no soporto que en la televisión insistan en decir que el cuerpo humano es una máquina maravillosa. Una máquina está construida bajo un mismo esquema, y todas las demás son copias idénticas. Una computadora tiene cierta cantidad de microchips, de conectores y un RAM de memoria determinado que

DERECHOS REPRODUCTIVOS	DERECHOS SEXUALES
• Decidir libre y responsablemente el número y el espaciamiento de sus hijos/as. • Tener la información, educación y medios para ello. • Tomar decisiones sobre la reproducción libre de discriminación, coerción y violencia. • Tener acceso a servicios de atención primaria de calidad. • Contar con medidas de protección a la maternidad.	• Decidir libre y responsablemente sobre todos los aspectos relacionados con la sexualidad. • El derecho a ejercer la sexualidad sin riesgos, libre de discriminación, coerción o violencia relativas a la sexualidad. • El derecho al placer físico y emocional. • El derecho a la libre orientación sexual. • El derecho a la información sobre la sexualidad. • Todo ello en condiciones de igualdad, pleno consentimiento y respeto mutuo, compartiendo responsabilidades en las relaciones sexuales y sus consecuencias. • El derecho a tener acceso a servicios sanitarios.

es idéntico en todas las computadoras de ese modelo. Si la memoria se arruina, el técnico simplemente la suple por otra.

El cuerpo humano no es máquina, es un organismo vivo genial, con gran capacidad de autocuración, con alarmas inteligentes que nos avisan cuando algo falla; somos iguales y a la vez diferentes. Tenemos órganos vitales, como el hígado y los riñones, capaces de regenerarse y sanar; además, el páncreas, las glándulas endocrinas y exocrinas, y cualquier otro órgano, como el útero, llevan a cabo sus propias funciones fisiológicas. Por eso a un organismo vivo que funciona a través de reacciones químicas, energías, emociones y percepciones hay que tratarlo de acuerdo con sus posibilidades de sanación integral, y no de su posibilidad de enfermar en un área específica. Diríamos que la conservación o potenciación de la salud (holismo) debe anteponerse al tradicional enfoque de curación y enfermedad genérica, de extracción de órganos como opción primera (reduccionismo).

Cuando a una mujer le dicen que todo se va a resolver quitándole la matriz (útero), cuando la engañan asegurándole que es sencillito y sin consecuencias, ella se siente tonta, a veces incluso loca, al sufrir a partir de la cirugía cambios emocionales repentinos. Se angustia porque sube de peso aparentemente sin razón o porque baja su energía y muchas veces su libido desaparece. Ahora sabemos que no es necesariamente cierto que las mujeres a quienes les extirpan el útero sufren por razones culturales (porque perder la matriz fuera perder el ser mujer-madre). Gracias a los avances de la fisiología y la bioquímica, comprendemos el bienestar emocional y físico producto de las interconexiones entre los órganos, el sistema endocrino, el funcionamiento neuronal y los efectos de las hormonas que produce todo nuestro organismo. Nuestro cuerpo fabrica drogas, y el útero no es la excepción, como veremos en las próximas líneas.

Por eso tenemos que hablar de la importancia monumental de que las mujeres conozcamos cómo funciona nuestro cuerpo. Tenemos que quitarnos de encima cantidad de tonterías aprendidas, esas que son resultado, en gran medida, de vicios, mentiras y prejuicios inventados y fortalecidos por muchos científicos a través de los siglos, ayudados sin duda por los medios ignorantes que, incapaces de divulgar adecuadamente los descubrimientos y avances de la salud, traducen el lenguaje de la ciencia con estúpidas interpretaciones llenas de sinsentidos y clichés confusos. En el siglo XXI, gracias a la bioética —de la que hablaremos más adelante—, encontramos más herramientas para defender los derechos de los pacientes y una calidad de vida real.

Es muy importante conocer nuestro cuerpo y protegerlo de médicos con espíritu de carniceros (los que parecen creer que somos yeguas) y de esa prensa rosa que pregona tonterías sin fundamentos científicos para avalar sus argumentos basados en estereotipos sexistas. Por ello hay que conocer, para comenzar, nuestro útero, ese magnífico laboratorio químico.

¡Ese útero maravilloso! La ciencia tiene mucho por descubrir, sobre todo en la medida en que las y los científicos dejen de buscar lo mismo, por las mismas vías y bajo los mismos prejuicios que sus antecesores. Me explico: durante décadas nos dijeron que el cerebro y la médula espinal eran los únicos capaces de producir esas maravillosas drogas que nos quitan el dolor y permiten a las mujeres soportar el difícil y a veces eterno proceso de parto —no es para menos; imagine que alguien le exige que pase, como diría Rosario Ibarra, una sandía por la cavidad ocular sin quejarse y solamente respirando, y que al día siguiente actúe como si sólo hubiese estornudado—. Pues resulta que en los últimos años hemos aprendido que el útero fabrica sustancias por las que se podría mandar arrestar al más famoso capo mexicano de las drogas.

Ese hermoso órgano femenino segrega y sintetiza betaendorfinas y dinorfinas, dos de los opiáceos naturales del cuerpo y parientes químicos de la morfina y la heroína. Sintetiza también anandamida, una molécula casi idéntica al componente activo de la mariguana.

Natalie Angier, de quien ya hemos hablado, asegura que, comparado con el útero, el cerebro es un fabricante de analgésicos de segunda categoría. El útero produce diez veces más sustancias equivalentes a la cannabis que cualquier otro órgano del cuerpo (¡y luego dicen que tenemos envidia del pene!). Con este útero feliz para qué vamos a envidiar nada. Está claro que Freud no conocía los increíbles poderes del sistema sexual y reproductivo de las mujeres.

Millones de médicos en el mundo siguen optando por retirar el útero (histerectomía) de sus pacientes a la menor provocación, sea ésta la decisión de no tener más hijos o padecer de miomatosis (pequeños tumores benignos, o miomas, que se nutren de estrógenos, presentes en una de cada cinco mujeres) u otras condiciones no graves que podrían ser tratadas sin una cirugía mayor como esa. En Estados Unidos cada año son histerectomizadas 560 000 mujeres, de las que sólo 10% sufren de cáncer cervicouterino u otra enfermedad mortal, y otro 40% por padecer fibromas, o tumores no cancerosos, no malignos, relacionados con el tejido muscular de la pared del útero. Aunque está claro que ninguna mujer tendría por qué sufrir un tumor en el útero, aunque no fuera maligno, también lo está que, de salvar y mantener sanos tanto el útero como los ovarios después de los cuarenta años, nuestra salud hormonal será infinitamente mejor. Lo que resulta inaceptable es que los médicos que se ven en la necesidad de retirar un útero enfermo recomienden "mejor le quitamos los ovarios y así ya no se preocupa de nada". En México está más que documentada esta práctica tanto en clínicas de salud pública como en privadas.

Y vaya que hay de qué preocuparse. Ya en los primeros capítulos hemos hablado de la importancia de los ovarios en nuestra salud hormonal, como productores y equilibristas. Una mujer con ovarios, con o sin útero, entrará más tarde en la menopausia, y probablemente sólo con una dieta equilibrada y algunos suplementos podrá tener una menopausia muy llevadera y una libido saludable. No podemos subestimar el papel que los ovarios y el útero juegan en una libido saludable, así que si su médico le recomienda que se "vacíe" porque es más cómodo, busque todas las demás opciones antes de aceptar el desmembramiento.

Casi ningún médico explica a sus pacientes que al retirar el útero, aunque mantenga los ovarios, se produce un desequilibrio hormonal tremendo. En realidad, la histerectomía es una de las cirugías innecesarias que más autos último modelo y más *green fees* en clubes de golf de lujo han permitido comprar a los ginecólogos del mundo. En el siglo XXI es sin duda un subproducto de la mercadotecnia médica, como lo es esa increíble mentira de que luego de los cincuenta años hay que retirar los ovarios para "evitar cáncer ovárico". Toda mujer debe saber que éste es uno de los cánceres más raros y que menos de 4% de las mujeres del mundo lo sufren, además de que puede ser detectado a tiempo. Los ovarios, hay que repetirlo, son órganos importantes. Piense en esto: si su especialista médico le dice que, como ya ha llegado a los cincuenta años y no va a ir a la universidad, es mejor que le hagan una lobotomía para extraer esa incómoda parte del cerebro que le permite aprender a hacer operaciones matemáticas, ¿aceptaría? Claro que no, es una barbaridad. Pues es lo mismo con el útero y los ovarios. Llegar con ellos al final de la vida le permitirá tener una existencia más saludable. Sin embargo, la comunidad científica ha convencido a las mujeres de que en lo referente a los órganos sexuales y reproductivos se vale la máxima de "úsese y tírese", y como supuestamente a partir de los cincuenta ya no se usan, pues a extirparlos. ¿Se imagina qué pasaría si mujeres sexistas hubieran dominado las ciencias durante todos estos siglos? ¿Cree que los hombres aceptarían que al llegar a los cincuenta años lo mejor sería retirarles los testículos para evitar problemas de cáncer? ¿O quitarles la próstata sólo para prevenir problemas? Y verlos por ahí usando pañales por la incontinencia urinaria que genera la prostatectomía en uno de cada tres pacientes. Impensable.

Se lo dice una periodista que a los cuarenta y seis años fue histerectomizada por una ginecóloga convencida de que no había nada que hacer con una hemorragia que apenas intentó controlar. Y claro, como mis ovarios estaban "desgastados" y yo convenientemente anestesiada, desperté de la cirugía sin matriz y sin ovarios, y con un maremoto fisiológico que me llevó a estudiar gran cantidad de textos médicos para poder tomar decisiones informadas sobre mi salud hormonal. Los peores efectos de esta cirugía recayeron sobre mi sistema inmunológico, y a ellos se sumó el daño que le causó a mi hígado haber tomado una pastilla hormonal mal recetada. Ciertamente, investigué sobre el medicamento Tibolona que me recetó mi ex ginecóloga, pero internet está lleno de mentiras y mercadotecnia farmacológica; no todas las pacientes pueden metabolizar la Tibolona y se deben hacer estudios a fondo antes de recetarla. Ahora sé que debí oponerme a la cirugía desde el principio, pero es demasiado tarde para mí; con este libro, no obstante, tal vez no lo sea para otras mujeres.

Las científicas feministas lo han dicho desde hace décadas: la histerectomía y la ovariectomía donde no hay patología son un producto de la mercadotecnia médica. Afortunadamente, ahora cada vez más médicos responsables se atreven a criticar que clínicas y hospitales privados del mundo hagan estas cirugías de la misma manera que en los años sesenta se retiraban las anginas o el apéndice: porque era muy buen negocio y porque, en su ignorancia, los cirujanos y sus pacientes creían que eran "órganos desechables".

Ahora muchos médicos en Inglaterra y Estados Unidos (dos de los países donde se practican más histerectomías) se defienden diciendo que las mujeres las piden. Habría que preguntarles: ¿y si tu paciente te pide que le quites un riñón porque está harto de ir a orinar tan seguido, lo harías? Lo cierto es que durante décadas la comunidad médica ha logrado que los medios sean parte de la mercadotecnia de la mutilación ginecológica, que no hace sino llenar las cuentas bancarias de los cirujanos y desequilibrar la salud de las mujeres.

Las razones más comunes para operar el útero son:

- Menometrorragia (sangrados profusos por diversas causas).
- Prolapso. Músculos, ligamentos y otras estructuras sostienen el útero en la pelvis. Si estos tejidos están débiles, el útero cae hacia la vía del parto, lo cual se denomina prolapso. Es más común en mujeres que han tenido uno o más partos vaginales. También se debe al envejecimiento normal, la baja estrogénica y la obesidad.
- Esterilización.

Aunque no todas las mujeres lo sufren, sin duda deben enterarse de la posibilidad de sufrir un prolapso de vejiga, popularmente llamada "vejiga caída" (y que lleva a la incontinencia urinaria), una condición de la que la mayoría de las mujeres no son informadas cuando se les promete una histerectomía radical "facilita y sin complicaciones". Imagine que el útero y la vejiga se asientan sobre una especie de hamaca tejida con músculo y ligamentos. A veces, después de varios partos, puede darse un prolapso de útero; entonces, éste se descuelga y cae sobre la vagina, e incluso en casos extremos queda expuesto y debe ser reubicado con una cirugía simple. También, en ciertas mujeres, la vejiga "se cae", particularmente luego de una histerectomía.

Además, durante la menopausia la falta de estrógenos causa un cambio en la flora vaginal que contribuye a que las mujeres sufran de infecciones urinarias recurrentes. La infección del tracto urinario recurrente (ITU-R) en mujeres menopáusicas y posmenopáusicas es común, y puede prevenirse con óvulos de estradiol recetados por el especialista y controlados por un tiempo determinado. Las mujeres que no son informadas de la ITU-R comienzan a tomar antibióticos y pueden fortalecer a las bacterias, haciéndolas resistentes a los medicamentos. En algunos casos, las cápsulas o el jugo concentrado de arándano rojo ayudan a cambiar el pH y evitar la cistitis, pero sin duda éste es un problema directamente relacionado con la salud hormonal.

Cada vez se advierte con mayor claridad que el útero y los ovarios juegan un papel clave en el gozo de la sexualidad femenina. No podemos olvidar las ideas prefabricadas presentes en nuestra cultura machista sobre la feminidad; millones de mujeres entran en una depresión severa y en crisis de angustia luego de una histerectomía para la que no se sentían preparadas, particularmente aquellas que fueron educadas en un contexto en que la maternidad es el nodo que da sentido a su vida y a su ser mujer. Hay mujeres a las que entrevisté que dijeron divertidas: "Se cerró la fábrica de bebés y se abrió el club nocturno". Pero no todas lo viven igual. Reconocer honestamente qué papel tiene el útero en nuestro psicoerotismo es vital para una buena transición a la crisis de la edad madura.

Si a una mujer se le practica una histerectomía conservando los ovarios, éstos seguirán produciendo estrógenos y testosterona, pero de forma desigual y siempre y cuando su salud endocrina sea buena; no olvide que hay que asegurarse de que la glándula tiroides esté en óptimas condiciones, puesto que los desequilibrios tiroideos tienen implicación directa en la exacerbación de algunos síntomas psicoemocionales atribuidos a la menopausia. Pero si, como en muchos casos, se deja a la mujer sin ovarios, sin útero y sin hormonas, se comete un crimen contra su salud. El doctor Colgan lo dice más radicalmente: privar a una mujer de su útero después de la menopausia y especialmente después de extraerle los ovarios es una castración femenina.

Ya desde 1986 los estudios de Riedel y Centerwall demostraron el daño que causa la histerectomía, con o sin ovariectomía, en las mujeres.

Los efectos secundarios de la histerectomía son:

- Desequilibrio hormonal instantáneo.
- Riesgo aumentado de osteoporosis (hasta diez veces más).
- Incremento en el riesgo de enfermedades coronarias y cardiacas, y de cáncer de colon.
- Padecimiento prematuro de Alzheimer.
- Envejecimiento precoz de piel, huesos y diversos órganos.
- Caída y adelgazamiento del pelo.

Un equilibrio hormonal puede cambiar esto radicalmente. Siga las reglas mínimas:

- No consuma hormonas de animales.

- No use estrógenos de forma aislada; está comprobado que, desequilibrados, pueden ser peligrosos e incluso causar cáncer.
- No use estrógenos sin testosterona. Algunos médicos recomiendan 50 mg al día de DHEA (la ya citada dehidroepiandrosterona, la famosa hormona de la juventud) micronizada (a base de partículas muy pequeñas), ya que esta hormona es precursora de la testosterona y en las mujeres funciona estupendamente; además, según los especialistas, no tiene efectos nocivos, como los de algunas formas de testosterona.
- El estrógeno es vital para mantener los huesos sanos y fuertes. La osteoporosis se puede evitar con salud hormonal y haciendo pesas, el único ejercicio que verdaderamente protege la porosidad de los huesos y evita su fragilidad. El calcio por sí mismo no sirve para prevenir la osteoporosis en mujeres y hombres adultos; necesita fijadores. Muchos especialistas recomiendan tomar magnesio con calcio para la salud ósea.
- Use su conocimiento para prevenir el cáncer. Dos de las grandes expertas en oncología femenina, las doctoras Ann Paganini-Hill y Louise Brinton, han demostrado que una dosis de 0.3 mg de estrógenos en mujeres no histerectomizadas, tomadas durante 12.5 años, no representan peligro de cáncer de mama. En cambio, las dosis altas de 1.25 mg elevan en 20% la posibilidad de cáncer mamario en poco tiempo, y luego de diez años esas grandes dosis incrementan en 75% el peligro cancerígeno.
- Evite los medicamentos controlados para dormir. Pruebe la melatonina, que ha demostrado coadyuvar a mantener el equilibrio de estrógenos (además de contribuir a evitar el insomnio) y trabaja de la mano con la DHEA para que los estrógenos se mantengan a raya.

Todos los sistemas de salud del mundo que avalan la histerectomía y la ovariectomía deberían por ley dar a las mujeres la opción inmediata de una terapia hormonal sustitutiva especializada. No hacerlo sería tanto como ponerle a un paciente un marcapasos y decirle que se vaya a casa y que si quiere corra un maratón. Es importantísimo adoptar políticas públicas de salud hormonal integral; además de hacerlo por nuestro bienestar, por los millones de dólares que se ahorrarían los sistemas de salud pública gastados en curar enfermedades que resultan de un desequilibrio hormonal descuidado o mal diagnosticado. Ser omisos o negligentes —por no decir injustos— con la salud de las mujeres es como pensar sólo en la salud de la mitad del cuerpo; una absoluta necedad.

Muchas de mis entrevistadas para esta investigación aseguraron estar "en contra" de la terapia sustitutiva hormonal y revelaron utilizar ñame. Si usted se desvela mirando la televisión, seguramente ha visto esos *infomerciales* que le aseguran que lo mejor para toda mujer es el ñame de tal o cual marca, que, al contrario de los estrógenos equinos, sí es natural. Sin duda, es mejor que la hormona de yegua, pero nuestro organismo no puede procesar este tubérculo en estado natural. Resulta que el ñame no tiene en realidad suficientes estrógenos, pero a través de un proceso químico de transformación microbiana de esteroides y alcaloides, los precursores que sí tiene esta planta son convertidos en estrona, estradiol, estriol y testosterona sintéticos. Así que si usted compra esa crema milagrosa, esas pastillas o ese gel ¡tenga cuidado!, son hormonas procesadas y pueden resultar peligrosas en una dosificación desordenada.

Los milagros no existen, y mucho menos en la medicina. La actriz de la vieja serie de televisión *Apartamento para tres* (*Three's company*), Suzanne Somers, se ha convertido en una gran activista en favor de que todas las mujeres usen terapia hormonal sustitutiva (tiene libros y sitios en internet que son visitados por miles de personas cada semana). Somers argumenta que ella, a sus setenta años, tiene sexo tres veces antes de levantarse, y eso, asegura, es gracias a todas las hormonas y suplementos que ingiere diariamente. El blog que lleva su nombre se ha convertido en la mejor publicidad para especialistas en terapia hormonal sustitutiva de Estados Unidos. Pero aunque se lo digan las famosas, no todo es miel sobre hojuelas. El 25 de enero de 2002, el Instituto Nacional del Cáncer de Estados Unidos reveló que las progestinas necesarias para prevenir el cáncer de útero incrementan el riesgo de cáncer de mama. Más tarde, el *JAMA* publicó el editorial "Postmenopausal Estrogens-Opossed, Unopposed or None of the Above" (que podría traducirse como "Estrógenos en la posmenopausia, a favor o en contra, o ninguno de los dos"). El texto concluye que hace falta revisar la idea de que todas las personas que envejecen requieren manejo farmacológico. Esto nos recuerda que ni todas las personas requieren remplazo hormonal ni este remplazo debe tomarse de forma indefinida. Y quien lo tome, como la actriz Somers, debe estar plenamente informado de que utilizar hormonas indefinidamente, no para quitar los síntomas de la menopausia-climaterio, sino para perpetuar la juventud de forma artificial, puede causar serios problemas. Las mujeres que, como ella, viven con el temor a la vejez, la decrepitud y los cambios físicos naturales de la edad, dicen que prefieren morir estiradas y bellas a los ochenta que vivir jodidas y arrugadas hasta los cien. El componente ético de un personaje público que representa, para cierto auditorio, la belleza, la juventud, la salud y el éxito es materia de debate. Porque si bien Somers pertenece a una élite económica que puede pagarse los tratamientos de todo tipo, incluidas todas las cirugías plásticas (irónicamente, vende cremas para la juventud del rostro), miles de mujeres que quieran seguir sus pasos sin los recursos económicos podrán arriesgarse con hormonas sin control adecuado y, probablemente, terminar en una clínica pública con algún tipo de cáncer.

La salud de sus huesos

¿Ha comprado usted una esponja natural en el mercado? ¿Se ha fijado en el estropajo o "zacate" que utilizamos para bañarnos? Imagine esa pieza alargada y sumamente porosa, esponjosa; así son nuestros huesos. Contra lo que creemos, los huesos tienen una tremenda resistencia pero no son totalmente sólidos. De hecho, desde que nacemos hasta que morimos el sistema óseo sufre todo tipo de quebraduras, desportilladuras y pequeñas roturas de las que no estamos conscientes. Su capacidad de sanación está directamente relacionada con nuestro sistema hormonal y con el sistema inmunológico. Durante la menopausia o la andropausia, la densidad ósea se debilita debido a la baja de hormonas y vemos un descenso importante en los minerales que componen nuestros huesos. Antiguamente los médicos recetaban calcio a las mujeres para evitar la osteoporosis, pero en realidad no sirve si se toma aisladamente. La osteoporosis comienza con los desequilibrios hormonales; cuando el estrógeno baja, el organismo deja de producir colágeno. El colágeno es una proteína estructural de los tejidos conectivos. Esta sustancia tan conocida en la estética, tanto de piel como de uñas, es la encargada primaria de la producción de cartílago. Cuando se desgastan los cartílagos en rodillas, tobillos, muñecas, dedos, etc., toda la estructura ósea se debilita y hace una doble labor: la de mover peso y la de resistir los cartílagos desgastados. Asegúrese de mantener un peso saludable y de tomar colágeno hidrolizado —de una marca confiable y en las dosis adecuadas— para mantener su salud ósea y muscular. A cierta edad es conveniente tomar suplementos que contengan colágeno, condortina y glucosamina; estas dos últimas fortalecen las articulaciones y alivian los síntomas de ciertas artritis.

Progesterona

No debemos hablar de estrógenos sin mencionar la progesterona, esa estupenda hormona producida primordialmente por los ovarios, aunque las glándulas adrenales también nos ayudan a fabricarla. En los hombres son las adrenales y los testículos las glándulas que la producen. Esta hormona no solamente prepara al endometrio cada mes para el caso de que la mujer sea fecundada; ayuda a que el útero acepte el huevo fertilizado. La baja de progesterona es la causante del ignominioso síndrome premenstrual (PMS), que incluye retención de líquidos, cambios emocionales, dolor de senos, jaquecas y cólicos. Esto, según los estudios clínicos, es producto de los altos niveles de cortisol —la hormona del estrés, ¿recuerda?—, que impulsan una subida rápida de estrógenos de la mano de una caída de progesterona. La mayoría de los efectos aparentes de la menopausia y la andropausia se relacionan con la baja de progesterona: ansiedad, depresión, migraña, insomnio. También se relaciona con el aumento de peso masculino y con la inflamación y agrandamiento de la próstata. Un nivel adecuado de progesterona y estrógeno inhibe el crecimiento de tejido inflamatorio en los senos, ayuda al metabolismo a no aumentar de peso, evita la endometriosis, promueve patrones de sueño estables, previene migrañas, restaura el oxígeno en las células y mejora la libido.

La producción de progesterona en las mujeres comienza a declinar aproximadamente a los treinta y cinco años; si este declive se da rápidamente por alguna descompensación, entonces dominan los estrógenos y la mujer subirá de peso; la repentina retención de líquidos y grasas en caderas y abdomen puede ser resultado de este desequilibrio hormonal. Si estas transformaciones súbitas se dan a pesar de no haber cambiado los patrones alimenticios, es importante hacerse un estudio hormonal.

El mejor tratamiento para equilibrar esta hormona se basa en la progesterona micronizada, que, como ya se dijo, se obtiene del camote silvestre mexicano. Extraída en forma adecuada hace exactamente las veces de la progesterona humana, es decir, se considera una hormona bioidéntica. Debe recetarse en las dosis que equilibren su par estrógeno-progesterona y siempre bajo supervisión médica.

Ojo: la progestina es una hormona sintética que encontramos en los anticonceptivos orales y en muchos países la utilizan como remplazo hormonal. Tiene muchos efectos colaterales; se relaciona con aumento de peso, dolores de cabeza, acné, cambios de carácter e incluso depresión. En muchos casos esta hormona tiene efectos contraproducentes y baja los niveles de progesterona natural, haciendo más daño a los hombres y las mujeres que la utilizan.

Sólo piense en esto: los estudios médicos que se llevan a cabo ahora llegarán a los libros de texto en aproximadamente ocho años, y pasarán entre doce y quince para que nosotras las personas comunes conozcamos sus resultados, a menos que insistamos en enterarnos de qué es lo que no nos están diciendo sobre nuestra salud hormonal. Si esto que le digo ya lo sabían los médicos desde los años ochenta, ¿por qué no lo explican las revistas para mujeres y el sistema de salud? ¿Conviene más controlar el crecimiento de la población con el uso de anticonceptivos orales que asegurar la salud femenina? Está claro que la medicina es un muy buen negocio, y su lenguaje complejo dificulta que las personas tengan acceso a la información vital para decidir sobre su cuerpo.

10

Enfermedades, genes y hormonas

> Una vez que conocí que esto era parte de mi realidad, decidí ser proactiva y minimizar el riesgo lo más que pudiera. Tomé la decisión de hacerme una doble mastectomía preventiva. Empecé con los pechos porque mi riesgo de cáncer de pecho es mayor que el de ovarios y la cirugía es menos compleja.
>
> —Angelina Jolie, carta publicada en el *New York Times*

El gen de Angelina Jolie

Gen: unidad de almacenamiento de información genética que guarda los mensajes de información recibida por herencia. El conjunto de genes se llama genoma.

ADN: ácido desoxirribonucleico. Ácido que contiene las instrucciones genéticas utilizadas en el desarrollo de todos los seres vivos. Es el encargado de transmitir los mensajes hereditarios.

A partir del 14 de mayo de 2013 y durante un par de semanas, los medios de diferentes países cubrieron una noticia que lo mismo era morbosa que curiosa. La bella actriz estadounidense Angelina Jolie, quien perdió a su madre a causa de un cáncer de mama, se había extirpado los dos senos luego de practicarse el estudio denominado BRCAnalysis (que examina el gen BRCA1 en la sangre del paciente y determina si hay mutaciones —alteraciones— que eleven las probabilidades de que desarrolle cáncer). BRCA es una contracción del inglés *breast cancer* (cáncer de mama).

En 1990 la doctora Marie-Claire King anunció que había aislado un cromosoma vinculado al incremento en el riesgo de desarrollar cáncer de mama, de ahí viene el nombre de gen BRCA. Este gen, que hombres y mujeres llevamos en nuestro ADN, actúa normalmente como supresor de tumores, es decir, su labor es regular el ciclo de la división de las células, y en particular es importante porque controla el crecimiento celular en los conductos que llevan la leche materna dentro del pecho hacia el pezón. Cuando este gen tiene una mutación (un mensaje que lo lleva hacia otra función), produce proteínas desiguales que se van uniendo para mandar mensajes truncos a la producción de células, lo que forma tumores. Digamos que es un conductor ebrio en la carretera genética que va causando choques múltiples, o "carambolas".

Volvamos a la esposa de Brad Pitt. Luego de la madre, murió la tía de la actriz. Después de verlas sufrir consumidas por el cáncer, ésta anunció que también se extirparía los ovarios pues, dijo, no está dispuesta a correr el riesgo de padecer la enfermedad.

La empresa Myriad Genetics, fundada en 1994 por científicos de la Universidad de Utah y que desarrolló la prueba de detección de los genes BRCA1 y BRCA2 y sus mutaciones, cobra entre 3 000 y 4 000 dólares por realizarla; aunque usted no lo crea, tenía la patente de esos genes y era la única compañía en Estados Unidos que aplicaba dicha prueba de laboratorio. La farmacéutica desarrolló el método para diagnosticar secuencias aisladas de ADN, en las que busca las mutaciones y determina si éstas pueden causar cáncer en la persona. Myriad Genetics patentó su estudio junto con los genes BRCA1 y BRCA2 a su nombre, lo que llevó a la Asociación de Patología Molecular de Estados Unidos a demandarla argumentando que los genes no pueden ser patentados, y que la exclusividad de esas pruebas de forma monopólica impide que el estudio se extienda a la población general pudiendo salvar millones de vidas. El caso llegó hasta la Suprema Corte de Justicia en 2013, donde las y los especialistas insistieron en que los genes deben estar fuera del derecho de patente. ¡Imagine que esas moléculas que heredamos de nuestros ancestros puedan ser patentadas por una empresa! Se argumentó, y con razón, que la información genética no puede ser registrada como propiedad privada de nadie.

Poca gente fuera de los círculos científicos, incluida yo, sabía esto; sin embargo, gracias a que el anuncio de la actriz causó revuelo al decir que hacía pública su decisión porque creía que todas las mujeres con familiares con antecedentes de cáncer deberían hacerse dicho estudio, muchas nos pusimos a investigar. ¿Todas las mujeres? ¿De veras? ¿Cuánto cuesta? ¿Es accesible en nuestro país? ¿Cuatro mil dol... *whaaat*?

El pequeño detalle es que Jolie no le hizo saber a las millones de mujeres que entraron en pánico con su anuncio que esta prueba es no solamente carísima, sino que sólo la podía practicar Myriad Genetics. Pero el 13 de junio de 2013 (ahora el 13 como número de la suerte tal vez) la Suprema Corte estadounidense determinó que, efectivamente, una empresa no puede patentar el material genético humano. Gracias a esta decisión, lograda luego de una gran movilización de activistas de libertades civiles, feministas y mujeres y hombres de ciencia, quienes formaron parte de las investigaciones del Colectivo Proyecto Genoma, esta prueba será accesible a las mujeres a un costo de 200 dólares, con tendencia a bajar en la medida en que más laboratorios puedan llevarla a cabo.

En el Reino Unido la prueba cuesta 500 libras y se practica desde principios de los noventa, ya que ese país no está sujeto a las leyes norteamericanas y cada vez más laboratorios hacen el estudio a mujeres en riesgo. En México sigue siendo inaccesible para la gran mayoría de las personas.

Sabemos que las mutaciones del BRCA2 pueden conducir a cáncer de trompas de Falopio, ovarios, próstata y páncreas. Entre 50 y 65% de las mujeres que nacen con la mutación del gen BRCA1 desarrollarán cáncer antes de cumplir setenta años. Entre 40 y 57% de aquellas con mutaciones en el gen BRCA2 desarrollarán cáncer de mama antes de llegar a dicha edad, y entre 13 y 23% cáncer de ovarios. Estas mutaciones genéticas se pueden heredar tanto del padre como de la madre.

La prueba es tan precisa, que determinó que Angelina tenía 87% de probabilidades de desarrollar tumores cancerosos en su tejido mamario, y 50% de tener cáncer ovárico, por eso tomó esa decisión. Esperemos que cuente con buenos especialistas para atender su salud hormonal. La ovariectomía, como hemos visto, tiene un impacto dramático en el organismo y el envejecimiento. Puede parecer frívolo hablar de la actriz, pero sin duda su fama mundial nos permite no sólo tener una referencia pública, sino popularizar el debate sobre la detección genética del cáncer y las opciones de que disponemos frente a este problema. Finalmente, no podemos olvidar que millones de personas tenemos tendencias a ciertas enfermedades pero no las sufriremos nunca, incluso aunque estén en nuestra información genética. La alimentación, la salud hormonal, el estilo de vida, el consumo de drogas y alcohol pueden incidir de maneras muy distintas en el desarrollo del cáncer en cada persona.

La tiroides, amiga o enemiga

Hemos hablado de la importancia de las glándulas para la salud hormonal. Y sabemos que no todo es estrógeno y testosterona. ¿Qué sucede cuando falla alguna de nuestras glándulas de la cascada hormonal? Pues como están interconectadas en la producción, mensajería y potenciación de hormonas, todo se desequilibra. La tiroides es una de las más ignoradas y juega un papel fundamental en la salud física y emocional. Esta glándula tiene forma de mariposa y se encuentra delante de la tráquea. Su principal función es la de producir, almacenar y liberar cantidades suficientes de las dos hormonas tiroideas: tiroxina (T4) y triyodotironina (T3).

Esas dos hormonas tiroideas regulan el metabolismo (la forma en que cada célula usa su energía) de nuestro cuerpo y la velocidad a la que late nuestro corazón, así como la rapidez con que quemamos calorías. La tiroides utiliza yodo para producir sus hormonas. Las células tiroideas absorben de la sangre el yoduro que ingerimos con los alimentos; entonces lo combinan con el aminoácido tirosina para producir estas dos hormonas tiroideas. Posteriormente, estas hormonas son incorporadas dentro de la molécula de tiroglobulina y se almacenan en folículos. (No se desespere, que esto se pone bueno y ya podrá impresionar a sus amigos en la próxima cena cuando hablen de la salud.)

Cuando el organismo necesita hormonas tiroideas, éstas salen disparadas al torrente sanguíneo, como el Llanero Solitario se montan en proteínas y llegan a su destino para controlar el metabolismo basal. Sin ellas no podríamos producir energía y calor.

Estas hormonas afectan la frecuencia cardiaca, el peso corporal, el nivel de colesterol y de energía, nuestra fuerza muscular y la salud de la piel; regularizan la menstruación y fortalecen la memoria, entre otras gracias. (Ahora entiende por qué nos detenemos en ellas, ¿verdad?) Una persona con hipotiroidismo habla lento, camina lento, se siente desganada, está deprimida y triste, pierde buena parte de los sentidos del gusto y el olfato, tiene uñas quebradizas y piel reseca. Es más común en mujeres y en personas de más de cincuenta años (menopáusicas y andropáusicos). La baja producción de hormona tiroidea tiene muchas causas, desde una enfermedad viral, como influenza, hasta debilidad inmunitaria, un tumor, desequilibrios del sistema hormonal, etc. Un hipertiroidismo es el exceso de hormona, ya sea producida naturalmente por una enfermedad autoinmune o por la toma de hormona sintética. También es más común en las mujeres debido a los cambios hormonales por el embarazo y la ovulación. La persona con hipertiroidismo sufre temblores en las manos e insomnio, está acelerada, muestra cambios de humor repentinos, adelgaza muy rápidamente y tiene el cuello hinchado (bocio) por la inflamación de la glándula. Como puede ver, muchos síntomas se parecen a los de la menopausia y la andropausia.

Les había comentado ya sobre Myriam Cacho, psicóloga humanista mexicana, experta en terapia y en la impartición de talleres de autocuidado para mujeres y jóvenes. Es homeópata y profesional en medicina china. Desde hace cinco años maneja también el sistema SCIO como nueva herramienta de diagnóstico y tratamiento. Y aunque en otro capítulo ella nos narra su experiencia en los campos de la salud, en este caso habla como mujer paciente de problemas tiroideos.

A los diecinueve años tuve un cuadro que fue diagnosticado como "crisis de ansiedad". Una noche como cualquier otra, estaba en un sueño profundo y en la madrugada me despertó una sensación de palpitaciones, sudores y pánico indescriptibles. El primer especialista al que acudí fue un cardiólogo, porque el síntoma más preocupante era la taquicardia. El doctor, después de hacerme una historia clínica completa, concluyó que eran "mis nervios" y me recetó un ansiolítico. En la terapia psicológica a la que acudía, el analista me insistió en que la ansiedad era producto de mis conflictos infantiles y que debía trabajarlos a mayor profundidad. Y ahí me tienen, entre el ansiolítico, las sesiones de terapia dos veces a la semana, el gimnasio diario y con las crisis de ansiedad cada vez más frecuentes. Al cabo de tres semanas había perdido diez kilos de peso, la ansiedad aumentaba y por supuesto también mi desesperación. Estaba convencida de que estaba tocando la locura y me hallaba aterrada ante ese panorama.

Myriam llegó afortunadamente con el médico internista Jacobo Vestel, quien, con un ojo clínico privilegiado, algo advirtió simplemente al saludarla y notar sus manos sudorosas. Le preguntó con gran preocupación algunos datos. Bastaron unos minutos de observación para que le recomendara un perfil tiroideo y emitiera el diagnóstico correcto. "En la cita con él surgió el diagnóstico: hipertiroidismo. Comencé con el tratamiento y la ansiedad disminuyó considerablemente. El doctor me explicó que muchos casos de enfermedades tiroideas o problemas hormonales mal diagnosticados terminan en internamientos en hospitales psiquiátricos, 'depresiones' crónicas o ansiedad generalizada."

Ya estando en la carrera de psicología, con un diagnóstico de hipertiroidismo comprobado con evidencia y todos los efectos de la enfermedad —nerviosismo, agotamiento, pérdida de peso, ataques de pánico—, buscó alternativas para sentirse mejor y tuvo su primer tratamiento de acupuntura, que le ayudó mucho.

> Me enfrenté al gran error, seguramente sin intención, de varios especialistas que con su visión reduccionista no fueron capaces de verme integralmente. El cardiólogo encontró un soplo y la taquicardia, y me recetó medicamentos; el analista insistió en mis conflictos infantiles e hizo hincapié en el ejercicio físico y la meditación; el psiquiatra me diagnosticó un trastorno del estado de ánimo y me recetó una píldora que dejé al poco tiempo porque me mantenía en un estado de zombi. Y pasé los dos meses más terroríficos de mi vida hasta llegar con el doctor Vestel y tener el diagnóstico correcto.

Myriam reflexiona ahora, 27 años después, sobre el aprendizaje de esa experiencia y cómo le es útil con sus propios pacientes.

> Me pregunté cuántas pacientes mal diagnosticadas estarían en esos hospitales psiquiátricos a los que íbamos a las prácticas de la carrera

de psicología, y cuántas miradas tristes, desoladas, provenían de la incapacidad de acompañamiento, compasión y un buen diagnóstico médico. Descubrí en carne propia la estrecha relación entre la salud hormonal, las emociones y el sistema nervioso. Estudié mucho, leí mucho y aprendí más sobre las distintas maneras de complementar los tratamientos médicos para mejorar la salud emocional de las y los pacientes. Ahora agradezco la experiencia; aprendí aspectos fundamentales de mí misma y desarrollé grandes herramientas a raíz de la enfermedad. El tratamiento fue largo y requerí mucho trabajo terapéutico posterior, pero desperté a una visión integral de la salud. Y comprendí que la enfermedad o algunos momentos críticos de salud son oportunidades de transformación.

Síntomas de hipertiroidismo:

Nerviosismo e irritabilidad
Cambios de humor
Fatiga o debilidad muscular
Intolerancia al calor
Insomnio o sueño intermitente
Temblor y sudoración en las manos
Latidos cardiacos rápidos o irregulares
Movimientos intestinales frecuentes o diarrea
Pérdida de peso repentina o rápida
Bocio (tiroides agrandada que puede causar que el cuello parezca hinchado)

Síntomas de hipotiroidismo:

Heces duras o estreñimiento
Aumento de sensibilidad al frío
Fatiga o sentirse lento
Periodos menstruales abundantes o irregulares
Dolor muscular o articular

Palidez o piel reseca

Tristeza o depresión

Cabello o uñas quebradizas y débiles

Debilidad

Aumento de peso

Síntomas tardíos, si se deja sin tratamiento:

Disminución del sentido del gusto y el olfato

Ronquera persistente

Hinchazón de la cara, las manos y los pies

Discurso lento

Engrosamiento de la piel

Adelgazamiento de las cejas

Fuentes: G. A. Brent y T. F. Davies, "Hypothyroidism and Thyroiditis", en S. Melmed, K. S. Polonsky, P. R. Larsen, H. M. Kronenberg *et al.*, *Williams Textbook of Endocrinology*, 12ª ed., Elsevier Saunders, Filadelfia, 2011, cap. 13.

R. J. Garber, R. H. Cobin, H. Gharib *et al.*, "Clinical Practice Guidelines for Hypothyroidism in Adults: Cosponsored by the American Association of Clinical Endocrinologists and the American Thyroid Association", *Thyroid*, vol. 22, núm. 12, pp. 1200-1235.

M. Kim y P. Ladenson, "Thyroid", en L. Goldman y A. I. Schafer (eds.), *Goldman's Cecil Medicine*, 24ª ed., Elsevier Saunders, Filadelfia, 2011, cap. 233.

Gracias a ese largo aprendizaje, asegura Myriam, ha podido acompañar a muchas mujeres y hombres con problemas hormonales y de ansiedad bajo un enfoque distinto.

Durante mis entrevistas, 12% de las mujeres y 3% de los hombres revelaron tener todos los síntomas requeridos para que sus especialistas llevaran a cabo un perfil tiroideo en laboratorio. Les pregunté si se lo habían practicado y la respuesta fue negativa. La mayoría están, como describe esta psicóloga mexicana, con medicinas para el corazón, antidepresivos y ansiolíticos, y sin embargo no sienten mejoría, simplemente reportan "soportar" sus "achaques". Es importante saber que la hipófisis, que es la glándula maestra que le dice a la tiroides cuánta hormona debe producir, puede estar afectada. De ahí que cuando hay hipertiroidismo o hipotiroidismo se debe hacer un perfil hormonal completo y tratar a la persona de forma integral.

Habrá que determinar si el problema de tiroides es genético, infeccioso, por medicamentos, por exposición a la radiación o resultado de alguna enfermedad autoinmune.

La próstata, una amiga muy abandonada

En marzo de 2014, en la ciudad de Barranquilla, el presidente de Colombia Juan Manuel Santos pronunciaba un discurso de su campaña para la reelección cuando una notoria mancha comenzó a marcar su bragueta y se fue derramando en el pantalón. Él seguía hablando sin percatarse de que se orinaba ante la concurrrencia. Más tarde pidió disculpas públicas y explicó que había sido intervenido de la próstata y aún estaba enfermo. Este infortunado suceso ayudó a poner sobre la mesa el debate sobre la salud prostática y la falta de cuidados preventivos en la salud sexual y reproductiva de los hombres.

La próstata, esa pequeña glándula del tamaño de una nuez, rodea la parte superior de la uretra —conducto que lleva la orina desde la vejiga hacia el exterior— y en hombres jóvenes ayuda a producir el líquido seminal. Se mantuvo en el olvido hasta hace unas cuantas décadas, cuando salió a la luz la necesidad de prevenir el cáncer prostático. Con la edad, en particular a partir de los cuarenta y cinco años, esta glándula comienza a crecer (ya en el capítulo de testosterona hablamos sobre ella). El crecimiento se puede deber a varios factores que deberían conocer todos los hombres, así como las enfermedades que giran en torno a ella. Por eso es importante que a partir de los cuarenta años se hagan estudios para ver cómo está su salud prostática. Algunas de dichas enfermedades son:

Prostatitis. Infección generalmente causada por bacterias. La baja de defensas y la reincidencia de infecciones pueden estar vinculadas a la ausencia de uso de condón para las relaciones sexuales tanto anales como vaginales y a infecciones urinarias persistentes. Todos los hombres del mundo deberían saber que al menor síntoma de prostatitis deben acudir al urólogo o al andrólogo.

Hiperplasia prostática benigna (HPB). Aumento del tamaño de la próstata que puede causar goteo persistente después de orinar, sensación de necesidad de orinar frecuente y con pocos resultados cada vez. Ardor o molestia leve al orinar (la inflamación de la próstata empuja a la vejiga y la uretra). Necesidad de orinar constantemente durante la noche.

Cáncer de próstata. Responde muy bien al tratamiento si es detectado y atendido en su etapa temprana. Algunos de sus síntomas pueden ser dificultad para iniciar el chorro de orina y detener el flujo; ardor y dolor al orinar; dolor en la parte baja de la espalda (se puede confundir con lumbalgia), y dolor al eyacular. Es más común en hombres mayores de cincuenta y cinco años y en quienes tienen desfases hormonales.

Todas las enfermedades de la próstata se detectan y valoran a partir de la palpación que el médico hace introduciendo dos dedos por vía anal para tocarla a través de la pared del recto. Para la detección de cáncer son útiles las ecografías, los rayos X y la biopsia. Ya en el capítulo de testosterona hemos explicado el impacto que esta hormona sexual masculina tiene en la salud prostática.

Hipertensión arterial, enemigo silente

No es una casualidad que haya más hombres que mujeres que llegan muriéndose a los hospitales con crisis de hipertensión arterial. La falta de autocuidado generalmente es la culpable de que no sean detectados los primeros síntomas a buen tiempo. Éste es un tema que me toca de cerca. Mientras escribía este libro, José Antonio, uno de mis amigos del alma, de cuarenta y nueve años, estuvo al borde de la muerte con una crisis de hipertensión; en 24 horas tuvo un preinfarto, pulmonía e insuficiencia renal. Creímos que lo perderíamos. El costo de la crisis de hipertensión mal cuidada fue tremendo: sus riñones dejaron de funcionar y para salvarse ha pasado por una pesadilla de diálisis y trasplante de riñón. La mayoría de las personas que llegan a tal estado de gravedad y se salvan, tienen que aprender a vivir con cuidados exhaustivos y se agregan a una larga lista de espera para trasplante de riñón de algún cadáver.

Casi la misma cantidad de hombres que de mujeres sufren de hipertensión arterial, tanto primaria como secundaria. Durante décadas se han estudiado los vínculos entre las hormonas y esta enfermedad, que, junto con los otros males cardiovasculares, cobra más vidas de mujeres que ninguna otra. Aunque no ha sido demostrado y los estudios aún están en curso, se cree que las hormonas sexuales fabricadas por los ovarios también juegan un papel preponderante en prevenir la hipertensión, ya que las mujeres comienzan a sufrirla entrando a la menopausia. Los hombres, por su parte, también presentan más problemas de hipertensión a partir de la caída de testosterona.

Diga en voz alta: "sístole, diástole". Ahora repita la primera palabra levantando la voz y la segunda bajándola un poco. Hágalo diez veces y sabrá que así suena su corazón. Se le llama presión arterial a la fuerza que la sangre al circular ejerce contra las paredes de las arterias. Con cada latido del corazón el bombeo de sangre aumenta la presión (presión sistólica) y cada vez que se desinfla la presión para que el corazón descanse, baja la presión (presión diastólica). Ambas se miden con un brazalete inflable y un manómetro, que da el valor de las dos, una sobre otra, en unidades de presión.

119 sobre 70 es normal.
De 120/80 a 139/89 es prehipertensión.
140/90 o más es hipertensión arterial.

La presión alta puede no tener síntomas, pero casi todos los pacientes a los que se les detecta reportan llevar tiempo sintiendo fatiga sin razón aparente. De no ser atendida adecuadamente puede causar insuficiencia cardiaca, insuficiencia renal y derrames cerebrales. Se sabe muy poco de las causas de esta condición médica, pero se ha demostrado que el consumo de mucho alcohol, tabaco y alimentos salados, así como el exceso de peso, contribuyen a aumentar la presión arterial. La hipertensión más común es la primaria (HP), y en ella el desequilibrio en las hormonas producidas por los riñones juega un papel importante.

Antes se pensaba que solamente la mala nutrición y el exceso de sal y grasa en los alimentos causaban hipertensión; ahora sabemos que las hormonas desempeñan una función central en la salud cardiovascular tanto de hombres como de mujeres. Si usted tiene hipertensión y su médico nunca le ha hecho un perfil hormonal completo, exíjale que lo haga, ya verá los resultados. Además de los medicamentos para mantener la presión equilibrada y del cambio de dieta, mis expertos entrevistados aseguran que la terapia de remplazo hormonal puede cambiarles la vida a los hipertensos.

Para cerrar, debo decir que cuando expresé al médico de mi amigo la duda de si se le habían practicado estudios hormonales, el galeno me miró con desdén y me dijo: "Las hormonas no tienen nada que ver con este problema, ni con los riñones". Amablemente le recomendé un par de estudios publicados en el *Journal of Clinical Endocrinoloy & Metabolism*, y le llevé la cita completa para ver si se pone al día. Me queda claro que no cualquiera se atreve a cuestionar a un médico que tiene en sus manos la salud de un ser querido, pero debemos comenzar a hacerlo. Es su obligación actualizarse.

La infección urinaria recurrente (ITU-R)

Azalea, una mujer que estaba pasando por una pesadilla con la menopausia, me narró lo siguiente:

> Es horrible. Imagínate que siento la vagina acartonada, seca, adolorida. Tengo ardor y dolor al tener sexo, por más que use lubricante. Y lo peor, de veras lo peor, son las infecciones vaginales con cistitis [inflamación de la vejiga]. Ya le dije a mi ginecólogo que me estoy volviendo loca. Llevo un año tomando antibióticos y no se me cura esta cistitis. Voy al baño día y noche, y todo lo que el bendito señor este me receta son los antibióticos y esos óvulos hidratantes que me ayudan sólo durante unas horas. Ya me dijo una amiga que me voy a volver resistente a todos los antibióticos por tomar tantos.

Mi entrevistada no se atreve a pedir remplazo hormonal porque dos hermanas suyas y una tía tuvieron cáncer. Todas usaron Premarin hace décadas.

Éste es probablemente uno de los temas tabú entre mujeres cuando discuten la menopausia, el climaterio y sus efectos. Por falta de información, muchas de ellas creen que las ITU tienen que ver con su higiene personal, con la de su pareja sexual o incluso con una probable infidelidad (es decir, que su pareja las contagie).

Lo cierto es que miles de mujeres menopáusicas presentan alteraciones del tracto urinario, ya que por la baja de estrógenos tienen una mayor predisposición a la colonización de uropatógenos que se adhieren ávidamente al tejido vaginal. Cuando se descarta un foco de infección directo se debe revisar la posibilidad de terapia estrogénica directa. Se ha demostrado que la terapia de remplazo estrogénico en la mujer menopáusica es efectiva en prevenir la ITU-R, y se recomienda su uso vía vaginal.

11

Pensarnos desde la salud, no desde la enfermedad

El ser humano pasa la primera mitad de su vida arruinando la salud y la otra mitad intentando restablecerla.

—Joseph Leonard

Hace más de cien años surgieron los primeros médicos promotores de la medicina fisiológica, que —en palabras del controversial doctor J. H. Kellog (1852-1943)— "no se dedica a curar enfermedades, sino a sanar pacientes", pues el proceso de la enfermedad es resultado de un esfuerzo del propio organismo para recuperar sus condiciones de funcionamiento normal, es decir, "las fuerzas vitales del cuerpo hacen un esfuerzo para mantener la vida y restaurar el equilibrio".

Sergey A. Dzugan, mencionado en capítulos anteriores, ha sido un importante crítico de la medicina convencional y sus vicios. Él, como otras y otros especialistas, ha demostrado los avances posmodernos en la medicina fisiológica, de ahí que replantee en su clínica, en Florida, el concepto de la medicina restaurativa. El doctor Dzugan explica que lo que conocemos como enfermedad es en realidad un desarreglo de nuestra química corporal o fisiológica, que surge de desequilibrios y deficiencias de la química sanguínea y de todas las hormonas. Una vez que restauramos el equilibrio podemos corregir las causas de la mayoría de las enfermedades.

Según este reconocido médico, que viaja por el mundo impartiendo conferencias para capacitar a especialistas en medicina y pacientes por igual, y a quien escuché personalmente en una de sus pláticas en el hotel Royal Sands de Cancún en mayo de 2013, existen cuatro factores fundamentales que causan enfermedades o trastornos fisiológicos:

Genéticos y congénitos: fibrosis quística, hemofilia, síndrome de Down, enfermedades cardiacas congénitas. En otras enfermedades existen componentes genéticos, es decir, la predisposición genética juega un rol importante, pero sólo como factor de riesgo, no como causa primaria. Eso significa que una persona puede heredar la tendencia a una enfermedad pero no necesariamente va a sufrirla si mantiene su salud equilibrada.

Infecciosos: enfermedades claramente causadas por organismos infecciosos —bacterias, virus, hongos y protozoarios—, como meningitis, gripe, influenza, infecciones urinarias, de huesos, tuberculosis y VIH/SIDA.

Traumatismos: accidentes que pueden causar traumatismos de todo tipo, como hemorragias cerebrales, parálisis, etcétera.

Errores fisiológicos adquiridos. La mayoría de las personas han sufrido algún mal como resultado de errores fisiológicos por desequilibrios bioquímicos. Condiciones como infarto cardiaco, cáncer, depresiones, artritis, fibromialgia, migraña, síndrome de fatiga crónica, colitis ulcerativa, arteriosclerosis y muchas otras.

Ante un público sorprendido por los resultados y evidencias en pacientes del doctor Dzugan, éste explica que su estrategia se integra en lo que denomina el Método Dzugan, con el cual la medicina restaurativa evalúa los errores fisiológicos y lleva a cabo un plan personalizado para restaurar las hormonas y nutrientes hasta los niveles óptimos. En la medida en que ayudamos al cuerpo a recuperar su propio equilibrio, nuestro organismo hace su trabajo y restaura la salud. Dzugan, al igual que la doctora Perla Castillo Ramírez del Instituto Politecnico Nacional (IPN) y el doctor Víctor Valpuesta en México, así como el doctor Colgan de California, quien también posee su propia clínica y su método registrado, tienen mucho en común: han dejado atrás el concepto de medicina anti-edad para educar a sus pacientes en la idea de que, incluso en las peores condiciones —como en el caso de pacientes con enfermedades degenerativas o cánceres muy avanzados—, una visión integral, perfectamente guiada por la o el especialista, ayuda a la persona a restaurar su salud a largo plazo. La clave radica en tener a una o un paciente cabalmente informado, que toma decisiones concretas y se hace cargo de su salud de la mano de su especialista. Esta renovada corriente médica deja atrás la noción del médico prepotente que como un dios cree que todo lo sabe (el conocido doctor House), que no respeta los derechos de la o el paciente ni "pierde el tiempo" en explicarle la cura porque está seguro de que no entenderá lo que significa recibir tratamiento, por ejemplo, con una triazolobenzodiazepina combinada con suplementos de DHEA.

Algo que me llamó la atención de esta nueva generación de especialistas en medicina restaurativa es la gran cantidad de tiempo que invierten en cada consulta; su relación con cada persona que procura sus servicios es personalizada, incluso en seguimientos por teléfono y correo electrónico. Además, han desarrollado habilidades pedagógicas para que sus pacientes comprendan plenamente lo que se les propone y participen de manera activa en su proceso curativo, casi de la misma forma como el dueño de un auto aprende a cuidarlo y a conocer cada sonido y alarma que lo invita a darle el mantenimiento adecuado.

El giro más importante que ha dado la medicina restaurativa en la última década en el mundo entero se basa en reconocer el papel central que juega la relación entre especialista y paciente, así como la utilidad plenamente demostrada de una serie de tratamientos y suplementos alimenticios que por centurias se han usado en medicina naturista, naturopatía, herbolaria o medicina tradicional, ahora mejor conocidos como complementos nutricionales. Paralelamente, retoma los principios de la nutrición equilibrada que ayudan al organismo a funcionar en forma adecuada. Dzugan aseguró en su conferencia:

> Este concepto es muy sencillo: la naturaleza quiere estar en armonía; cuando no lo está, se esfuerza para recobrar esa armonía. En el cuerpo humano, cuando se pierde el equilibrio, esa batalla por recuperarlo causa síntomas y anormalidades en el laboratorio natural de nuestro organismo; esas anormalidades pueden ser detectadas en la sangre. Si no se busca el equilibrio de todo el organismo, sino simplemente la cura del síntoma, las funciones y defensas naturales de nuestro cuerpo comienzan a sufrir y entonces se manifiesta de manera evidente la enfermedad.

A lo largo de este libro hemos escuchado las voces de diferentes personas que tanto en México como en Estados Unidos, Inglaterra y España han recibido tratamientos aislados para una serie de síntomas relacionados con el desequilibrio hormonal. Algunos de los síntomas fueron mitigados, pero ellas no sienten que recuperaron su bienestar. Una de las historias clásicas es la de Pablo, un español de Sevilla que comenzó a tener prácticamente todos los síntomas de la andropausia que hemos enlistado en este libro.

> Ha sido un peregrinaje. El médico primero me dio una pasta para dormir, más un antidepresivo que no te cuento lo caro que es aquí en

España. Por si fuera poco, el tío me ha pegado un susto con eso de que tenía el colesterol en el cielo y me recetó unas píldoras para bajármelo. Encima me amenazó con que tendría un infarto si no disminuían esos marcadores y tal, que si los lípidos […] bueno. Pero nada, hasta ahora que me lo cuentas y me preguntas, nadie me ha dicho que pueden ser las hormonas, y sí, para lo de la disfunción, ya sabes, me dio la pastillita azul, que más o menos ayuda, pero ¿por qué no nos han dicho?, ¿para vender más píldoras por aparte? Yo he creído que me volvía loco y que la depresión era por algo personal, y hasta al psiquiatra fui a dar. Él sólo me cambió de antidepresivo. La verdad que me pone mal tomar tanta cosa y no curarme. Si no me siento enfermo, me siento jodido y no creo estar tan viejo, ¿vale? Mi padre murió a los noventa y ocho años.

Si bien es cierto que, como hemos comentado en capítulos anteriores, España y en particular Cataluña tienen grandes especialistas en andrología, la verdad es que los médicos convencionales, en general, siguen repitiendo lo que aprendieron en la escuela hace veinte o treinta años. Incluso varios urólogos que entrevisté siguen sosteniendo la falsa teoría del vínculo entre testosterona y cáncer de próstata. Algunos de los médicos entrevistados para este libro demuestran una flagrante ignorancia sobre la deficiencia hormonal y sus vínculos directos con un perfil de lípidos anormal. Es decir, hacen equivocadamente una lectura aislada de índices de colesterol elevados. Para ello recetan estatinas —que bajan el colesterol—, pero no abordan el origen del desequilibrio. Una buena evaluación médica hubiera ahorrado a Pablo y a millones de hombres como él, no solamente mucho dinero, sino años de malestares y, en muchos casos, de sufrimiento emocional. Una visión no holística, no integral, causará más enfermedades por culpa de la medicación parcial. Sin duda, es una buena noticia el que cada vez haya más especialistas que trabajan con esa perspectiva de la integralidad y que entienden la importancia de la salud hormonal; sin embargo, los altos costos de estos tratamientos y el acceso a sus clínicas, por el momento, los hace sólo para quienes tienen los recursos económicos o un seguro médico que cubre las consecuencias de los desequilibrios hormonales. En México, ciertamente, ésta es medicina para las élites.

¿Qué medimos y cómo lo medimos?

No importa si es el método del doctor Dzugan, del doctor Colgan o el método integral del doctor Valpuesta o la doctora Perla Castillo, experta en medicina fisiológica de regulación del IPN, o de cualquier otro experto en medicina restaurativa: la gran mayoría de las y los especialistas enmarcan su trabajo en un concepto muy similar, y luego cada cual le pone su toque personal. Veamos cuáles son las bases para restaurar nuestro bienestar en la menopausia y la andropausia, a las que debería tener acceso, dentro de los programas de seguridad social, toda la población adulta.

Estudios de laboratorio y mapa de la salud

Hemos hablado sobre la importancia de una entrevista inicial que le dé a la o el especialista una visión clara e integral del estado de nuestro organismo. Ésta debe abordar, tanto en hombres como en mujeres:

Síntomas emocionales: Nunca subestime sus emociones, no le oculte nada a su especialista pensando que lo va a descalificar. Exprese todos los síntomas de depresión, ansiedad, miedos, fobias, pesadillas constantes relacionadas con insomnio y sueño intermitente, irritabilidad, ira repentina, inseguridades recién adquiridas y vinculadas a la ansiedad. Anorgasmia, eyaculación precoz o falta de libido y el consecuente sentimiento de inadecuación.

Síntomas físicos: fatiga, mareos, bochornos, jaquecas, migrañas, aumento de peso inexplicable, pérdida del cabello, infecciones constantes del tracto urinario sin causa aparente (cistitis), necesidad anormal de comer más azúcares, resequedad y dolor vaginal (sensación de acartonamiento), dolor de huesos, principios de artritis, dolor o ardor de próstata (necesidad de orinar constantemente), falta de eyaculación, cambios continuos de temperatura corporal, falta de fuerza física, dolor de pies y piernas, insomnio, indigestión, cambio en los patrones digestivos y de evacuación.

Síntomas mentales: falta de concentración, olvido de nombres o lugares, constante pérdida de cosas; vista cansada con resequedad o picazón de ojos; reacciones intempestivas anormales en la personalidad, ira y descontento sin razón aparente. Sensación de agotamiento mental progresivo, cambios en la percepción espacial (la persona se vuelve torpe, se le caen las cosas o no calcula igual que antes las distancias).

¿Qué debemos medir para conocer los desequilibrios bioquímicos de la edad madura? Para beneficio de quien lee este libro, pedí a las y los especialistas que entrevisté que me ayudaran a elaborar una lista de las pruebas indispensables para conocer nuestra salud hormonal y general, y después crucé la información con lo publicado en los más recientes ensayos médicos. Idealmente, cualquier clínica pública con buenos servicios médicos debería llevar a cabo esta serie de estudios a personas que tengan los síntomas anteriormente enlistados, o al menos 60% de ellos; nunca sobra reiterar que mientras no nos acostumbremos a exigir nuestros derechos como pacientes, los médicos seguirán desestimando nuestra opinión en nuestro propio proceso de diagnóstico, sanación y toma de decisiones informadas. En seguida explico brevemente dichos estudios de sangre para que sepa usted en qué consisten y para qué son útiles esas mediciones.

Química sanguínea de 24 elementos o prueba metabólica: Prueba que ayuda a conocer el estado de salud de la mayoría de los órganos vitales, como el hígado y los riñones. Revela el equilibrio químico del cuerpo y nos indica cómo está el metabolismo (es decir, los procesos químicos y físicos que el organismo precisa para funcionar adecuadamente). Mide el azúcar, el colesterol y el calcio en la sangre. Mide los electrolitos (los minerales que mantienen el pH en la sangre, que nivelan nuestra hidratación y la salud muscular y ósea, como sodio, cloruro de sodio, magnesio, fósforo, potasio y calcio). Finalmente, muestra los diferentes niveles de las proteínas en nuestro cuerpo.

Medición de niveles de homocisteína: Es un aminoácido de nuestra sangre que en cantidades normales es muy bueno, pero que en exceso (homocisteinuria) puede causar arteriosclerosis, Alzheimer o demencia senil, fatiga crónica, debilidad en los huesos y osteoporosis, así como dislocación del cristalino del ojo, formación de coágulos y baja o alza de peso subrepticia sin explicación nutricional. También causa trastornos del riñón y disfunción eréctil. Se ha demostrado que la vitamina B es muy efectiva para equilibrar la producción de la homocisteína (más que otros medicamentos). Antes de llevar a cabo el estudio avise a su médico si la está tomando.

Perfil de lípidos: Prueba de sangre que nos muestra si hay riesgo de enfermedades coronarias (como infarto cardiaco). Mide la lipoproteína de alta densidad (HDL, o colesterol bueno) y de baja densidad (LDL, o colesterol no bueno) y los triglicéridos; estos últimos son lípidos o grasas que sirven como reserva energética y se alojan en el tejido adiposo. El exceso de lípidos o grasas se elimina en parte gracias a la insulina, pero si tenemos desequilibrio de insulina, o diabetes, los triglicéridos pueden subir significativamente.

Hemograma completo: Nos revela si hay o no hay equilibrio en nuestra sangre. Con esta prueba podemos saber si hay anemia o infecciones de diferentes tipos. Cuenta la hemoglobina (plaquetas, glóbulos rojos y blancos).

TSH, *T3 y T4*: Aunque parezca la clave para subir a una nave espacial, éstas son las abreviaturas de las hormonas encargadas de la salud tiroidea. Como hemos visto, la producción de hormonas se da en un ciclo integral que el doctor Colgan llama la cascada hormonal, en el que la glándula tiroides es vital. La TSH es la hormona de estimulación tiroidea, y por su nivel evaluamos la salud de la tiroides: cuando se produce en exceso hay hipertiroidismo, y si es insuficiente, hipotiroidismo. Ayuda a diagnosticar infertilidad femenina y a evaluar el funcionamiento de la otra gran productora de hormonas: la glándula pituitaria. La T3 (triyodotironina) es la hormona tiroidea que controla el crecimiento, el metabolismo de los carbohidratos y las grasas; regula la temperatura corporal (bochornos o desajustes) y activa el consumo de oxígeno. Sus niveles se revisan para ver si la tiroides está trabajando de más o de menos y, por consiguiente, afectando nuestra salud hormonal. La T4 (tiroxina) contiene yodo y, de la mano de la T3, está encargada del tono muscular y de la maduración del esqueleto, entre otras funciones.

Medición de somatomedina C: Esta hormona estimula la síntesis de proteínas. También se le llama factor de crecimiento análogo a la insulina (IGF-1). Es una hormona del sistema endocrino que determina el buen funcionamiento de la glándula pituitaria, cuyas fallas pueden significar anormalidades en el crecimiento.

Cortisol: Hemos hablado de esta hormona como la hormona del estrés, porque sus niveles en la sangre se elevan en situaciones estresantes, en dolor extremo o pánico. Cuando los niveles de cortisol son muy altos puede ser que la glándula adrenal o la pituitaria tengan problemas de funcionamiento. Esta hormona se relaciona directamente con la DHEA.

DHEA (dehidroepiandrosterona): ¡Vaya nombrecito! La DHEA es una maravilla, pues tiene como función ser un precursor de andrógenos y estrógenos, regula de manera natural el envejecimiento y es un estimulante sexual. Esta pro-hormona endógena es secretada por las glándulas suprarrenales. La DHEA, tomada como complemento alimenticio una vez que su producción natural ha disminuido, ayuda a regenerar algunas actividades hormonales propias de la juventud. Tomarla sin ser necesaria tiene serias repercusiones en la salud.

Testosterona total (TT): Esta hormona la producen los hombres en los testículos y —al igual que las mujeres— en las glándulas adrenales. Los ovarios también la engendran, aunque en pequeñas dosis. Como ya dijimos, su prima la hormona luteinizante estimula y controla la producción de testosterona, que se fabrica en la glándula pituitaria. Los desniveles de esta hormona pueden significar que la pituitaria no está funcionando adecuadamente. La baja de TT ayuda a explicar la disfunción eréctil y la infertilidad. Un alto índice puede significar que el hombre tiene cáncer linfático o testicular; en mujeres puede revelar cáncer ovárico u ovarios poliquísticos. La prueba de testosterona libre (TL) es muy importante, ya que esta hormona está asociada junto con los estrógenos a las funciones cognitivas. Igualmente, se debe medir la DHT (dihidrotestosterona), que hace que la próstata crezca y es tres veces más potente que la testosterona.

Estrógeno total: Esta prueba mide tres de los más de treinta tipos de estrógenos que producimos los seres humanos. Las mujeres lo producen principalmente en los ovarios, y los hombres en los testículos y las glándulas adrenales (como ya dijimos en el capítulo de andropausia, el estradiol, una forma de estrógeno natural, en los hombres también funciona como un precursor de la testosterona). En los varones se lleva a cabo la prueba de estradiol total, pues resulta muy importante conocer los niveles de estrógenos en el cuerpo masculino antes de prescribir cualquier tipo de terapia con testosterona. Como vemos, todo va coligado.

Progesterona: También se mide en la sangre. Esta hormona, producida en ovarios y glándulas suprarrenales, modula la ovulación; por ello se mide en tratamientos de infertilidad y para determinar embarazos ectópicos o riesgosos. Es la hormona que rige el ciclo menstrual y el embarazo. En los hombres la producen los testículos y las suprarrenales. Una de las tareas de la progesterona es controlar la sobreproducción de estrógenos.

Prolactina: Hormona segregada por la glándula hipófisis que juega un papel fundamental en la producción de leche materna. La succión de los pezones antes del parto ayuda a que se genere más prolactina y la mujer pueda dar de mamar inmediatamente después del parto. Esta hormona tiene más de ochenta funciones. En los hombres, el incremento de su producción puede causar disfunción eréctil y decremento de la libido (como en las mujeres en el posparto), puede afectar la producción de líquido seminal, etcétera.

Melatonina: Esta hormona estelar es producida por la glándula pineal, la cual convierte el aminoácido llamado triptofano en serotonina. Aunque es más conocida como remedio para dormir o deshacerse del *jet lag*, la melatonina juega un papel central en el equilibrio de las demás hormonas, en nuestra capacidad cognitiva, en el sistema inmunológico y en las emociones. Cuando la melatonina decae, dice el doctor Colgan, todo se deteriora. Su deficiencia puede aumentar los riesgos de contraer senilidad, cáncer, enfermedades cardiovasculares y otras dolencias. Para las personas que han tenido tumores, la melatonina es recomendada en lugar de la testosterona en la terapia de sustitución hormonal. La melatonina natural se encuentra en el maíz, la cebada, algunas algas y el arroz integral.

Serotonina: Pocos especialistas miden este neurotransmisor producido por las células nerviosas. Este componente químico se encuentra en la sangre, el sistema digestivo y el cerebro. Regula las emociones y, como hemos dicho antes, su baja producción juega un rol vital en depresión, ansiedad, migraña y apetito sexual. Medirla durante la crisis de la edad madura es indispensable, tanto en ellos como en ellas.

Globulina fijadora de hormonas sexuales (SHBG): Este estudio nos ayuda a evaluar con mayor precisión las causas de la baja en testosterona y estradiol. Se debe llevar a cabo cuando el paciente tiene síntomas de andropausia o menopausia severos y la prueba de medición de testosterona total no es suficiente para valorar lo que en realidad causa los síntomas.

Antígeno prostático: Esta prueba de sangre se la deberían hacer todos los hombres, en todo el mundo, a partir de los cuarenta años. Ayuda a medir la degeneración de la próstata, inflamación (prostatitis) o hipertrofia; también mide el riesgo de desarrollar cáncer prostático. No debe ser el único medidor de problemas prostáticos, pero es el más común.

Vitamina D, 25-hidroxi: Cuando esta hormona-vitamina está baja se puede determinar que hay pérdida ósea (osteoporosis) y sospecharse depresión, diabetes y otras enfermedades.

Nunca —repita conmigo—, *nunca aceptaré un tratamiento hormonal sin un diagnóstico adecuado y sin los estudios de sangre. Soy una persona, no un animal de laboratorio* (con perdón de los animalitos de laboratorio). A lo largo de mi investigación me topé con un sinnúmero de casos de hombres y mujeres que recibieron una mala terapia de remplazo hormonal de un médico irresponsable, o que hicieron caso a alguna amistad que les recomendó comprar "ese gel maravilloso de testosterona" o esos "parches buenísimos de estrógenos" y pagaron las consecuencias de utilizar hormonas de forma inadecuada.

Anders es originario de Noruega, tiene sesenta y cinco años y, junto a su esposa Susan, de cincuenta y nueve, vive en Nueva York. Un amigo suyo les contó emocionado sobre su gran descubrimiento del gel de testosterona, superbarato y efectivo, que por un módico precio le compra su cuñado en Tijuana, México. Lo vieron tan rejuvenecido que se preguntaron: "¿Y por qué no? Es lógico que, si el médico de Peter le recomendó la testosterona y él tiene los mismos problemas que nosotros, también la necesitemos". Hicieron una búsqueda en internet, y como en la red de redes uno siempre encuentra lo que busca (aunque la fuente no sea fidedigna), hallaron un artículo que recomendaba el gel de testosterona "natural" y "sin efectos secundarios" que "toda la gente necesita, hombres y mujeres por igual". Los casos de éxito citados eran los típicos de un *infomercial* que vende fajas para adelgazar en tres días, pero la pareja de inmediato ordenó sus muy económicos sobres de testosterona en gel.

Anders comenzó a sentir los efectos positivos muy pronto. Aunque no le ayudó gran cosa en la disfunción eréctil, tenía más energía y su libido despertó un poco. Su esposa estaba fascinada; con la libido en el techo, no daba crédito a cómo todas sus amigas menopáusicas no estaban usando hormonas, tan baratas que son en México o compradas por internet. Ni ella ni su esposo tenían antecedentes familiares de cáncer, así que no estaban preocupados. Sin embargo, él comenzó a tener inflamación prostática, y no quiso decirle a su médico que usaba el gel porque no se lo habían recetado en Estados Unidos. Hasta que terminó hospitalizado para una biopsia prostática. Aunque afortunadamente salió negativa, el hombre se había provocado una inestabilidad hormonal peor que la que tenía antes de comprar su gel milagroso. Susan es otra historia. Su libido estaba estupenda, perseguía al marido cada noche y recuperó su sensación de juventud, pero su carácter se tornó agresivo (ya la menopausia le había causado arranques de ira). Ella también tomaba pastillas naturistas de fito-estrógenos de soya, pero sin ningún orden: un día tomaba tres y otro ninguna. Cuando se destapó el caso del esposo, él le dijo la verdad a su médico, quien entonces le reveló lo peligrosa que era esa irresponsable manera de autorrecetarse hormonas.

Afortunadamente, esta pareja salió a tiempo de semejante despropósito. Pero millones de personas, particularmente hombres, se recetan testosterona como si fuera la panacea, ya que les avergüenza buscar, o no quieren pagar, un andrólogo o especialista en remplazo hormonal.

Hacer un remplazo hormonal irresponsable, aunque sea con "medicina naturista", es tan peligroso como autorrecetarse medicamentos para problemas cardiacos o diabéticos. Las hormonas, como hemos visto, se producen y funcionan como parte de un sistema complejo. Imagine el motor de un automóvil. Ahora piense que se sobrecalienta y usted abre el cofre sólo para descubrir que tiene bajo el nivel de líquido de la batería y del limpiaparabrisas. Va a comprar los dos líquidos y los pone, pero nunca revisa los niveles de aceite y del líquido de la transmisión automática. Al día siguiente, en la gasolinera le ponen un poco del aceite de motor faltante, y usted sigue hasta que el auto se descompone y va una grúa por él. Resulta que estaba tapado, y como la presión del aceite del motor se utiliza para activar y desactivar las válvulas, un simple relleno nunca será la solución para un problema del sistema. Pues aquí lo mismo: tomar un par de suplementos hormonales, aunque sean "naturales", no resuelve el problema del sistema; puede incluso hacer más daño.

Homeopatía y alopatía: MFR

El doctor Alessandro Perra es uno de los más prestigiados miembros del Comité Internacional de Investigación que lleva a cabo el proyecto "Prueba científica de la eficacia clínica de la homeopatía" (Scientific Proof for the Efficacy of Homeopathy). Este científico italiano, nacido en Cagliari, estudió alopatía (medicina convencional), se especializó en fisiología y ahora es director científico de la Academia Internacional de Medicina Fisiológica de Regulación, además de director científico de los laboratorios Guna Biotherapeutics, especializados en la integración de lo más reciente de la medicina alópata con lo que se ha demostrado científicamente ser efectivo de la medicina homeopática. El doctor Perra estuvo recientemente en la Escuela Nacional de Medicina y Homeopatía del IPN, universidad mexicana y centro de investigación científica de merecida reputación mundial. El doctor Alessandro explicó:

> Las células de nuestro cuerpo son capaces de comunicarse entre sí a través de sustancias que funcionan como mensajeras, como neuropéptidos, hormonas, citocinas y factores de crecimiento en un volumen y una concentración específicos. Toda enfermedad es el resultado de un desequilibrio en el sistema de conexión de la red celular, de una mala comunicación entre las células que comienza a desbalancear el sistema de control homeostático, conformado por los sistemas nervioso central, neurovegetativo, endocrino e inmunológico.

El médico asegura que es en este punto donde la medicina fisiológica de regulación (MFR) trata a los pacientes en su totalidad y comienza a restaurar su salud a través del triángulo de la terapia, en cuya base se encuentra la desintoxicación de la matriz celular, que permite a los receptores realizar su función metabólica. "Uno de los lados del triángulo representa el rebalanceo o equilibrio en el eje PNEI (inmune-psico-neuro-endocrino) y en el otro extremo se representa el uso de los medicamentos que pueden dar un alivio inmediato."

Durante su cátedra, el científico italiano demostró frente a estudiantes de medicina del IPN cómo funcionan los medicamentos utilizados en la MFR. "Se trata de la integración más actualizada entre la medicina alópata en cuanto a la tecnología de diagnóstico y la fisiología moderna junto con la homeopatía, que proporcionan los efectos terapéuticos tanto en el cuerpo como en la mente de las personas para equilibrarlas y obtener mejores resultados en cualquier padecimiento."

El médico asegura que esta visión de la medicina busca curar al enfermo y no sólo tratarlo; es decir, marca una clara diferencia entre el tratamiento de la medicina convencional y la cura que llevan a cabo la persona y su especialista en salud. La también médica cirujana y homeópata del IPN Perla Castillo explica que la MFR tiene como campos madre la homeopática clásica, la homotoxicología, la medicina nutricional y la introducción del equilibrio PNEI, que conforman una globalidad cuerpo-mente. La doctora Castillo imparte capacitaciones médicas, concentrándose particularmente en la cura y el tratamiento del dolor clínico crónico, cuyos resultados científicos son asombrosos. Después de una capacitación, una de las médicas homeópatas regresó con la doctora Castillo para asegurarle que ya no utilizaría el tratamiento para dolor crónico, porque cura demasiado pronto y sus pacientes ya no regresan, pues se restaura su sistema nervioso y los dolores neuropáticos se debilitan o desaparecen en su totalidad. Lo cierto es que no importa qué marca de medicamentos utilice, la MFR ha encontrado su éxito mundial al incorporar de manera eficaz la medicina convencional y la homeopática, así como al lograr que sus tratamientos sean de bajo costo.

Alondra, una mujer de cincuenta y dos años con dolores *nociceptivos* (desequilibrio neuroquímico del sistema nervioso central) y fisiológicos severos explica cómo vivió su experiencia con la MFR:

Un año después de la cirugía de una vértebra de la columna, me sentía incapacitada por el dolor. Mi pareja y yo recorrimos los mejores hospitales del país; estaba desesperada, lo único que me controlaba medianamente el dolor eran los parches de morfina, y la verdad tenía mucho miedo de hacerme adicta, además de que notaba que cada vez me duraba menos el efecto. Por si fuera poco, se me juntó con la menopausia. Creí que iba a enloquecer, hasta que una amiga me recomendó una clínica italiana. En dos meses me cambió la vida. Cuando ya tenía que regresarme a México me dijeron que hay muchos especialistas de estas terapias en mi país, y yo no sabía que hasta el Politécnico [IPN] tiene escuela de eso. En los hospitales normales nadie habla de esta medicina, que es lo más moderno; de veras que da coraje porque la industria médica está bien corrompida, sólo quieren sacarte dinero y cuando estás desesperada no te queda de otra. Dejé de gastar un dineral, ya no uso morfina y además me dan el tratamiento para la menopausia. Me cambió la vida. Pienso que no la promueven porque no les conviene a los demás médicos. Me gasto ocho veces menos y voy cada vez mejor. Antes seguía igual y estaba atada a las medicinas para el dolor carísimas que nada más ocultan, pero no curan.

Los métodos terapéuticos de la MFR son útiles para tratar cualquier tipo de enfermedad, sobre todo las que requieren terapia del dolor, como pueden ser osteoartritis, ciática, fibromialgia, lumbalgia o, como en el caso de Alondra, para neuropatías y dolores nociceptivos severos. También se usan para cólicos menstruales e incluso cáncer, ya que uno de sus principales componentes es la betaendorfina, hormona que tiene mayor efecto que la morfina pero sin causar adición. Esta medicina es más económica y fácil de utilizar, según sus especialistas, porque la tecnología nanofarmacológica es un proceso que utiliza microdosis de moléculas de medicamentos homeopáticos en cantidad y volumen específicos, capaces de reactivar la respuesta biológica inmunológica. Es decir, trabajan para que el organismo se recupere y no para que se haga dependiente de un medicamento de por vida. Piense en esto: hace treinta años los científicos aseguraban que la diabetes no tenía cura; hoy ya se han documentado avances que demuestran que hay formas de restaurar el organismo y superar esta enfermedad.

Aquí cabe decir que hay una poderosa corriente científica internacional que descalifica por completo a la homeopatía como una patraña acientífica. Según sus detractores, la homeopatía se basa absolutamente en el efecto placebo y sus diluciones hacen que desaparezca el "componente" homeopático. El doctor Ben Goldacre, autor de *Bad Science*, asegura que a pesar de que la homeopatía tiene millones de seguidores en el mundo se ha demostrado en laboratorios que las píldoras homeopáticas no contienen absolutamente ningún ingrediente y que la supuesta energía con la que se crean estos "medicamentos" no es más que el producto de la imaginación de su creador y de quienes la practican.

Por su parte, el doctor Víctor Hugo Monroy asegura que la empresa Guna y la Escuela Nacional de Medicina y Homeopatía del IPN trabajan en intercambios académicos buscando que los medicamentos puedan administrarse a pacientes mexicanos a bajo costo, ya que esta terapia tiene más de veinticinco años usándose en Italia con gran éxito.

Aunque está claro que entre los científicos hay quienes aseguran que la homeopatía es una farsa, en Alemania desde 1978 la ley la reconoce dentro de las ciencias médicas integradas, y no —como en muchos países— como "medicina alternativa". En Estados Unidos están la Facultad de Medicina de Stritch, el Loyola University Medical Center, la Escuela Miller de Medicina de la Universidad de Miami (Coral Gable Campus), el Medical Wellness Center y el Departamento de Medicina Integrativa y Complementaria de la Universidad de Miami, que estudian la evidencia científica y los avances de la MFR.

Hace unos años me extirparon un riñón. Tras la cirugía los médicos me dieron todo tipo de medicamentos que no mejoraron algunos persistentes problemas renales; entonces encontré al doctor José Luis Hernández Marín, médico que además de ser alópata se especializó en medicina tradicional china y acupuntura. Él me hizo una serie de quelaciones sanguíneas, una especie de "lavado de la sangre" para retirar metales y toxinas, y aplicar los suplementos necesarios para recuperar el equilibrio de mi organismo luego de la larga batalla contra la enfermedad renal. Quedé curada a pesar de que mi famoso urólogo aseguraba que la quelación médica no era un método seguro. Más de una década después, ese mismo urólogo y miles de médicos reconocidos aplican la quelación sanguínea para curar enfermedades causadas por toxinas y otras, comos procesos arterioscleróticos y procesos patológicos degenerativos diversos. Hace cuarenta años se descubrió que la quelación sanguínea eliminaba los depósitos de calcio en la sangre que causan la arteriosclerosis; hoy se ha demostrado y documentado científicamente que este tratamiento limpia las arterias de radicales libres y metales tóxicos. Nuestro organismo tiene agentes quelantes naturales, pero con la edad y las enfermedades éstos dejan de funcionar adecuadamente; así que se pone un suero de un agente denominado EDTA (ácido etilendiaminotetraacético), que hace la labor de eliminar de nuestras arterias agentes que nos enferman e intoxican. Según los estudios clínicos, la ingesta oral de EDTA no es efectiva, por eso debe administrarse vía intravenosa por una o un médico especialista después de hacer una serie de estudios de sangre que demuestren que es necesario limpiar el organismo de radicales libres (especies químicas con uno o más electrones que se quedaron sin su pareja —otro electrón— y desequilibran el sistema celular de nuestro organismo, porque van como loquitos robándole la pareja a otros electrones, causando enfermedades) y otros patógenos. La quelación también resulta útil en personas con estrés crónico, depresión por desequilibrios bioquímicos y sobre todo en la prevención de enfermedades como Alzheimer, mal de Parkinson, diabetes y las afecciones cardiovasculares propias de la edad madura.

Algo muy interesante está sucediendo en el mundo de la medicina gracias a los estudios de medicina molecular y biogenética; prácticas como la acupuntura, la homotoxicología* y la homeopatía han dejado atrás su categoría de *mombojombo* o patrañas alternativas, para resurgir a partir de evidencia basada en estudios científicos que demuestran el funcionamiento de la energía celular y la capacidad de autosanación del organismo a partir de la lectura correcta de sus desequilibrios. Las hormonas entran en esta categoría, pues ya no es un asunto de mantener la juventud, sino de preservar el equilibrio saludable y erradicar, hasta donde sea posible y de manera armónica con el organismo, los malestares del envejecimiento. Es decir, no dejaremos de envejecer, pero tendremos mejor calidad de vida en el camino. Por supuesto que hay quienes aseguran que es una locura. Si decrecen las hormonas, debemos dejar que el envejecimiento siga su curso y no intervenir en un proceso "natural"; el debate continúa, está vivo.

---

* Ciencia que estudia las enfermedades y su tratamiento biológico partiendo de los principios fundamentales de la homeopatía. Es una rama de la medicina biológica. Utiliza medicamentos homeopáticos clásicos y toxinas endógenas.

12

¿Cirugía plástica, levantamiento de testículos o unos rellenitos faciales?

En los viejos tiempos, antes de la cirugía cosmética, el secreto para mantenerse y verse joven radicaba, simplemente, en morir a temprana edad.

—Joan Rivers, comediante norteamericana

A lo largo de esta investigación descubrí que mucha más gente de lo que imaginamos vive con cierto grado de angustia o incomodidad por el deterioro de su belleza o, en el caso de los hombres, de su apariencia o atractivo físico juvenil. Para millones de personas hay un vínculo entre bienestar y juventud. No es para menos. Todos los días en la televisión y los demás medios nos están recordando la importancia de la belleza física, nos martillan con la insólita idea de que cierto tipo de cuerpo (el hiperdelgado) es el único aceptable en los cánones de belleza, que las arrugas son peores que la gripe aviar. Nunca como ahora se habían vendido tantas cremas para blanquear la piel, no sólo del rostro, sino de todo el cuerpo. Hay una peligrosa tendencia a homogeneizar a ciertos grupos sociales tanto femeninos como masculinos. Por eso cada vez más personas de todas las edades buscan hacerse cambios anatómicos

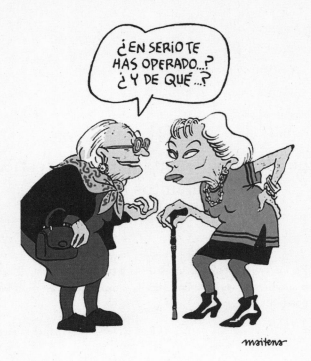

acudiendo a esteticistas o a la cirugía plástica. Aquí veremos lo que sucede en el grupo de edad que nos concierne, es decir, el de las personas de entre cuarenta y sesenta y cinco años.

Hombres y mujeres en general se hacen conscientes de los cambios relacionados con la edad a partir de cómo se ven frente al espejo, pero en realidad muy pocos piensan que esta transformación se vincula a todos los factores hormonales, alimenticios, genéticos, de adicciones (como las del tabaco y el alcohol) e incluso emocionales. La mayoría de la gente cree que la edad le ha caído encima como un balde de agua helada.

Es entonces cuando comienzan las dietas, las liposucciones, los masajes para adelgazar, las inscripciones en clubes deportivos y las quincenas invertidas en entrenadores de alto rendimiento en el gimnasio. Y, por supuesto, están las personas que corren con el esteticista o el cirujano plástico para darse una estiradita, un jaloncito o una inyección que le paralizará momentáneamente los músculos y le hará creer que los años no dejan su huella en la piel y que las emociones no marcan su reiterativa ruta en el rostro, unas hacia arriba, otros hacia abajo y dependiendo de qué tanto sonríe cada quien.

En mis entrevistas a personas de ambos sexos encontré marcado con toda claridad qué tanto les importa a unas y a otros que la sensación de juventud interior se refleje en la apariencia. Podríamos decir, en cuanto a este punto, que entre quienes pasan por las transformaciones de la edad madura (menopausia y andropausia) encontramos tres tipos de personas. Analizando las respuestas de los entrevistados conformé los perfiles de cada grupo utilizando letras del alfabeto griego:

Alfa: "Así es la vida y fluyo con mi realidad".
Beta: "Buscaré la manera de sentirme joven sin obsesionarme".
Gamma: "Primero muerto/a que envejecido/a y arrugado/a".

Alfa ("Así es la vida y fluyo con mi realidad"). En este grupo encontramos a hombres y mujeres que han dado prioridad a su desarrollo intelectual y espiritual, y cuya apariencia física depende casi totalmente de su suerte en la genética. Para ellos, sus profesiones u ocupaciones los retribuyen enormemente, y no sufren ni se dejan intimidar por la presión social de la estética dominante. Sus preocupaciones se relacionan mucho más con la salud que con el envejecimiento de la piel. En general, al hacerse plenamente conscientes de los efectos del paso de los años en su cuerpo y mente, las personas alfa reconocen haber vivido una suerte de pérdida; sin embargo, esa pérdida no constituye un asunto central en sus vidas y la superan rápidamente al descubrir que hay nuevas ganancias detrás de la juventud que se fue y de la mano de la madurez que llegó. Lo que más les cuesta es adaptarse a nuevas rutinas, hacer ejercicio, dejar el tabaco, beber menos alcohol, alimentarse más sanamente y tratar de disminuir el desgaste y el estrés causados por las exigencias del trabajo.

Un reconocido escritor latinoamericano de cincuenta y cuatro años, cuyas novelas han sido premiadas y traducidas en diversos países, reflexiona sobre su descubrimiento de los cambios físicos:

He de confesar que me avergüenza confesarte [ríe un poco] que sí me ha quitado el sueño, sólo por algunas noches, la noción de haber perdido la juventud. Estaba tan ocupado en el mundo académico que no puse atención a mi cuerpo. Es decir, lo gocé, y vaya que he gozado la vida […]. He disfrutado plenamente mi vida sexual y amorosa, he jugado futbol, me he deleitado con los manjares más deliciosos y los vinos más exquisitos; a pesar de ello descubro que el tiempo pasó más rápido de lo deseado.

Luego de un largo viaje transatlántico llegué a mi hotel alicaído por el agotamiento; todo parece indicar que el *jet lag* me tomó por los pelos, me miró a los ojos y me dijo: "No vuelves a dormir en cinco días, ya estás viejo para viajar tanto". Estuve marchito todo el viaje, perdí mi libreta y dejé el iPad en un taxi. Una noche, luego de bañarme, me miré al espejo en el mínimo cuarto de mi hotel europeo y descubrí mi barba encanecida como la de mi padre, las ojeras colgantes como columpios carnosos, las mejillas desparramadas […]. No pude sino rasurarme. Borrarme las canas fue un acto de protección o rebeldía. No me importa la edad, me dije, lo que me preocupa es volverme viejo estando tan joven todavía.

Lo que el escritor hace, como muchos hombres alfa, es asumir los cambios de la edad, no sin algunas dificultades que ya hemos explorado en los capítulos sobre las transformaciones hormonales y emocionales. Varios de estos hombres revelan que están conscientes de haber perdido atractivo físico, con una incipiente o abultada barriga que nunca tuvieron antes de los cuarenta y los consabidos cambios en el rostro, el encanecimiento y la pérdida de cabello. Sin embargo, están convencidos de no tener el menor interés en practicarse intervenciones estéticas, a excepción del 46% que admitieron haber buscado tratamientos para evitar la caída del pelo. Estos tratamientos los harían, o los han hecho, bajo la condición de que no sean dolorosos ni excesivamente costosos, de preferencia consistentes en lociones que puedan ponerse en casa fácilmente. Uno de cada cuatro dijo que su pareja le ha enseñado a usar cremas hidratantes para el rostro, mientras 78% usan rasuradoras para eliminar el pelo nasal y el de las orejas, y están contentos de haber adquirido esa rutina. La gran mayoría de los hombres alfa piensan que los varones que se tiñen el cabello se ven ridículos, y consideran risibles a aquellos que se inyectan rellenos faciales o se hacen cirugías estéticas. Nueve de cada diez de mis entrevistados alfa revelaron no entender el concepto de hombre metrosexual; un sujeto lo definió como "un perverso subproducto de la cultura televisiva que promueve el narcisismo acartonado, tieso".

Una escritora mexicana, reconocida intelectual y analista política de cincuenta y dos años, nos habla de su descubrimiento de los cambios físicos.

Sí, ha sido todo un descubrimiento el percatarme del impacto que la menopausia tuvo en mí. Había hablado a lo largo de los años del tema con mis amigas, y algunas mucho mayores que yo contaban anécdotas que iban de lo más gracioso a lo más espantoso. Había leído algo sobre la menopausia pero no era un tema que me preocupara. Creo que me sucedió lo que a muchas colegas: estaba tan ocupada, que un día se presentó inesperadamente. Llegué a dar una conferencia ante un grupo de empresarios cuando de pronto sentí que alguien había encendido un calefactor en mi vientre. Tenía el cuerpo completamente ruborizado, caliente y sudoroso. Me inquietó; imaginé que todos me miraban como si fuera a desmayarme. Así pasé la conferencia entre oleadas de calor y de frío. Creí que tenía un resfriado pero los bochornos aparecían y desaparecían. Entonces pensé: "¡Estoy menopáusica! ¿A qué hora pasó esto?" Todavía menstruaba; muy irregularmente, pero no había desaparecido por completo la regla. Cuando fui al médico me percaté de que había subido un poco de peso. Siempre he sido delgada, a pesar de tener hijos. Una noche, cuando me desmaquillaba, me miré en el espejo de aumento y descubrí una flacidez que me era ajena. Comencé a revisarme todo el cuerpo y hallé muchas canas en el pubis. ¡Me sentí viejita! Ya en la cama le dije a mi marido cómo me sentía y él me respondió: "Eres una mujer bella y brillante; yo tengo más canas que tú". Aunque admito que a ratos extraño la lozanía de mi piel, no me haría absolutamente nada artificial. Mi límite son los cosméticos y la crema hidratante. Le tengo miedo a la enfermedad, a la decrepitud, pero no a envejecer. Me gustan mis arrugas de cuando sonrío, son parte de mi personalidad.

La escritora, como 94% de las mujeres alfa, no juzga a quienes se hacen cirugías estéticas o se inyectan rellenos faciales; sin embargo, no tienen interés en someterse a ese tipo de procedimientos ni nada que vaya más allá de tinte para el cabello, cremas hidratantes y un poco de maquillaje. En la mayoría de los casos, conforme pasan los años el maquillaje pierde importancia. La mayoría de las mujeres aseguran que al cumplir los setenta se olvidarán del tinte de cabello, que todas consideran "una esclavitud". Resulta curioso notar cómo construimos los valores de lo masculino y lo femenino en asuntos tan superficiales como el teñido del pelo. A los hombres les parece *natural* que las mujeres se pinten las canas, mientras que en los hombres les parece algo *afeminado*.

Dentro de esta categoría de personas encontramos a mujeres y hombres —de diversos entornos y profesiones— que reconocen que lo que más les afecta de entrar en esta etapa es aprender a vivir con el cansancio físico o falta de energía, el debilitamiento de la memoria y, por último, la disminución de la libido. La gran mayoría (89%) de quienes tienen pareja estable de una edad similar a la suya y están enamorados, reconocieron que al bajar la libido su relación de intimidad y amistad se incrementó. Todo parece indicar que las parejas menos obsesionadas con la apariencia y la belleza, y que están en una relación amorosa estable, tienen mayor facilidad para evolucionar hacia una existencia afectiva e intelectual más rica y gozosa, lo cual las prepara mejor para vivir la transición a la edad madura con un grado de autovaloración elevado. Esto probablemente se vincula con la manera en que los dos miembros de la pareja, sin importar si son heterosexuales o no, manejan la ansiedad. Hay muchas personas que centran su ansiedad, generada por los cambios hormonales, en la sexualidad y la atracción; otras la enfocan en el éxito laboral, y unas más en su creatividad y llevando a cabo cosas nuevas que siempre quisieron hacer.

Beta ("Buscaré la manera de sentirme joven sin obsesionarme"). El grupo beta lo constituyen aquellas personas que por lo general han dado mayor importancia a su salud física y a la estética desde la juventud; quienes tienen una personalidad activa o hiperactiva, que aman los deportes y tienen trabajos o profesiones en los cuales la apariencia cobra gran importancia. Las personalidades beta encuentran un equilibrio entre la salud y la apariencia. Un porcentaje alto, 85%, hacen ejercicio regularmente. Tanto ellos como ellas cuidan la piel con productos especializados y paulatinamente han incursionado en algunos tratamientos estéticos.

Camila es comunicadora, experta en mercadotecnia y reconocida conferencista. Ella explica su experiencia.

Mi madre tuvo una experiencia atroz con la menopausia. No te imaginas cómo sufrió. Todo le pegó al mismo tiempo: la subida de peso, los sudores nocturnos —de tener que levantarse a cambiar la piyama—, y encima una depresión y ansiedad fuertísimas; se ponía de mal humor sin razón alguna y eso la desesperaba, le daba una resequedad horrible en los genitales y su cara y cuello se arrugaron así [truena los dedos]. Los médicos la tiraron a loca, le recetaron una hormona de caballo que ella no quiso tomar, hasta que se acostumbró a vivir en un infierno. Se sentía una anciana a los sesenta. Mi hermana y yo dijimos que no nos íbamos a arriesgar. Yo el día que cumplí cuarenta me hice un chequeo total, y a los cuarenta y ocho comencé la terapia de remplazo de hormonas bioidénticas, por lo que nunca he sufrido la menopausia. Hago pilates cinco días a la semana, me alimento sanamente, pero a pesar de eso y de tomar suplementos nutricionales mi piel sí cambió mucho. Cuando cumplí cincuenta y cinco mi mejor amiga me llevó con una cirujana plástica, y como yo dije que nunca me operaría, ella me propuso unas inyecciones de plasmoterapia —en las que ponen vitaminas y ácido hialurónico con mi propia sangre para matizar las arrugas y recuperar el colágeno—, y me sentí muy bien. Sí invierto un buen en cremas para la cara, pero lo valgo. Yo pienso que la gente, como te ve, te trata, especialmente en mi tipo de trabajo. No me obsesiona la vejez, pero me gusta verme joven porque me siento joven.

Para las personas beta, hacerse una intervención parcial con rellenos no es nada de que avergonzarse, pero al mismo tiempo la mayoría ocultan a sus amistades que se pusieron toxina butolínica, rellenos de ácido hialurónico o se hicieron algún tratamiento de radiotermoplastia o de plasma rico en plaquetas.

Con seis expertos en cirugía estética que entrevisté, tres hombres y tres mujeres, saqué un promedio de hombres que se hacen intervenciones: 35% de sus pacientes son varones, y el número de hombres que desean intervenciones estéticas se incrementa cada año.

La doctora Jenny Loría Muñoz es médica general especializada en medicina fisiológica anti-edad y medicina estética, y dirige una clínica *spa* en Cancún donde aplica las técnicas de medicina restaurativa del doctor Sergey A. Dzugan[1], a quien hemos citado en este libro. Ella explica:

> La medicina moderna se dedica a la prevención y la sanación. Siempre he estado convencida de que mi labor como médica es restaurar el cuerpo humano; la fisiología es muy importante. Acompañamos a nuestros pacientes a recuperar la salud integralmente. Si en el camino buscan algunas intervenciones estéticas menores que pueden hacerles sentir tan bien por fuera como ahora se sienten por dentro, debemos ayudarles. La gran mayoría de mis clientes, hombres y mujeres, quieren mucha privacidad, hay mucho tabú sobre ponerse un poco de Restylane o Botox o de hacerse un foto-rejuvenecimiento. La gente se siente juzgada, por eso es tan importante para nosotras mantener la privacidad y secrecía de los nombres de nuestra clientela, que viene de diferentes países hasta Cancún. Lo ideal es que los pacientes sepan que deben cuidar todo su cuerpo integralmente, su salud hormonal, su nutrición y también su piel. Mucha gente no sabe, por ejemplo, que una exposición excesiva al sol te hace perder colágeno ¡hasta en los labios! Nuestra tarea es educar a la clientela a vivir mejor, a cuidarse, a hacerse cargo de su salud.

Cuando la doctora se refiere a la fisiología nos recuerda sus raíces latinas (*physis*: naturaleza, *logos*: conocimiento). Es la ciencia que estudia las funciones de los seres vivos —es decir, que además de ser médicas, ella y sus colegas estudian cada órgano y hacen hincapié en la integralidad de la función de cada sistema.

Gamma ("Primero muerto/a que envejecido/a y arrugado/a"). Este grupo lo constituyen personas convencidas de la máxima de Joan Rivers (la cómica norteamericana, famosa crítica de modas en tele-

---

[1] Sergey A. Dzugan, con Konstantine S. Dzugan, *The Restoration of the Human Body (In 7 Parts)*, autopublicado.

visión, a quien cito en el epígrafe de este capítulo). En su libro *Men Are Stupid... And They Like Big Boobs. A Woman's Guide to Beauty Through Plastic Surgery* (*Los hombres son estúpidos y les gustan las tetas grandes. Una guía de cirugía cosmética*), Joan asegura que "se puede tener una vida mejor a través de verse mejor". En esta obra ella rompe todos los tabúes sobre las intervenciones quirúrgicas, confiesa en cada capítulo cuáles se ha hecho y asegura que nunca habría llegado a lograr su estatus de celebridad si no fuera porque se reconstruyó el rostro y el cuerpo en varios quirófanos a lo largo de su vida.

Eso nos dice mucho sobre los valores de la industria televisiva y de cómo se someten a ellos quienes participan en ese negocio de las apariencias, convirtiéndose con el paso de los años en megáfono de esos valores.

Rivers asegura que estamos en una era en que las mujeres se dicen: "Sí, soy inteligente, tengo estudios, y sí, además quiero sentir la emoción de mirarme en el espejo y que me guste lo que veo". Ya sea por descontento con su apariencia o por apegarse más al canon de belleza idealizado a través de modelos y actrices de ciertos fenotipos, millones de mujeres, y cada vez más hombres, se hacen intervenciones cosméticas. La gran mayoría comienzan por lo más pequeño.

Fue muy difícil conseguir que una o uno de mis entrevistados se atreviera a confesar las intervenciones. Pero lo logré con algunas. Aquí habla la secretaria de un cirujano plástico al que entrevisté. Agnes es estadounidense, tiene cuarenta y nueve años y se hizo una histerectomía a los cuarenta y dos.

Soy californiana, ¿me entiendes? Pasé mis años de juventud en la playa, siempre bronceada y hermosa. Si hubiera sabido lo que sé ahora, ni loca me tiro al sol como lagartija. Cuando me hice la histerectomía la pasé fatal, me dieron todo tipo de hormonas, y yo le dije: "Mire, doc, no quiero sufrir. Haga lo que tiene que hacer". Pero me fue tan mal con las hormonas que tuve que dejarlas; me dio una intoxicación hepática y quién sabe qué me sucedió en la tiroides y me la quitaron. La piel se me puso como cartón, no tenía energía para nada, la barriga me crecía aunque hiciera ejercicio. Una pesadilla. Hasta que una amiga me trajo con el doctor y me cambió la vida. Comenzamos con inyecciones y luego me atreví a hacerme la cirugía. Tengo *lifting* [estiramiento] en senos, me quitaron la barriguita, me estiré la cara y el cuello, tengo colágeno en los labios. Me inyecto colágeno en las manos y en la cara. Soy súper feliz, me siento otra vez como una mujer bella.

Agnes ha invertido más de treinta mil dólares en su apariencia a lo largo de siete años. Buena parte de las cirugías las logró pagar a través de su seguro médico en Estados Unidos, vinculándolas a la menopausia y sus efectos "traumáticos".

Las mujeres casi siempre se atreven primero a hacerse implantes de senos, después se inyectan rellenos y más tarde —usualmente después de los cincuenta— se estiran el rostro con cirugías mayores. La más común de éstas es para quitar las ojeras y la papada, y para estirar todo el rostro a través de incisiones en la cabeza y detrás de las orejas.

Los hombres comienzan por tratamientos de injerto de cabello y siguen con rellenos e inyecciones de la toxina botulínica, mejor conocida como Botox. Después se operan los ojos y por último llevan a cabo el estiramiento de rostro y cuello. Hoy en día casi tantos hombres como mujeres se hacen liposucción para deshacerse de los depósitos de grasa en abdomen y cadera. Algunos hombres se operan los pechos para que el cuerpo se les vea más juvenil, ya que con la edad, a pesar del ejercicio, los pechos masculinos se abultan, a veces superando la talla 34B de cualquier mujer, y cuando el hombre tiene sobrepeso los pechos pueden quedar colgantes, flácidos, con el pezón arrugado o señalando al piso. Otros varones se operan los testículos para levantarlos.

Tanto ellos como ellas, en general, ocultan y niegan ante sus amistades los procedimientos a los que se han sometido (aunque la gente se dé cuenta). Resulta curioso que alguien que está dispuesto a invertir tanto dinero en su apariencia se sienta tan culpable de haber pasado, como dijo un entrevistado, por "el taller de hojalatería y pintura".

Como en todo lo que se refiere a la menopausia y la andropausia, las decisiones personales deben respetarse. Pero no importa cuántas intervenciones estéticas se haga una persona, si no mejora su salud general y su salud hormonal, si tiene osteoporosis, problemas de circulación, etc., se verá acartonada y artificial y estará finalmente enferma. Sin duda las apariencias engañan, pero hasta cierto punto. Lo importante no es engañar a nadie, ni a uno mismo, sino asegurarse de tener salud interior.

La Sociedad Internacional de Cirugía Estética y Plástica (ISAPS, por sus siglas en inglés) llevó a cabo una encuesta mundial para tener datos más concretos sobre la cantidad de personas que se someten a estos procedimientos y demostrar que las intervenciones no quirúrgicas (rellenos e infiltraciones) abren paso a las quirúrgicas (estiramientos, implantes y cirugías totales). Se investigaron 25 países: Estados Unidos, China, Brasil, la India, México, Japón, Corea del Sur, Alemania, Turquía, España, Argentina, Rusia, Italia, Francia, Canadá, Taiwán, Reino Unido, Colombia, Grecia, Tailandia, Australia, Venezuela, Arabia Saudita, Holanda y Portugal. Las intervenciones quirúrgicas, ordenadas por popularidad y número de pacientes, son:

- Lipsosucción, 18.8 por ciento.
- Mamoplastia (implante de senos), 17 por ciento.
- Blefaroplastia (cirugía de ojeras y párpados), 13.5 por ciento.
- Rinoplastia (modelado de la nariz), 9.4 por ciento.
- Abdominoplastia (estiramiento de abdomen), 7.3 por ciento.

Estas cinco intervenciones son más comunes en Brasil, Estados Unidos, China, México, la India y Japón. A su vez, las cinco intervenciones no quirúrgicas más populares en el mundo son:

- Inyección de toxinas y neuromoduladores (Botox, Dysport, etc.), 32.7 por ciento.
- Inyecciones de ácido hialurónico, 20.1 por ciento.
- Depilación corporal con láser, 13.1 por ciento.
- Inyecciones de grasa propia en rostro y otros lugares, 5.9 por ciento.
- Blanqueamiento con luz pulsada, 4.4 por ciento.

Los países donde más se llevan a cabo estas intervenciones, por orden de porcentaje, son Estados Unidos, Brasil, México y China, seguidos, aunque con muchos menos casos, por Japón, Hungría, Corea del Sur, la India y Alemania. Según la ISAPS, se estima que cada año se llevan a cabo 8 536 379 procedimientos estéticos quirúrgicos y 8 759 187 intervenciones no quirúrgicas (imagínese, ¡casi nueve millones de cada tipo de intervención!, y esto corresponde sólo a los 30 817 médicos especializados en cirugía plástica, sin contemplar a los miles de médicos y esteticistas que hacen estas intervenciones y operaciones sin estar certificados para ello. Para ver la estadística completa, abra la página <www.isaps.org>).

Colombia ocupa el tercer lugar latinoamericano y el decimoquinto mundial en procedimientos estéticos. Sólo en la ciudad de Cali se llevan a cabo más de 150 000 de ellos cada año, 85% en mujeres y 15% en hombres. Anualmente llegan 14 400 pacientes extranjeros a ese país en turismo estético de rejuvenecimiento.[2]

[2] Estudio de la Federación Nacional de Comerciantes, 2013.

El lado oscuro de la belleza creada

Alan González, médico cirujano de la Universidad Nacional de Colombia, asegura que actualmente el porcentaje de cirugías de corrección (para reparar errores e infecciones causadas por una intervención inadecuada o fraudulenta) que se hacen en su hospital representan entre 50 y 70% de todas las cirugías plásticas.

> En los últimos años esta cifra se ha incrementado. Hace más de diez años, quince o veinte por ciento de los pacientes llegaban con ese problema. Desde hace años han aumentado las fallas en la técnica plástica quirúrgica. Muchas personas se creen con las habilidades, a pesar de no ser cirujanos plásticos. Sacan avisos publicitarios, los pacientes van a sus consultorios y terminan con deformidades importantes. Es muy triste ver a personas llenas de ilusión y deseo que creyeron que una cirugía plástica generaría un cambio positivo, y en cambio, por falta de criterio, su vida se transforma en una tragedia.

Según la ISAPS, es común que las mujeres tengan que regresar al cirujano para corregir sus implantes mamarios después de unos años. El doctor Iván Santos, de la Universidad Javierana de Colombia, asegura que la mamoplastia es la segunda cirugía estética más común en su país (casi 59 000 al año). "El colombiano promedio, en condiciones normales, lo último que busca son las condiciones de calidad [en la cirugía plástica]; sólo busca ahorrar plata. Es muy fácil que las personas caigan engañadas en promociones de cirugía barata." El doctor Santos asegura que, además de la falta de ética de algunos médicos, representa un problema serio el que las y los pacientes no tengan educación para valorar los riesgos. "Ésta es una lucha de la ciencia, la academia y la ética médica contra el mercadeo y el dinero."

En realidad, toda intervención estética depende del mercadeo y se realiza para ganar dinero, aunque está claro que la falta de ética puede convertirse en un desastre para la o el paciente incauto. Angelina Jolie se ha hecho pequeñas intervenciones, pero es Angelina. Miles de mujeres quieren parecerse a ella sin tener la posibilidad de lograrlo, y quedan entonces como una suerte de pez globo de labios como orugas y ojos como de iguana. Sin duda el realismo, la responsabilidad y la ética se deben tomar en cuenta cuando se trata de intervenciones estéticas. En su libro, Joan Rivers asegura que no existen las cirugías baratas: ésas son carnicerías. Parece que tiene razón.

Una recogidita a los testículos colgantes

Todos los hombres, conforme entran en la andropausia, notan dos cambios específicos en su escroto: las canas y el alargamiento. Los testículos, que antes se veían retraídos y firmes bajo el pene, quedan como dos canicas colgantes en una bolsa que uno de mis entrevistados describe como "el buche de un elefante viejo". Otro entrevistado recuerda el momento de ese descubrimiento frente al espejo como algo muy traumático. Habla Claudio, de cincuenta y siete años:

> Casi nunca me miro en el espejo de cuerpo entero. Ése está en la puerta interior del clóset de mi esposa. Yo uso el espejo alto del baño y ya. Un día mi esposa me pidió que le pasara unos zapatos. Yo acababa de salir de bañarme y entré desnudo a su clóset; de pronto, cuando me detuve frente al espejo y me miré en él, me resultó extraño verme desnudo de cuerpo entero. Primero estaba sonriente, pensando que no estoy tan mal para un tipo de mi edad y, de pronto, ¡joder! […], allí estaban mis huevos colgando como los de un abuelo y llenos de canas. Me pegó de golpe la edad, me deprimí como nunca. Me sentí viejo. Un par de días después, hablando con mi esposa sobre eso, ella se

burló un poco diciendo que igual me servían. Me ofendí y le recordé que cuando ella cumplió cincuenta y estaba depre porque sus pechos quedaron como calcetín con canica luego de tener a los niños, yo le dije que si ponerse tetas la haría sentirse bien, que lo hiciera. Y lo hizo. Entonces me dijo: "¿Y habrá una cirugía para recoger los testículos?" Nos pusimos a investigar. Fue muy sencilla y claro que me cambió la vida. Las canas ya no me importan tanto pero sí siento que me veo mejor, y es más cómodo tener los testículos arriba y no peloteando entre las piernas.

Claudio no habla de esto con sus amigos, pero los compañeros con quienes juega tenis los miércoles le han dicho en las regaderas que se ve como un joven. Para su sorpresa, cuando superó la incomodidad de confesar que se había hecho un *lift* del escroto los demás le preguntaron de todo: precios, lugar, si dolía o no y si se sentía mejor. Algunos hombres de más de sesenta años aseguran que hacer ciertos deportes con los testículos colgantes resulta doloroso. Un entrevistado preguntó al respecto: "¿Y qué, no han oído hablar de los calzones apretaditos y con soporte?"

Fred, un periodista gay de cincuenta y ocho años originario de California, confiesa después de un largo rodeo cómo superó el trauma de las canas en los testículos.

Nadie habla de las canas en los testículos, pero dan un bajón emocional tremendo. ¡Un día descubrí que tengo más canas allí que en la cabeza! Me afectó tanto que ya no quería que mi pareja, que es doce años menor que yo, me hiciera sexo oral. Sentía que mientras estaba allá abajo seguro él pensaba: "¡Qué horror, estoy con un anciano!" Sé que suena superficial, me siento un poco ridículo hablando de esto, pero así es la vida. Una tarde, Rob llegó a casa con un champú de una tienda naturista. "Lávate a diario con este champú y recuperarás tu color original allí." Lo hice, y en dos semanas estaba casi como antes.

Me siento mucho mejor. No me atrevería a depilarme, aunque a decir verdad lo llegué a considerar una opción. Nadie habla de ese tema, pero vaya que te pega.

Alargamiento del escroto (bolsa de canicas)

El alargamiento del escroto puede deberse a problemas congénitos. Si su padre tiene un escroto alargado y muy aguado, las probabilidades de que el suyo se vea igual son casi de 100%. Otros hombres, después de los cincuenta, presentan problemas de varicocele, es decir, venas agrandadas en el cordón espermático —que producen la sensación de tener pequeñas bolitas—, que pueden resultar dolorosas y peligrosas si no se tratan a tiempo. También el hombre puede sufrir de hidrocele, o acumulación de líquido en los testículos (que es común en los bebes recién nacidos, pero en ellos desaparece pronto). Si los testículos duelen durante el coito o al hacer ejercicio, particularmente al andar en bicicleta, es importante acudir al médico para descartar la epididimitis (inflamación del conducto situado arriba de los testículos) o una torsión testicular (que debe atenderse de inmediato). En el caso de los adultos, los hidroceles pueden originarse por una hernia inguinal o por una lesión en el epidídimo o el testículo (un golpe muy fuerte o un accidente). Los hidroceles son más comunes en los adultos mayores de setenta años. Si los hidroceles son la raíz de una hernia inguinal deben operarse; de lo contrario, mientras no estén infectados y no sean dolorosos no representan un problema grave, aunque siempre hay que ver a un médico al respecto.

Si el hombre decide hacerse una reducción del escroto, o *lifting*, debe primero descartarse —o en su caso tratarse— la varicocele. La cirugía del *lifting* de escroto es ambulatoria (el paciente entra y sale el mismo día) y se realiza con anestesia local. Requiere de estudios previos de sangre y ultrasonido para descartar problemas de salud. El paciente puede llevar su vida normal a los cinco días de la cirugía y el costo varía entre 15 000 y 30 000 pesos mexicanos. En Estados Unidos, España y el Reino Unido puede tener un costo de hasta 5 000 dólares o 4 000 libras. Si se demuestran razones médicas —dolor— o si el alargamiento del escroto causa epididimitis crónica no infecciosa, el paciente puede acudir a la seguridad social; también los seguros de gastos médicos mayores pagan estas intervenciones.

Depilación genital y blanqueamiento anal

Éstos son unos extraños productos heredados de la modernidad y de la normalización de la pornografía. A principios del año 2000 llegó a Latinoamérica y a Estados Unidos la noción del depilado brasileño, nacido en el mundo del modelaje de tangas de "hilo dental", que muestran las nalgas e incluso dejan al descubierto la parte externa de los genitales y el ano. Las mujeres comenzaron a depilarse los genitales por completo, y las siguieron muchos hombres gays.

Dos cosas sucedieron paralelamente: la pornografía gratuita por internet popularizó los genitales absolutamente depilados de las actrices, y las mujeres que se filman para subir a las redes sociales sus videos comenzaron a imitar a las estrellas porno; detrás de ellas llegaron millones de hombres a depilarse, no solamente los genitales, sino el cuerpo entero. Así, los salones de belleza, *spas* y estéticas que proveen servicios de depilación con cera o métodos láser estandarizaron esta depilación en ambos sexos. Ahora es más común de lo que imaginamos.

Lo interesante, según Rosario Guerra, directora de un *spa* de depilación de la ciudad de México que tiene sus cabinas llenas todo el año, es que las chicas de quince y dieciséis años llegan a pedir depilación con cera de sus genitales hablando del vello púbico como si fuera la rabia.

Tienen una reacción de desprecio por el pelo púbico, incluso asco podría decir. Las jovencitas antes eran la excepción y ahora son cincuenta por ciento de mi clientela. Como la depilación láser no es efectiva hasta que has terminado de desarrollarte, vienen cada mes a la cera. Yo les he preguntado por qué quieren verse así, y definitivamente sí es eso de internet y los desnudos de la porno, porque para estas chicas ése es el modelo a seguir.

Hay toda una generación de hombres y mujeres de entre dieciocho y veinticinco años que revelan desprecio e incluso asco al vello púbico y se quieren deshacer de él tan pronto sea posible. Dentro de esta corriente pro pornográfica, en que el sexo queda al descubierto de manera masiva por internet, las actrices porno, así como los actores de porno gay, popularizaron el blanqueamiento anal, porque, claro, una vez que el pelo había desaparecido la gente descubrió que la piel de sus genitales y alrededor del ano es notablemente más oscura. De inmediato, médicos y farmacéuticas se dieron a la tarea de fomentar una nueva demanda y convirtieron un extraño procedimiento en una necesidad estética para millones de mujeres y hombres gays: el blanqueamiento anal. Los procedimientos de principios de la década de 2000 se llevaban a cabo en clínicas estéticas, con productos químicos que quemaban a una de cada diez pacientes y con aparatos de criocirugía que dejaron a cientos de usuarias con muchas cicatrices y nada de blanqueamiento. Hoy en día el blanqueamiento anal y genital se lleva a cabo en la comodidad del hogar, es paulatino y medianamente efectivo; aunque es difícil conseguir estadísticas al respecto, una búsqueda en foros de internet demuestra gran cantidad de casos terribles de quemaduras con productos caseros para este fin. Nadie me pudo explicar exactamente cuál es el problema en tener una tonalidad más oscura en la piel de la zona genital y anal, tanto masculina como femenina. Supongo que la pornografía creó nuevos (y absurdos) valores estéticos en las regiones más oscuras de la humanidad.

¿Cirugía plástica o estética?

Hace un tiempo circuló por internet un correo sobre la andropausia, que en tono jocoso refería que a pesar de la evidencia se sigue diciendo que la menopausia es la mala época para las mujeres, mientras que los hombres se mantienen estupendos. La verdad es que, a pesar de operarse o ponerse rellenos, los años pasan para todas y para todos.

La cultura de la cirugía estética ha creado nuevos grupos sociales: el de las personas que pretenden morir sin un rasgo de vejez en el rostro; el de las jóvenes que para sus quince años piden implantes de senos (algo muy común en Colombia, donde las cirugías plásticas se cuentan entre las más baratas, en comparación con Europa y Estados Unidos), y el grupo de los hombres rejuvenecidos paulatinamente.

Debemos decir que las intervenciones estéticas han cambiado mucho en los últimos cinco años. Hay una tendencia a dejar atrás las cirugías mayores y a concentrarse en las intervenciones menores que ayudan a que el rostro se vea más joven. Hay muchas actrices y actores que se han sometido a una de estas intervenciones y cuyo rostro quedó más redondo que antes. Se le denomina rejuvenecimiento facial, que no quita la flacidez de la piel de la cara y de los músculos faciales, las bolsas de los párpados ni los pliegues del cuello, pero al hidratar el rostro con compuestos biológicos (colágeno, ácido hialurónico y multivitamínicos) hace que se vea más sano.

Si usted se ha decidido a incursionar en el mundo de las intervenciones estéticas, hay cosas importantes que debe saber. Las expertas que conocen el infierno que puede ser una mala intervención (como Joan Rivers) y algunas profesionales éticas nos hablan de lo que toda persona que piense en acercarse a estos procedimientos ha de entender antes de tomar decisiones:

Cirujana/o plástica/o: profesional de la medicina que se graduó con entrenamiento en cirugía; es decir, es una o un médico cirujano. Posteriormente se especializó en estudios de posgrado como especialista en cirugía plástica. Comúnmente se convierte en especialista en cierto tipo de intervenciones, y es la persona idónea en caso de precisarse una intervención estética o reconstructiva después de un accidente. Lleva a cabo cirugías y también intervenciones de rellenos superficiales. Esta especialización se originó hace más de tres décadas, cuando se creó la Junta Estadounidense de Cirugía Plástica. Su creación obedeció a la necesidad de certificar a los especialistas y evitar que cualquier graduado de medicina pase por cirujano plástico y le arruine la salud o la vida a sus pacientes. Una persona experta en cirugía plástica lleva a cabo cirugías reconstructivas, cirugías estéticas y cosméticas (los rellenos simples). Ahora existe la ISAPS, que certifica a especialistas de 25 países, entre ellos México, Estados Unidos, Canadá, España, Alemania y Turquía.

Cirujana/o cosmética/o: se da este nombre, en general, a profesionales con certificado de medicina que aprendieron a operar en la escuela pero no se especializaron en cirugía plástica. Son más baratos. Los encontramos entre especialistas en ginecología, dermatología, odontología, nutrición, etc. Cada vez más médicos ofrecen procedimientos estéticos a sus pacientes debido a la increíble demanda del mercado. Algunas expertas advierten que justo quienes no se han especializado, por ejemplo, en rostro, dejan a todas sus pacientes idénticas (hay actrices de televisión que parecen clonadas por el mismo médico), es decir, no se han preparado para comprender a cabalidad cómo funcionan los movimientos gesticulares, deforman el rostro de sus pacientes y les arrebatan la singularidad de sus facciones.

Cosmetóloga: la cosmetología es el tratado o estudio del embellecimiento del cuerpo y el rostro (incluidos músculos, dermis y epidermis). Hay cosmetólogas que estudiaron además para químico-farmacéutica bióloga y trabajan en la industria cosmética formulando cremas, maquillajes, etc. Ninguna de ellas pertenece a las ciencias médicas.

La cosmetología estudia la piel en lo relacionado con la belleza.

Cosmiatra: la cosmiatría es una especialidad de la dermatología que, además de encargarse de lo cosmético de la piel y el cuerpo, debe estudiar a profundidad las sustancias activas; sus profesionales tienen conocimiento de fisiología y bioquímica. También pueden tener estudios de mesoterapia (especialidad médica para intervenir la terapia del dolor, muscular y óseo-articular con infiltraciones inyectadas). Aunque la mesoterapia —inventada por el doctor Michel Pistor en Francia en 1952— era utilizada como una de las medicinas alternativas, hoy en día asociaciones médicas de varios países la han reconocido como parte de la medicina moderna. La mesoterapia de infiltraciones se utiliza tanto en la medicina del deporte (para dolor e inflamaciones) como en la estética (contra celulitis, para inyectar compuestos que supuestamente devuelven su vitalidad a la epidermis). Los casos de personas no capacitadas y poco éticas que venden tratamientos de mesoterapia para estética, en particular para bajar de peso, son notables y están bien documentados por los efectos colaterales de infecciones agudas e incluso muerte de las pacientes. La cosmetología y la cosmiatría en general son parte de una carrera técnica que puede incluir la especialidad en técnicas de masaje especializado para *spa* y mesoterapia, y cada vez más cosmiatras se especializan en tratamientos de rejuvenecimiento estético con técnicas europeas o norteamericanas. En algunos países es una carrera de cuatro años, pero en la mayoría es una carrera técnica de dos años. Quienes egresan de ella no deben llevar a cabo cirugías pues carecen de estudios formales de medicina, aunque deben tener estudios generales de fisiología y anatomía, como las fisioterapeutas.

Después de investigar este tema, me topé con miles de casos de mujeres y hombres que por ahorrar un poco se dejaron inyectar grasa animal, o un tipo de colágeno no inyectable, por la esteticista que les corta el cabello y que tiene certificado en cosmetología. Un caso de mujeres famosas con recursos es el de la rockera mexicana Alejandra Guzmán, que permitió que una esteticista le inyectara aceite en los glúteos. Lleva años enfrentando una infección con la subsiguiente deformación del tejido de las nalgas. Hay dentistas que ponen implantes de senos y ortodoncistas que operan narices. No importa qué se quiera hacer usted, si un pequeño implante de labios o una cirugía, haga su tarea, investigue las credenciales de su médica o médico, contraste información, exíjale que le muestre fotografías de pacientes tomadas antes y después de la intervención. Son procedimientos médicos, nunca los subestime.

Si usted ya se decidió por alguna intervención, no olvide:

1. Si es cirugía, aunque sea para implantes y le digan que es sencilla, exija ver el certificado de su especialista que demuestre que pertenece a la asociación de cirujanos plásticos de su país y a alguna internacional (que no sea de las Islas Galápagos, por favor). Vea su cédula profesional, no tenga vergüenza de saber en manos de quién pone su salud y su belleza.

2. Si le van a inyectar sustancias químicas de cualquier tipo, su especialista debe enseñarle, antes de comenzar, las jeringas

cerradas y nuevas, y los empaques cerrados de fábrica de los productos que le inyectará. Debe entregarle los folletos para que usted lea exactamente qué le va a poner. También le hará firmar un *disclaimer* o certificado de aceptación de que usted se somete al procedimiento a riesgo propio. Si el consultorio parece una bodega de salón de belleza, huya, nada bueno puede salir de allí más que usted.

3. Estudie si es mejor para usted el método norteamericano o el europeo. Los productos son muy diferentes aunque el procedimiento sea similar.

4. Nunca, pero nunca jamás, acepte que le inyecten productos que están a prueba, que aún no son aprobados por la FDA o por el organismo responsable de autorizar los productos farmacológicos en su país. No acepte aceites "naturales" inyectables de ningún tipo, ni productos milagro, "células de animales" u otros productos patito que por ser de herbolaria le aseguren que no le harán daño. Pueden causarle lesión celular, infecciones y deformidades irreparables.

5. No acepte implantes de silicona; algunos médicos irresponsables los ofertan más baratos porque han sido prohibidos en muchos países.

6. No permita que le implanten gel que se solidifique en los labios (polimetilmetacrilato, cuyos nombres comerciales son Artecoll y Artefill). En lugar de quedar como los de Angelina Jolie, parecerán salchichas infladas o gusanos petrificados. A algunas pacientes que recibieron inyecciones de Radience (calcio de hueso pulverizado suspendido en gel) se les hicieron gránulos y hubo que operarlas. No se inyecte nada en los labios si tiene o ha tenido herpes labial (fuegos), diabetes, lupus o enfermedades del sistema circulatorio.

7. Si tiene diabetes evite cualquier cirugía que no sea para salvarle la vida. Hay cantidad de casos de mujeres diabéticas

que insistieron en la cirugía y en inyecciones múltiples de rellenos faciales, y terminaron con heridas que nunca cicatrizaron o con coágulos en piernas o brazos. Es el caso de Totie Fields, la comediante norteamericana cuya pierna tuvo que ser amputada por las consecuencias de insistir en hacerse un estiramiento facial. Revise con su especialista si puede recibir inyecciones estéticas; recuerde que algunas de ellas tienen como base azúcares, otras colágeno de borrego o tejidos de cadáver humano o animal. Si su diabetes está avanzada no se inyecte rellenos, pueden causarle una infección o no cicatrizar y dejarle el rostro marcado con los piquetes de las agujas.

8. Cuando vea el portafolio de fotografías de antes y después de su médica/o, fíjese si sus pacientes no terminan todos con la misma nariz, la misma barbilla o los mismos labios (como actrices de Televisa). Hay especialistas que hacen clones de su actriz o actor favorito. No lo permita: la idea es que recupere su lozanía sin dejar de ser usted. Imagínese, ya vivió la mitad de su vida con su propia personalidad y rostro, y para la segunda mitad puede parecer Michael Jackson o Elba Esther Gordillo.

¿Cuáles son los tratamientos estéticos más comunes en personas que pasan por la menopausia y la andropausia?[3]

Toxina botulínica. Es una sustancia tóxica —de allí su nombre— que se produce a partir de la bacteria *Clostridium botulinum,* que

---

[3] A lo largo del libro he utilizado nombres comerciales de sustancias, por dos razones: para alertar a los usuarios de ciertos medicamentos, o porque sólo se conocen por su nombre comercial, y no por sus compuestos químicos. Como autora, reitero que no avalo, represento o promuevo absolutamente ningún fármaco.

en grandes cantidades paraliza el cuerpo y puede causar la muerte. Esa toxina es lo que infla las latas echadas a perder, y si la persona ingiere los alimentos de esas latas caducas, morirá. Su uso médico es contra estrabismo (ojos bizcos o desviados), tics nerviosos, migrañas y problemas musculares severos. Para la estética se inyecta en un punto determinado, que su especialista de salud debe conocer perfectamente, donde bloquea las señales nerviosas que provocan el movimiento de cierto músculo, evitando así que se vea la arruga. Los efectos duran entre tres y seis meses. La mayoría de las personas detectan un efecto de *Cabagge Patch* (los muñecos hinchados como coliflor) en quienes reciben estas inyecciones. Varias actrices que piden demasiado Botox quedan con las cejas tan altas que parecen una caricatura, o como le sucedió a Nicole Kidman, la actriz con la cara tan inyectada que parecía una muñeca Cabbage Patch, quien recientemente confesó haberlo hecho para verse joven, bajo la intensa presión de Hollywood. En este caso, más nunca es mejor que menos.

Ácido hialurónico. Se vende con diferentes nombres comerciales, aunque la sustancia activa es la misma. El ácido hialurónico es una sustancia natural del cuerpo, un polisacárido relacionado con el cartílago y otros tejidos conectivos que tiene como función conducir el agua y fijarla para la hidratación. La piel joven es muy rica en ácido hialurónico; en la medida en que envejecemos la distribución de este ácido disminuye. Al inyectar este producto se enriquecen las reservas naturales y se restablece el volumen perdido, lo que suaviza los signos de la edad. Elimina las arrugas superficiales, las líneas finas. Se inyecta en el rostro previamente limpio y entumecido por una crema de lidocaína. Puede causar moretones dependiendo de la mano de quien lo inyecta y de la piel de la persona. Se inyecta en entrecejo, patas de gallo, mejillas, arrugas faciales y para aumentar el volumen de los labios. Lo hay en diferentes densidades.

Colágeno. Es una proteína compleja que tenemos en piel, huesos, cartílagos, uñas y vasos sanguíneos. El relleno de colágeno se emplea como tratamiento para matizar cicatrices, arrugas, labios delgados, pliegues alrededor de la nariz y la boca (nasogenianos) y algunas líneas de expresión. Los cambios con inyección son inmediatos y duran alrededor de tres meses.

Grasa propia. La o el médico sustrae, con un método de liposucción, la grasa de nalgas o caderas. La procesa y la reinyecta en la paciente. Puede mejorar la apariencia de la frente y dar volumen a los labios. También se inyecta en las mejillas para darles un mayor volumen. Este método es poco recomendable, pues la grasa puede aglutinarse en un área determinada. No permita que este procedimiento lo haga una esteticista; debe llevarlo a cabo una o un médico certificado, y de cualquier manera las probabilidades de que su rostro se vea extraño luego de la intervención son elevadísimas por la forma desigual e incontrolable en que el organismo absorbe la grasa. Fíjese en esas actrices que en foto se ven perfectas pero que en cuanto sonríen los labios quedan como paralizados, la sonrisa no marca los paréntesis nasogenianos y parece que tienen celulitis en la barbilla y la parte baja de las mejillas. Si puede, evítelo, de verdad.

Restylane. Es un gel transparente líquido, compuesto de ácido hialurónico, que reduce las arrugas alrededor de la boca y la nariz. Los tratamientos pueden durar seis meses o más. La inyección es dolorosa y precisa de anestésico local. Puede endurecerse o crear nódulos.

Radiesse. Es un tratamiento biocompatible que dura dos años o más. Se emplea principalmente para rellenar arrugas y pliegues, sobre todo alrededor de la boca y la nariz. Es denso, y mal aplicado dejará una marca como de un gusano metido en el rostro (en tal caso no hay más que esperar a que pase el tiempo y se desgaste). Vea los labios de las actrices de Hollywood que se pusieron de más; con eso quedará vacunada contra los excesos.

Sculptra. Es una sustancia inyectable biocompatible de ácido poli-L-láctico (que el organismo acepta de forma natural; es el mismo material con el que se fabrican los hilos para suturas absorbibles). Este relleno aumenta el grosor de la piel ocupando los espacios que han perdido colágeno. Nunca se debe usar en los labios ni alrededor de los ojos. Se emplea para tratar pliegues en la piel y zonas huecas o muy hundidas del rostro. Puede durar hasta dos años. Este tratamiento se ha introducido recientemente en Estados Unidos. Mal aplicado hace ver a la persona como abultada y puede cambiar la forma de su cara. Lo tiene que aplicar alguien que conozca bien la anatomía del rostro y el comportamiento muscular facial. Como los demás rellenos e inyectables, nunca debe ser inyectado en personas con enfermedades autoinmunes, de la piel o del sistema circulatorio. Las alergias son siempre una posibilidad; descártelas si se va a hacer algún procedimiento.

Enfrentar la caída del cabello

Habría que recordar que la mayoría de las personas que sufren alopecia o pérdida masiva de cabello son hombres. Cuando ésta es por factores hereditarios, y no por cambios hormonales, no puede detenerse (aunque dicen que lo único que puede detener la caída del pelo es el piso). Sin embargo, hay muchos casos de caída del cabello relacionados con desequilibrios nutricionales, que empeoran los efectos de los cambios hormonales tanto en hombres como en mujeres. Así que si le preocupa la caída del pelo, también ponga atención a sus hábitos alimenticios.

Biotina y cisteína. La biotina, que forma parte del complejo B, también es denominada vitamina B_7 o vitamina H. La deficiencia de esta vitamina está directamente relacionada con la pérdida del cabello. Por eso es muy recomendable, ante cualquier sospecha de caída exagerada, incrementarla en la dieta. Interviene en muchas de las funciones metabólicas de nuestro organismo, entre ellas la de mantener su temperatura. Las personas que tienen una dieta equilibrada no suelen padecer carencia de biotina, ya que se encuentra en muchos alimentos y es sintetizada igualmente por la flora intestinal. Se encuentra en cacahuates, levadura de cerveza, patatas, almendras, nueces, legumbres, soya, plátanos, uva, cereales (como avena, trigo y arroz), yema de huevo, hígado y muchos otros alimentos. La dosis habitual es de 1 mg/día, aproximadamente.

La cisteína, por su parte, es un aminoácido que interviene en la formación del cabello, así como en su crecimiento, por lo que es imprescindible para fortalecer el mismo. La mayoría de los suplementos alimenticios lo contienen. Promueve la formación de las fibras proteicas que forman el cabello. Se suele encontrar en pollo, pavo, brócoli, leche y huevos. Las dosis habituales son de 100-200 mg/día.

Minoxidil. Esta molécula es quizá la más utilizada para la caída del cabello. Usada para la hipertensión arterial, se descubrió que su efecto secundario era el crecimiento del pelo. Actúa como vasodilatador. Al evitar la entrada del calcio en la raíz del cabello, el folículo estimula el crecimiento del mismo. Se utiliza en solución de entre 2-3% a 5%, esta última dosis para caídas considerables de cabello en hombres.

La mayoría de las mujeres que sufren de adelgazamiento y envejecimiento del cabello, resultado de la edad y los cambios hormonales, utilizan productos químicos y champús especiales para evitar su caída.

Finasteride y Dutasteride (sólo para hombres). Estos dos fármacos inhiben la producción de la enzima 5 alfa-reductasa, el metabolito de la testosterona que causa la caída del cabello en hombres. No hace nacer más pelo, pero ayuda a reducir su pérdida. Si va a recibir tratamientos de remplazo hormonal, no tire su dinero, pre-

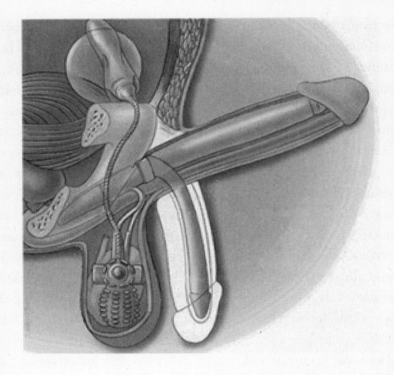

Implante de pene con bomba de inflado.

gunte a su médico si las hormonas intervienen el efecto de estos productos químicos para la alopecia hormonal.

Implantes

Existen implantes tanto para la calvicie como para hacer cambios anatómicos, desde los de nariz, labios, mentón, pantorrilla, senos y nalgas hasta los más increíbles, como los de labios vaginales y el de extensión peneana. Muchos hombres que llegan a los cincuenta y se interesan más en su cuerpo terminan implantándose pectorales. Varios actores lo han hecho y logran parecer fuertes levantadores de pesas, ya que el implante simula pectorales juveniles y vigorosos. Algunos son muy notorios y extraños, pues contrastan con la flacidez del resto de la piel. Pero la piel sigue decayendo y perdiendo colágeno natural, así que debe prepararse para como se verán con el paso del tiempo.

Microtrasplante de cabello humano. Hay variadas técnicas para realizar estos trasplantes. Algunas hacen cortes longitudinales del cuero cabelludo del paciente e injertan a éste tiras del mismo con sus propios folículos pilosos sanos en los espacios vacíos. Otros métodos utilizan ultrasonido y terapias de ozono, pero no se conocen suficientes resultados efectivos. La presencia de la hormona dihidrotestosterona (DHT) ha sido identificada como uno de los factores principales de la calvicie (alopecia androgenética). Miles de hombres se ponen injertos de pelo. Esta cirugía mejora el aspecto del cabello pero no cura la calvicie. Al contrario del injerto tradicional, el sistema de restauración capilar con implante de folículos pilosos no requiere suturas ni deja cicatrices, pero puede ser mucho más costoso.

Mastopexia (levantamiento de los senos). Es un procedimiento que, respetando la textura y el tamaño de las mamas, las levanta a su lugar original. Puede incluir que se opere la aureola del pezón. Deja cicatrices y requiere de anestesia general.

Implantes mamarios. Hace tiempo que se utilizan soluciones salinas para evitar los problemas derivados de los implantes de gel de silicona, relacionados con el cáncer de mama e infecciones resultantes de filtraciones y rupturas. Estos implantes son cada vez más comunes; se pueden introducir con un corte por la axila para evitar las cicatrices en el seno.

Blefaroplastia. Es un procedimiento destinado a remover los excesos de piel y manejar las bolsas grasas, tanto de párpados superiores como inferiores, para erradicar el aspecto de ojos cansados. Con el paso del tiempo la piel de los párpados, al igual que la del resto del rostro, pierde elasticidad. Hay personas en las que la piel del párpado superior comienza a colgarse hasta hacer una especie de falda bajo la ceja. En las ojeras la piel se adelgaza y al mismo tiempo acumula grasa formando una especie de bolsa. Si la intervención no se hace adecuadamente —por una persona experta en este procedimiento—, los ojos pueden quedar diferentes y verse de tamaños distintos. Necesita anestesia general y los estudios preoperatorios de cualquier cirugía seria.

Frontoplastia. Es la elevación de las cejas. Se realiza una incisión en el cuero cabelludo para despegar la piel de la frente. Puede ser por vía endoscópica. Se eleva la región lateral de la ceja y se fija en el cuero cabelludo ya sea cosiendo o con tornillos de titanio. No es poco común que se dañe la rama frontal del nervio facial, que tardará en recuperarse entre tres y seis meses, aunque hay pacientes en que demora hasta un año. Frecuentemente se realiza al mismo tiempo que la cirugía de párpados. Cuando está mal hecha, las pacientes parecen la hija de El Guasón.

Prótesis de nalgas. Estas prótesis deberán resistir el peso de la persona cuando se sienta y la presión al caminar o hacer ejercicio. Por eso los implantes contienen gel de silicona de alta densidad y cohesión; no deben usarse los de relleno salino. Las personas con implantes de nalgas (ojo, que no son usados exclusivamente por mujeres) deben evitar de por vida recibir inyecciones intramusculares en ellas, sino en los muslos o los brazos.

Todas las cirugías pueden presentar complicaciones. Muchas veces estas complicaciones implican deformidades que requieren cirugías posteriores. Hay condiciones de salud que deben ser tomadas en cuenta por quien opera. Además de la diabetes, están las enfermedades coronarias y los trastornos de la tiroides. La mayoría de las personas creen que porque se les dice que la cirugía es ambulatoria o de una sola noche en el hospital, no tiene consecuencias.

¡Cuidado con subestimar los riesgos! En cualquier cirugía estética existe la posibilidad de necrosis o muerte de la piel, particularmente en pacientes que toman corticosteroides y que fuman. Nunca le mienta a su especialista sobre los medicamentos que toma —incluyendo los naturistas, como el *ginkgo biloba*—, hormonas, aspirinas, etcétera.

Entrevisté a un médico cirujano plástico[4] que ha llevado a cabo una gran cantidad de cirugías en hombres (especialmente empresarios hoteleros y políticos) en Quintana Roo, México. El especialista me informa que la mayoría de sus clientes están entre los cuarenta y ocho y los sesenta años, y que, definitivamente, todos ellos llegaron a su consultorio en medio de una crisis de la edad. Sólo uno había acudido a un médico para revisar su salud hormonal; el resto pensaban que eso de los cambios hormonales son patrañas. El cirujano calcula que 70% habían dejado a su esposa para emparejarse con una mujer mucho más joven, y que fue eso lo que disparó su interés en quitarse arrugas, ponerse injertos en barbilla y pómulos, practicarse liposucciones, estirarse el cuello para eliminar la papada o someterse a cirugía para levantar los testículos.

Su clientela masculina ha llegado por recomendación de boca en boca; las mujeres, por el contrario, arriban a su consultorio gracias a anuncios en revistas locales, sitios de internet y foros donde las mujeres comentan lo último de la moda. Asegura que casi el total de sus clientas mayores de cincuenta años llegan explicando que pasan por la menopausia o el climaterio y que quieren verse más jóvenes. Poco más de la mitad se han divorciado recientemente y creen que una cirugía las hará sentirse más segura de sí mismas. Cuando le pregunté si sus clientas relacionaban el divorcio con el abandono, me respondió que, aunque no tiene datos estadísticos,

---

[4] El médico aceptó la entrevista a condición de no revelar su nombre, por miedo de afectar a su clientela. La entrevista se dio en tres encuentros, en los que pudo dar cifras aproximadas sin mostrarme los expedientes.

efectivamente la mayoría afirmaban sentir que su esposo se había divorciado luego de una crisis (de pareja) y se había ido con una mujer más joven que ellas.

Está claro que toda persona tiene derecho a transformarse intelectual, física y emocionalmente como mejor le parezca; sin embargo, me parece que vale la pena reflexionar sobre las intervenciones estéticas bajo la luz de las crisis de pareja, que, como hemos dicho a lo largo del libro, despiertan inseguridades y miedos de toda índole.

Hace unos meses leía en el periódico *Sinembargo.mx* un reportaje sobre una supuesta tendencia de los seres humanos a hacerse transformaciones físicas que podrían, con el tiempo, crear una generación de seres deconstruidos, reconstruidos, tatuados, con implantes de todo tipo, que se han operado en una transición de género sexual; seres que van contra los decretos genéticos y crean su propia fisonomía con nuevas reglas.

¿Será posible que el siglo XXII nos depare nuevos paradigmas sobre la apariencia? De ser así, está claro que eso sólo podría ser posible en una clase socioeconómica pudiente. ¿O acaso me equivoco? Pienso en el fenómeno que nació en Colombia con las ahora llamadas "chicas prepago" y "muñecas de la mafia", adolescentes de familias pobres o clasemedieras que son cooptadas por redes de narcotraficantes y tratantes de mujeres, y les ofrecen pagarles una ansiada operación de senos, nariz, rostro, cuerpo, a cambio de quedarse como una suerte de esclavas sexuales o para el trasiego de drogas. Escuchamos cada vez más sobre casos de endeudamiento de mujeres y jóvenes transexuales que harían lo que fuera por una cirugía plástica. O de mujeres adultas sin recursos, capaces de humillarse en la televisión a cambio de ser operadas frente a las cámaras y un público morboso de *reality* para robarle veinte años al calendario.

No sé a usted, pero a mí el descubrimiento de la proliferación de esta especie de *merchandising* de la juventud a través de las transformaciones físicas extremas me ha impresionado. Parecería que hombres y mujeres de ciertos grupos sociales, pero en los mismos rangos de edad (entre los cuarenta y cinco y los sesenta y cinco), se han convencido de que no pueden sentirse deseados o validados para ser pareja de alguien si no logran aparentar menos edad de la que su cuerpo tiene. ¿Avanzará más rápido el mundo de la moda, de las apariencias, que el de la madurez y la inteligencia emocional? No lo creo. Entre mis entrevistados encontré a gran cantidad de hombres y mujeres que aprovechan la crisis de la edad para reconstruir su vida, para cuestionarse sus valores y retomar sus principios.

Está claro que las personas que llegan a la edad madura y deciden hacer cambios de apariencia sin llevar a cabo transformaciones de fondo (emocional y espiritual), quedan enganchadas en una especie de adicción para recuperar una juventud que nunca volverá, ni casándose con alguien más joven, ni operándose e inyectándose elíxires, ni pagando miles de dólares en *spas* de Suiza, donde les introducirán, por módicos veinte mil euros, células mágicas de la eterna juventud.

13

La masculinidad y la feminidad en la edad madura

Invisible: todo eso que siempre ha estado allí. Invisibilidad: súper poder que sólo se adquiere haciendo lo mismo durante mucho tiempo y
en el mismo lugar.

—Fernando Rivera Calderón, *Diccionario del caos*

La cita del escritor, músico y a veces comediante Fernando Rivera me parece idónea cuando hablamos sobre la construcción de
valores de ser hombre y ser mujer; después de todo, hemos reproducido los comportamientos y discursos tradicionales durante
tantos siglos que ya no podemos ver sus raíces con claridad. Por
lo general, evitamos discutir estos temas con seriedad y casi siempre alguien se sale por la tangente con un lugar común como: "Es
que los hombres son marcianos y las mujeres venusinas". Lo cierto
es que cuando aterrizamos en la edad madura llega el momento
de mirarse al espejo y preguntarse qué significa ser hombre (hijo,
padre, esposo, empleado, jefe, ser hipersexuado, etc.), y qué es ser
mujer (hija, esposa, madre, cuidadora de otros, empleada, jefa, objeto sexual, etc.). Cada quien tiene su propia respuesta y, sin embargo, algunas se parecen mucho.

Roger es un intelectual de sesenta y ocho años que se ha reído
mucho de mis preguntas formuladas para este libro. Aunque teó-

ricamente comprende mis consultas sobre lo que significa y cómo se vive la masculinidad en la transición a la edad madura, en la práctica no le significan nada. Es uno de los pocos hombres que entrevisté para quienes la sexualidad juega un papel menor. Él tuvo la suerte de casarse con una mujer que, aunque no se dedica a la academia, abriga intereses vitales muy similares a los suyos, y tampoco a ella la sexualidad le parece un motor importante. Tal vez por eso llevan cuarenta años de matrimonio y su transición a la madurez no los enfrentó a infidelidades, desencuentros profundos, conatos de separación, crisis de la apariencia, etc. A esta pareja lo que más trabajo le costó fue asumir que ya no tenían energía para hacer largos viajes con la familia o para aguantar los desvelos de las tertulias de fin de semana con sus amistades entrañables.

> Sí, claro [dice Roger], somos de otra generación; no nos tocó esa educación que martilla a las personas con la importancia de la apariencia como sustento de su calidad humana. Descubrirse llegando a los sesenta con un cuerpo escurrido fue, al principio, desconcertante, pero nada que le quitara el sueño a ninguno de los dos. Para ella el tinte de pelo y un poco de labial son suficientes.

Pero mis entrevistas me dicen que esta pareja es parte de un porcentaje excepcional. Cuando comencé este libro e hice las primeras entrevistas a gente cercana: escritores, periodistas, activistas, comencé a preguntarme si podríamos concluir finalmente que las personas que más tiempo dedican a tareas intelectuales menos importancia conceden a su apariencia y en ellas es menos duro el golpe de la crisis de la edad madura. Conforme avanzamos en una investigación nacen nuevas preguntas que nos llevan a hacer reflexiones más profundas. Pero, al menos con mis encuestas, no me fue posible concluir semejante postulado. Esto, porque son muchos los componentes que se integran en una crisis de la edad madura y, no importa cuántos doctorados tengan las personas, a la hora que el reloj biológico va por su segunda vuelta parece que nadie se escapa de explorar el pozo de sus deseos reprimidos, de sus traumas infantiles, de sus miedos a la muerte, la vejez y la decrepitud, entre otros fantasmas. O casi nadie, digamos, para no exagerar.

Debo decir que encontré muchos escritores reconocidos por su inteligencia y mente brillante que se separaron y comenzaron a actuar como el típico divorciado en crisis: comenzaron a hacer ejercicio, adelgazaron, cambiaron de vestuario (aunque fuera un poco), reactivaron su vida sexual con parejas múltiples y mucho más jóvenes (algunos, casi como tarea autorreivindicativa, repasaron la lista de sus *fans*), se embarcaron en un viaje hacia el rescate de una juventud perdida. Fueron casi la misma cantidad que los empresarios que no leen más de un libro al año y que aman los autos deportivos. Ambos grupos se comportaron exactamente de la misma manera. Esto se aplica a heterosexuales, bisexuales y gays. Los efectos de la andropausia aparecieron casi en proporciones iguales en unos y otros: desde ansiedad y depresión hasta cambios de carácter, dolores de huesos, prostatitis, baja de libido (con la subsecuente toma de la pastilla azul), insomnio y abultamiento abdominal.

Curiosamente, la gran mayoría de mis entrevistados, sin importar su profesión o ámbito económico, habían restado importancia a la pregunta ¿qué significa para mí ser hombre? Algunos jamás se la plantearon siquiera… hasta que enfrentaron la crisis o hasta que llegó esta reportera a escarbar en su mente.

¡Pero cuidado! El hecho de no se hayan planteado esa pregunta concreta no significa que sus inseguridades, miedos, incertidumbres y búsquedas personales no hayan pasado por un desgajamiento de su construcción como hombres. Pude reunir un listado simple de las preguntas que se hicieron conmigo, las que más frecuentemente se plantean a solas o con algunos amigos:

- Soy un hombre o una cartera (o banco) para mi pareja?
- Si yo he sido un buen padre, ¿por qué mis hijos no se sienten cobijados, ligados a mí como con su madre?
- ¿Por qué me casé? Era muy joven y podía haber hecho muchas cosas para mí mismo y no para mantener una familia.
- ¿Por qué me enfoqué en mi carrera y nunca me enamoré? Ahora estoy solo, y a esta edad nadie se enamorará de mí.
- ¿Por qué me he comenzado a sentir inseguro al saber que ella gana más dinero que yo?
- ¿Por qué nadie se burla de las mujeres que se pintan el pelo cuando les disgustan sus canas?
- ¿Por qué me da miedo decirle a mi pareja que no tengo ganas de sexo?
- ¿Por qué ya nada me inspira y mi trabajo y mi familia me aburren profundamente?

Éstas no son las únicas, pero sí las más comunes preguntas que se hacen muchos hombres. Casi todas se relacionan con la forma en que se miran a sí mismos: como proveedores, poderosos, rigurosos, fuertes, violentos "por naturaleza", atrapados en relaciones, con miedo a parecer "femeninos" y a no ser potentes 100% del tiempo.

Las etiquetas, cuando se invisibilizan, a veces se asumen como decretos propios. La mayoría de los hombres, lo reconozcan o no, tienen sus propios marcadores de virilidad, los que se ponen en entredicho con la crisis hormonal y emocional de la edad madura. Marcos, uno de mis entrevistados, de cincuenta y cinco años, dijo con lágrimas en los ojos: "No sé en qué me estoy convirtiendo. No me acomodo en el hombre que era antes, pero este de ahora no sé quién es [...]. Es muy difícil, nadie nos prepara para esto. ¡Es una mierda!"

Hemos dicho antes que la masculinidad se construye culturalmente. Aunque los hombres ciertamente tienen información genética que les impone ciertas características, la cultura juega un papel vital en sostener ciertos criterios de lo que es socialmente deseable en un "hombre de verdad". La cultura es un producto de la mente humana; el reflejo, la imitación, la identificación y la interiorización —a través de los cuales aprendemos— son procesos complejos que usan habilidades cognitivas para copiar lo que otros hacen y dicen. Además, están el impulso gregario y el papel que juegan las neuronas espejo. Biología y cultura, ambas forman la mancuerna de nuestro ser persona.

El filósofo español Eduard Punset ha dicho que en las últimas tres décadas ha habido un avance gigantesco en la neurociencia, la biología evolutiva y la psicología cognitiva. Estas tres disciplinas, nos recuerda, nos enseñan a replantearnos lo que sabemos sobre nosotros mismos.[1] Saco a relucir esto porque, aunque efectivamente nuestros genes nos proporcionan ciertos mensajes y capacidades, sin duda el entorno nos permite transformar y reinventar algunos de ellos. A pesar de los mensajes que recibimos de la sociedad y la familia como parte de nuestra formación, desarrollamos el libre albedrío (la potestad de obrar por reflexión y elección propia), aprendemos a decidir y a reaccionar de formas diferentes. Aunque ahora sabemos que nuestro cerebro toma ciertas decisiones sin la participación de nuestra reflexión, eso no significa que no seamos capaces de elegir qué hacer o dejar de hacer. Las neurociencias nos están demostrando que los procesos de cambio y aprendizaje son mucho más complejos de lo que nos dijeron los filósofos en siglos pasados. La plasticidad del cerebro es increíble.

Cuando se llevó a cabo el estudio del genoma humano, la ciencia determinó que solamente existen 40 000 genes en las personas, la misma cantidad que tienen los ratones.

---

[1] Eduard Punset, "Psicología evolutiva (cosas que nunca debimos aprender)", programa de TV *Redes*.

Esto significa que no es cierto que la masculinidad y la feminidad estén genéticamente predeterminadas, como sostienen algunos biólogos evolucionistas al decir que el hombre es dominante porque según sus genes en el fondo sigue saliendo a cazar mamuts (aunque vaya a Wall Street a manejar la economía), de ahí que sea ambicioso y guerrero, o que las mujeres no saben leer mapas ni son buenas para las matemáticas, pero son tiernas y protectoras por naturaleza. El biólogo y maestro en educación mexicano Eduardo Suárez Díaz Barriga lo explica así:

> Los científicos dicen que nuestros genes representan una adaptación a condiciones que ya no aplican, porque la evolución no es solamente genética. La potencia del precepto viene de la teoría de la evolución, que dice que las adaptaciones genéticas siempre tienen como contexto condiciones del pasado, porque los genes no pueden adivinar las del futuro. Por eso han quedado extintas tantas especies cuando han cambiado sus ambientes. Esto ha ocurrido cuando cae del cielo un pedazo de planeta y cambia el clima en todos lados, y por cosas cataclísmicamente parecidas. En el caso humano es más fuerte, porque cambió el clima, las glaciaciones, pero, sobre todo, cambió la cultura a ritmo exponencial, que se ha convertido en nuestro contexto más real. Esto nos condena a vivir con genes que están mirando hacia atrás, mientras salimos disparados a la velocidad de la luz hacia delante.

La cultura nos empuja hacia delante y las neurociencias nos dicen que somos más avanzados de lo que queremos admitir. Los estudios científicos revelados por la periodista Natasha Walter en su libro *Living Dolls* demuestran que esas patrañas, repetidas una y otra vez, sobre la mente matemática de los hombres y la bonhomía de las mujeres son puras mentiras populares. Dicho de otra manera: una lombriz de tierra tiene 20 000 genes parecidos a los nuestros y no anda por ahí declarando la guerra en nombre de su genética viril, ni jugando a la princesita inocente que necesita un príncipe salvador por sus genes femeninos. Ahora sabemos que la genética no nos determina al 100%, sino que nos *co-determina*. Para decirlo de otra forma, citemos al maestro Díaz Barriga, quien explica que

la genética nos determina de la misma manera en que el cauce de un río establece por dónde corre el agua. Con la observación de que el correr del agua también cambia al cauce y que éste no necesariamente establece cómo corre el agua. De lo mismo se han dado cuenta en las neurociencias: la estructura cerebral ciertamente determina el funcionamiento pero la sorpresa es que la función cambia la estructura. Más que colaboración, es una co-determinación.

Lo importante es justamente el algoritmo: cómo usamos el cerebro, cómo cuidamos y nutrimos el cuerpo, y qué tanto asumimos el libre albedrío en nuestro comportamiento; cómo nos cultivamos como personas de forma integral. Aquí es importante regresar a lo que hemos aprendido sobre la salud de la química cerebral y endocrina: si nos nutrimos correctamente, ejercemos nuestra habilidad para evitar un envejecimiento relacionado con la decrepitud y la enfermedad. Si tomamos las decisiones sentimentales adecuadas, mejoraremos nuestras vidas. Porque, como bien dice el científico Juan Antonio Damasio, "la emoción es la percepción inconsciente, el sentimiento es la percepción consciente de la emoción".

Volviendo a Punset, recordamos que "la cultura refleja al comportamiento y el comportamiento refleja a la cultura". Tanto la masculinidad como la feminidad están en constante evolución, y de esas decisiones personales y del entorno familiar depende el tipo de hombres o mujeres que seremos al madurar.

Lo que sí es definitivamente dominante es la hegemonía, la cultura económica patriarcal del consumo. Y el mercado, en el cual están insertos los hombres y las mujeres, nos machaca a todas horas del día con la idea de que ellos deben ser proveedores económicos, fuertes, poderosos, a veces crueles, capaces de ejercer violencia, atractivos, sexualmente potentes y accesibles las 24 horas del día. A la mujer le venden la idea de que para ser heroína o poderosa debe convertirse en arpía, manipuladora, violenta, ser que utiliza la sexualidad para escalar, una especie de mujer con *testículos culturales* (la mujer con pelotas que actúa como hombre).

¡Pobres niños! En particular, la televisión estadounidense los retrata como salvajes, ignorantes e incapaces de expresar sus emociones. A niños y hombres les dicen que para que tengan mujeres cerca deben poseer dinero; sin dinero un hombre no es nada, según el mercado. El mercado ha convencido a muchas mujeres de que un hombre que no tiene dinero y no les da obsequios en realidad no las ama. ¡Vaya patrañas! Todo el tiempo nos estamos enfrentando a mensajes contradictorios sobre el deber ser del hombre. Esto es muy complejo, porque para dejar atrás ciertas responsabilidades (como la de ser siempre el fuerte y el rescatador) hay que ceder cotos de poder que no todos quieren sacrificar. Por ejemplo, un hombre que ya está harto de ser el fuerte de la familia, el proveedor principal, quiere una vida más libre, pero entra en crisis y comienza a resentirse de su esposa cuando ella alcanza el éxito, gana más que él y adquiere poder para decidir. A esto nos enfrentamos todo el tiempo cuando hablamos de nuevos paradigmas de equidad, frente a los que la pregunta para ellos y ellas es: ¿qué estoy dispuesta/o a sacrificar a cambio de una vida menos constreñida a los roles tradicionales?

El mercado no solamente vende la idea de los hombres ideales, sino además vende los productos que ellos deben comprar, y para ello *re-vende* a los hombres o a un tipo de hombre. Los medios alimentan la noción de la masculinidad hegemónica porque es ese tipo de modelo el que más conviene al mercado y al patriarcado. Es decir, los hombres van tras ese modelo del tipo brillante y famoso, como el Hemingway, el Sartre o el Picasso que el cine retrata tan bien, cuya creatividad le da derecho a ser maltratador con las mujeres, alcohólico empedernido o antisocial patológico. Sí, en efecto, así fueron esos personajes, pero también ellos construyeron su imagen sobre la de sus ídolos, que, a su vez, construyeron su masculinidad sobre sus lecturas e imágenes de hombres aparentemente admirables pero muy problemáticos.

Entre los arquetipos de masculinidad están los *cowboys*, los Supermanes, los eternos adolescentes, los poetas malditos —Peter Panes también eternos— y los patriarcas dominantes que aman la política, la guerra y la sumisión de los demás, tan bien retratados por Kevin Spacey en el Frank Underwood de la serie *House of Cards*. Aquí vale la pena repetir lo que he dicho a lo largo del libro: las masculinidades son muy variadas, y ningún hombre actúa todo el tiempo de acuerdo con un único arquetipo masculino con el que se identifica. Como ha dicho Robert W. Connel, la práctica social (de la masculinidad) es creadora e inventiva, pero no autónoma. Responde a situaciones particulares y se genera dentro de estructuras definidas de relaciones sociales. El "nuevo hombre" por decreto, ese que promulgó la Revolución cubana, no existe, es una idea trasnochada que, gracias a la observación empírica, nos ha demostrado que las políticas socialista y comunista dejaron intocados los valores machistas en el ejercicio del poder. Les faltó impulsar transformaciones culturales y educativas, de fondo, sobre nuevos paradigmas de género sexual.

En la gran película *La sociedad de los poetas muertos* (*Dead Poets Society*) podemos ver con claridad la batalla entre el desarrollo del libre albedrío y la imposición cultural del paradigma del hombre de poder, que sigue el modelo de masculinidad tradicional. El grupo de estudiantes libra, en una cueva y a escondidas, una batalla por convertirse en hombres de verdad, o en hombres sentimentales (con honestidad emocional hacia ellos y la sociedad), o en hombres domados. El suicidio de uno de los poetas representa esa imposibilidad que abate a miles de hombres jóvenes, el no poder tomar una decisión vital ante la pobreza de posibilidades que les imponen los hombres adultos que tienen el poder sobre sus vidas. Otra vez la discriminación de género contra los hombres: la cultura y sus predicadores les arrebatan la posibilidad de inventar una masculinidad más rica y diversa, sin la camisa de fuerza machista.

La batalla para muchos hombres está en enfrentarse con lo que creen que nacieron para ser, lo que creen que deben ser y lo que son. Los esquemas se fracturan cuando llega la crisis de la edad madura. Es entonces un buen momento para recoger las piezas y reinventarse. O mudarse de casa y repetir hasta la náusea el modelo anterior de sus padres, abuelos y bisabuelos.

No es una casualidad que en la última década se haya casi triplicado la cantidad de hombres que se hacen cirugías plásticas y otras intervenciones estéticas. El mercado les ha llegado al corazón… o a la cartera. Hace poco una amiga, actriz norteamericana, me dijo en Nueva York que ahora los actores se dividen en dos: los que representan su edad y los que representan la edad de sus propios hijos, tal como sucede con las actrices más famosas.

Con las mujeres y la feminidad sucede algo muy parecido a lo que pasa con los varones. Aunque la mercadotecnia de la belleza femenina responde a otros factores originales, distintos a los que afectan a los hombres, en el siglo XXI nos enfrentamos a una sociedad de consumo que, en lugar de haber superado la obsesión con unificar los criterios estéticos de todas las mujeres de varias culturas, ha logrado masificar esos criterios e imponerlos ahora a los hombres. No es una casualidad que frente al abrumador fenómeno de anorexia y bulimia que enfrentan nuestras hijas, obsesionadas con la apariencia hiperdelgada y blanca, observemos cada vez a más varones adolescentes sufriendo esa misma crisis de salud e identidad. No podemos evitar preguntarnos desde ahora cómo serán las próximas generaciones de personas adultas. ¿Entrarán en crisis de la misma manera que las generaciones adultas de principios del siglo XXI?

Sabemos que hay ciertos elementos genéticos que determinan el sexo: se nace con pene o con vagina. También entendemos que el género es una construcción cultural e ideológica. A las niñas de inmediato las quieren hacer femeninas: les ponen moñitos en la cabeza y las visten de color de rosa para que sean dulces como un bombón. A los niños les ponen un gorrito o un traje de marinero, ropa blanca o azul. Hay que asegurarse a temprana edad de que nadie se atreva a confundir a una niña con un niño: ¡este mundo heterosexual no permite confusiones! Ahí comienza la obsesión con distinguir los sexos y sus asignaciones, y esa manía de poner etiquetas diferenciadoras no termina sino hasta la muerte.

Detrás de la ropita rosada vienen las muñecas, la estufa de juguete y la capacitación con cursos de inducción a domicilio que llegan por la vía de la televisión. En esos cursillos en forma de caricaturas, juguetes y juegos las niñas son entrenadas para ser *madresposas*. Y claro, para alcanzar la meta de ser madre y esposa digna hay que ser muy, muy femenina, linda, recatada, buen partido como ama de hogar y cuidadora de la familia. El discurso sin duda se ha modernizado un poco, pero la meta, al llegar a los veinte años, es la misma. No importa si la mujer es heterosexual, bisexual o lesbiana, siendo mujer se espera que con el tiempo sea madre y ama de casa (puede estudiar una carrera, pero con cuidado de no traicionar los decretos culturales, no la vayan a tachar de feminista), y debe cuidar de las y los demás (a lo mejor con la maternidad se le quita lo lesbiana, dice una asesora matrimonial de la televisión). Y aunque las mujeres trabajen fuera del hogar, se espera que cumplan su rol predestinado. Las etiquetas se quedaron pegadas en casi todas las mujeres, porque, aunque haya llegado la liberación sexual femenina de los años sesenta, la triple jornada sigue vivita y trapeando. Mujer de negocios, exitosa, bella, deportista, sana, pero recatada y servicial, si sabe cocinar gana diez puntos; si es una pantera en la cama, gana quince; si es madre perfecta y tiene a sus hijitas como modelitos de Gap, sube cinco más. Si se niega a cocinar, acepta que está agotada y quiere equidad en la pareja, pierde los puntos acumulados. ¿Quién pone esa carga sobre las mujeres? Las madres, los padres, la cultura, la escuela, los medios de comunicación, la genética. Igual que en los hombres, las etiquetas tienen un costo monumental. Miles de mujeres han creído que ser liberadas o alcanzar la equidad de género significa imitar y admirar lo peor de la masculinidad hegemónica. Ésas son las que los quieren tiernos y dulces, románticos e igualitarios pero peludos y millonarios, poderosos y príncipes valientes, inteligentes y superficiales a la vez; es decir, el modelo de hombre por el que se desvela la casi esquizofrénica zapatoadicta Carrie Bradshaw, de la serie de los noventa *Sexo en la ciudad* (*Sex & the City*). Esto es, tal vez, porque tales mujeres miran a su alrededor y ven las canonjías que se obtienen al reproducir los modelos machistas del poder, y así quieren ser las princesas del cuento y las intelectuales del momento, mejor vestidas y acompañadas de hombres a quienes tratan como accesorios de su imaginaria vida perfecta: hedonista y hembrista. Así que, a falta de un trabajo personal intenso, a falta de modelos que admirar, de mujeres verdaderamente igualitarias y liberadas, muchas se han creído que actuar como hombre con pinta de mujer moderna es ser liberada. La crisis, para las que llegaron con esa confusión ideológica a la edad madura, puede ser como una explosión nuclear.

La menopausia, fase en que la maternidad potencial desaparece, se convierte en una etapa de liberación para muchas. Aunque consideren que hay ciertas pérdidas, para millones de mujeres la menopausia (si se logran librar los malestares físicos) se convierte en una etapa de reencuentro con los deseos olvidados, con los planes de juventud, con una vida más plena; 78% de las mujeres que entrevisté dicen que la menopausia, a pesar de sus bemoles, les proporcionó algunos beneficios: se sienten más seguras de sí mismas, se atreven a experimentar cosas que nunca antes lograron; se comprometen más con su salud a partir de los retos que han enfrentado. La sexualidad, para las que ya tenían una libido fuerte, sigue teniendo importancia, y 65% buscan mantener su vida sexual sana y gozosa a como dé lugar. Para las mujeres que llegan a la menopausia, el erotismo es exactamente igual a como era antes de ese punto (a menos que lleguen con una crisis de autoestima brutal y busquen la validación de su feminidad extraviada a través de encuentros eróticos que poco tienen que ver con el placer y mucho con no sentirse *deshechadas* socialmente). Quienes recuperan su deseo anterior (gracias a los lubricantes y a una estabilidad hormonal y nutricional) lo disfrutan con menor periodicidad pero con gran gozo. Aquellas cuya libido nunca fue muy potente se sienten más contentas de disponer de una "excusa" socialmente aceptable para no tener que rendir cuentas sobre su desinterés en el sexo y el erotismo, y así buscar la demostración física de afecto con menos ansiedad de que se confunda con la necesidad de llegar al coito.

Todo parece indicar que el hecho de que durante tantas décadas se haya hablado abiertamente sobre la menopausia (aunque con prejuicios, algunas mentiras y sexismo) muestra que las mujeres han logrado crear una cultura de apoyo, de sororidad (del latín medieval *sororitas*: hermana), de políticas de salud pública que le permiten normalizar y aprender más sobre su propio proceso bioquímico, psicoemocional y social. Aunque hay mucho camino por andar, sin duda hay avances. La gran mayoría de mis entrevistadas tenían, al menos, una cultura básica sobre la menopausia, al contrario de los hombres, cuyo descubrimiento de la andropausia representa una crisis mayor, despierta miedos desconocidos y los hace sentirse más aislados y solos en su proceso —mientras la industria farmacéutica ya ha comenzado a *medicalizarlos* para llegar a su cartera tan pronto sea posible.

Está claro que tanto los hombres como las mujeres que en su juventud concedieron mayor importancia a la belleza física y la apariencia sufren más con el proceso de envejecimiento, y corren mayor riesgo de tomar medicamentos autorrecetados y hacerse cirugías en aras de paliar sus ansiedades, pese a que luego deban recurrir a otros medicamentos porque sus ansiedades quedaron intocadas, arrugadas, aunque el rostro esté estirado. Aquellas personas que tienen muchos más intereses y para quienes su apariencia no es tan central, prefieren enfocarse más en su salud integral a sólo en su estética. Un alto porcentaje de quienes aprovechan la crisis de la edad madura para replantearse su salud física y emocional dicen sentirse más jóvenes, más felices y más plenos.

Los hombres que vivían la sexualidad como el elemento central de su masculinidad, si no reciben ayuda, se adentran en procesos de ansiedad y depresión que los hacen vivir la andropausia con grandes dificultades. Aquellos que ejercieron prácticas sexuales compulsivas entre los veinticinco y los treinta y cinco años tuvieron que enfrentarse a la necesidad de reeducar su salud sexual y emocional para superar los retos de la andropausia.

En suma, para las y los entrevistados ésta es una etapa en la que deben atreverse a plantear nuevas preguntas sobre quiénes son y qué quieren de sus vidas. Lograr hacerlo en compañía de un ser amado es una de las experiencias más fortalecedoras y revitalizadoras porque, ciertamente, el amor en tiempos de crisis se pulveriza o se reconstruye con nuevas formas, recargado de ideas más ricas, de diálogos más honestos. Pasar la crisis de la edad madura al lado de la persona amada, en compañía plena, con la posibilidad de llorar, de reírse, de cuestionar lo que parecía incuestionable a los treinta años, puede convertirse en un viaje extraordinario hacia la transparencia del conocimiento personal y del redescubrimiento

mutuo. Es todo un reto rebelarse ante los dictados de la mercadotecnia del rejuvenecimiento y el deseo ansioso y angustiante, de la
productividad a costa de la salud y la paz interior. Nada más pode-
roso que negarse a jugar a perseguir la juventud como al vellocino
de oro y decidir, en cambio, caminar al lado de la adultez de forma
responsable, respirando profundamente y disfrutando lo que *es* y
lo que *hay*.

Porque no renacemos cuando el otro, la otra más joven nos mira
mientras escondemos el miedo a la vejez, el miedo al verdadero
yo del que huimos al dejar a la pareja que considerábamos nuestra
gemela espiritual. Renacemos justamente cuando somos capaces
de quitarnos, una a una, las incómodas, avejentadas e inútiles etiquetas, cuando arrojamos al fuego las máscaras que otrora veíamos
como joyas valiosas y ahora nos parecen baratijas.

La crisis de la edad madura trae consigo la posibilidad de re-
construirse más que de reinventarse, porque la reconstrucción implica tomar el pasado y aceptar lo que nos es útil; admitir lo que
nos ha fortalecido, las lecciones aprendidas a fuerza de hacernos las
preguntas más honestas y responderlas con las verdades más prís-
tinas posibles, lapidarias si es necesario. Como un edificio clásico,
hay quien reconstruye su vida con delicadeza y respetando la estructura original, admira los detalles que otros considerarían anticuados o pasados de moda, disfruta el crujir de un piso de madera
que ha visto pasar la historia con su luz y sus sombras. La soledad
puede hacer más difícil el camino hacia el redescubrimiento, pero
igual se llega en plenitud; me consta: he llegado enfrentando una
salud pobre, una vida llena de intensidades y retos. Celebro haber
llegado y no quisiera ser otra más que la que soy.

Hay quien intenta, por el contrario, derrumbarlo todo e inventar una nueva fantasía; pero casi siempre descubre al poco tiempo
que ya no tiene paciencia para mentirse y fingir con la energía de la
juventud de antaño. Compadezco a quienes por miedo y negación

de su propia crisis han roto, como niños iracundos, los espejos de casa para no mirarse y han resquebrajado también los espejos internos para no reconocerse en su dolor y su miedo a la muerte y la vejez. Les deseo una casa de espejos todos nuevos, donde algún día puedan mirarse para que descubran quiénes son y puedan disfrutar su madurez despojándose de toda etiqueta inútil, de todo designio trasnochado.

Dice Steven Pinker, el lingüista y psicólogo experimental canadiense, que "aprendemos un idioma no por imitación, sino experimentando con la lógica de la comunicación". Tal vez aprendiendo a reconocer el lenguaje de nuestro cuerpo, el idioma de nuestro organismo, cada vez más personas seamos capaces de participar de ese increíble experimento humano que demuestra la maleabilidad neuroquímica de nuestro cerebro, la flexibilidad psicoemocional y psicoerótica, la capacidad sanadora de nuestro organismo, basada en el equilibrio de la nutrición y en un sistema endocrino protegido y cuidado. Tal vez mujeres y hombres seamos capaces de negarnos a ser pacientes taciturnos y podamos crear una cultura en que la ciencia, y quienes la operan, trabajen menos para sus egos y más para nuestras realidades; en que las políticas de salud funcionen menos para las élites y más para las mayorías; en que las escuelas de medicina eduquen a sus especialistas para ser cómplices de quienes acuden a pedir sus servicios, en vez de tiranos que les exigen abdicar de su derecho a tomar decisiones informadas, y no manipuladas por las farmacéuticas.

14

El amor y el sexo

El encuentro de dos personalidades es como el contacto de dos sustancias químicas; si se produce alguna reacción, ambas se transforman.

—Carl G. Jung, fundador de la psicología analítica

Dice la canción que el amor nació en abril y el otoño se lo llevó. Casi toda la poesía romántica nos remite a los dos extremos del amor: el que produce éxtasis y alegría, y el sufriente que se pregunta el porqué de la pérdida, de la separación que ha dejado a su paso un corazón desgajado. Mujeres y varones, según la psicóloga y sexóloga Fina Sanz,[1] hemos aprendido a experimentar y expresar el sentimiento amoroso a partir de nuestras subculturas (la masculinidad y la feminidad). A pesar de las diferencias para llegar al amor, todos tenemos una meta común: buscamos lo mismo, sólo que por caminos diferentes. Miles de personas sufren profundamente porque no saben vincularse afectivamente, aunque lo deseen, o porque se vinculan mal. No importa la cultura o el género sexual al que se pertenezca, el amor y el desamor son universales.

[1] Fina Sanz, *Los vínculos amorosos. Amar desde la identidad en la terapia de reencuentro*, Kairós, Barcelona, 1995.

Fito, uno de mis entrevistados, colombiano, expresó así lo que enfrenta:

> No sé si es la andropausia, como tú dices, lo que sé es que me siento más vulnerable que nunca. No temo a la vejez; ahora descubro que le temo al desamor, me siento vacío. Estoy con mi mujer, a quien he amado y con la que tengo a estos hijos estupendos. La quiero, pero estoy harto de mí, de la vida, de todo. Mira bien, parecería que he vivido la vida de otro hombre y ahora que tengo cincuenta y cuatro años tengo que ser yo. Se supone que sé cómo ser este hombre con esta carrera, esta casa, este auto, estos hijos y esta mujer que va por la vida feliz de ser ella, de ser nosotros la pareja. No sé… cualquiera diría que ser escritor ayuda a entender el mundo, pero a mí no me ayuda a entenderme. Me pregunto si sé amar, o si he pasado la vida pretendiendo sentir amor, describiéndolo sin atreverme a dar el salto, la fusión. Supongo que quisiera en esta etapa aprender a vivir esa felicidad de la fusión emocional que viven otras parejas. Sentirme seguro del amor, pues, eso me gustaría. No sé si es la crisis del hombre maduro… no sé.

El amor, según Sanz, es un tema central, también, para entender el proceso de salud y enfermedad de la persona como totalidad. Cuando nos sentimos amados/as incondicionalmente y cuando amamos, nuestro cuerpo se abre y todo el organismo funciona con un *plus* de vitalidad.

En la crisis de la edad nos detenemos a pensar el amor, cómo amamos, cómo recibimos los afectos y los cuidados, si preservamos o no preservamos los afectos. Tal como lo plantean la mayoría de las personas a quienes entrevisté, vale la pena enfocarnos en el amor como parte integral de la salud. La historia del amor va de la mano del erotismo y sus reglas sociales. ¿Cómo construimos el amor romántico? ¿Es un asunto de química cerebral o también de ideología? La historia del amor, el erotismo y la sexualidad está plagada de ideología teológica, *edulcorantes* literarios, prosa poética y, por supuesto, de discursos filosóficos así como, recientemente, de evidencia científica. Imagínese que tiene la posibilidad de sentarse a pensar en su mapa amoroso, suponga por un momento que decide analizar su historia del amor, que se adentra en el fascinante mundo de la geografía afectiva de su vida. Yo lo he hecho y ha sido una aventura extraordinaria.

La famosa filósofa y divulgadora científica española Elsa Punset nos dice que el enamoramiento se parece mucho, químicamente y por los síntomas que produce, a un trastorno obsesivo-compulsivo. Que en cuanto estamos frente a la persona amada, en menos tiempo que el que nos lleva parpadear (la quinta parte de un segundo) se activan hasta doce áreas del cerebro capaces de fabricar los productos químicos que devienen un coctel de dopamina, oxitocina, adrenalina y otros neurotransmisores que nos hacen sentir euforia absoluta. Esa producción de sustancias del enamoramiento puro tiene una duración sostenida aproximada de entre seis y 18 meses. Es decir, que la famosa frase de La Rochefoucauld "algunos no se enamorarían de no haber oído hablar del amor" carece de sentido según la neurobiología. Primero lo sentimos y luego lo llenamos de significado, o mejor dicho, hacemos ambas cosas casi paralelamente. El amor romántico viene después. Ése sí se carga de significados dependiendo de la cultura a la que pertenezca la pareja y de la historia personal de cada cual.

Según las neurociencias, el sentimiento del amor se activa exactamente en las mismas zonas del cerebro relacionadas con la adicción, las mismísimas que se activan igualmente con la cocaína. Entonces, cuando nos enamoramos de verdad, estamos absolutamente convencidos de que no podemos vivir lejos de la otra persona. Por si fuera poco, este coctel también nos activa los neurotransmisores que bloquean el dolor; entonces, aquello que nos afectaría estando en soledad pierde importancia e impacto físico cuando estamos arrobados por el sentimiento amoroso. Antes las y los científicos aseguraban que, en realidad, toda esa fábrica de productos químicos maravillosos del amor sólo era parte de una estrategia de la naturaleza para la reproducción.

Hasta aquí parece que todo tiene sentido, ¿no? Bueno, pues resulta que las mujeres lesbianas enamoradas despiertan los mismos mecanismos del coctel químico, al igual que los hombres gays enamorados. Hay quien plantea que la plasticidad del cerebro es tan increíble que los seres humanos podemos crear dinámicas en nuestro organismo que no están predeterminadas por la genética y la urgencia de reproducción de la especie, y que en próximas generaciones esas reacciones cerebrales serán normales, no excepcionales. Cambian nuestras conductas y paralelamente se transforma el organismo. El amor y la expresión erótica se han modificado a lo largo de los siglos. Me parece que vale la pena explorar cómo vivimos el amor las personas adultas y cómo lo viven las nuevas generaciones que vienen detrás.

Hace cien años no sabíamos nada de los genes ni tampoco entendíamos el funcionamiento del cerebro. La biología, ciencia que estudia los seres vivientes, nació apenas a inicios del siglo XIX; por lo tanto, muchísimas de las cosas que antes se daban por ciertas —tanto en la filosofía como en la medicina— hoy son cuestionadas, a veces descartadas y otras replanteadas. El amor y el sexo no quedan exentos de esta necesidad de revisión histórica y científica. Pongamos, por ejemplo, la frase del genetista británico Steve Jones, del University College de Londres: "La sociobiología dice que a los hombres mayores les gustan las mujeres jovencitas, en edad reproductiva, por aquello del apareamiento. Responden a su impulso animal para reproducirse con hembras jóvenes". Pero, por otro lado, los estudios de andropausia nos dicen que los motores de la libido decrecen incluso hasta generar cambios en el deseo y la producción hormonal y espermática. Es decir, si el organismo ya no es capaz de reproducirse, ¿por qué el hombre se fue detrás de la jovencita? Esa y otras respuestas estamos buscando para saber qué tanto estamos determinados y qué tanto actuamos justificados por esa determinación biológica, por ejemplo, en la poligamia, la infidelidad, el adulterio y otros hermanos del amor real.

Ciertamente, amamos a nuestros hijos e hijas, a nuestros padres y abuelos, a nuestras amistades, y millones de personas amamos profundamente a nuestras mascotas, que nos hacen compañía y nos conmueven con sus jugueteos. Cantidad de estudios han demostrado que llevar perritos entrenados y cariñosos a visitar durante algunas horas a los ancianos internados en asilos les mejora a éstos el estado de ánimo porque sienten una conexión afectiva con ellos. La química del amor en el cerebro ayuda a abatir síntomas de depresión y angustia.

Alguna vez, colectando historias en la montaña chiapaneca, encontré en un pequeño pueblo a una familia que me ofreció un taco. Allí, mientras nos contábamos relatos frente a un majestuoso paisaje, tuve esa clara sensación de amar a mi país y a su gente, esa cascada emocional de agradecimiento y euforia casi poética. Supe que el sentimiento era mutuo, porque al despedirnos nos abrazamos, las abuelas me dieron su bendición y los hombres prometieron orar para que tuviera buen regreso a casa. La conexión amorosa tiene múltiples formas. Hay quien ama a su patria y es capaz de ir a la guerra por ella, y también quien la ama y trabaja para evitar la violencia. El amor, dice Natalie Angier, es una especie de cura contra la agresividad, hasta que llega el desamor, del que hablaremos más adelante. Por ahora nos concentraremos en el amor romántico y lo que le sucede en la edad madura.

Intentaré dar una pincelada en la que se entretejen la construcción del amor romántico y la sexualidad relacionada con la pareja, por la simple y llana razón de que no hay manera de hablar de la salud física y emocional sin pasar por la carretera de las relaciones y de cómo experimentamos los lazos afectivos hoy en día, esos que se tornan frágiles cuando nos enfrentamos a la crisis de la edad madura.

¿Usted es de las personas que creen que el amor platónico se da cuando alguien quiere *echarse al plato* a la persona amada? Pues no: se refiere al filósofo griego Platón, autor de la obra *El banquete* o *El simposio*,[2] escrita hacia el año 380 a.C., en la que los filósofos griegos dialogan sobre lo que se convirtió en el cimiento discursivo del amor. Esta obra, junto con *Fedro*, constituye el tratado pleno sobre el amor platónico.

El amor platónico y el amor místico son las dos formas de amor "puro", porque se asientan sólo en las virtudes del objeto amado (un ser humano inalcanzable o un dios todopoderoso).

Resulta que estaban los griegos en un banquete, con buenas viandas y sabrosos vinos, reflexionando sobre el amor, cuando Erixímaco pidió que hablaran de Eros. Uno de los fragmentos más famosos del *Banquete* de Platón es justamente el elogio a Eros que hace Aristófanes:

En otro tiempo la naturaleza humana era muy diferente de lo que es hoy. Primero había tres clases de hombres: los dos sexos que hoy existen, y uno tercero compuesto de estos dos, el cual ha desaparecido conservándose sólo el nombre. [...] El sol produce el sexo masculino, la tierra el femenino, y la luna el compuesto de ambos, que participa de la tierra y del sol. De estos principios recibieron su forma y su manera de moverse, que es esférica. Los cuerpos eran robustos y vigorosos y de corazón animoso, y por esto concibieron la atrevida idea de escalar el cielo, y combatir con los dioses, como dice Homero de Efialtes y de Oto. Júpiter examinó con los dioses el partido que debía tomarse. El negocio no carecía de dificultad; los dioses no querían

---

[2] Platón, *Diálogos. Obra completa en nueve volúmenes*, vol. III: *Fedón. Banquete. Fedro*, Gredos, Madrid, 2003.

anonadar a los hombres, como en otro tiempo a los gigantes, fulminando contra ellos sus rayos, porque entonces desaparecerían el culto y los sacrificios que los hombres les ofrecían; pero, por otra parte, no podían sufrir semejante insolencia. En fin, después de largas reflexiones, Júpiter se expresó en estos términos: Creo haber encontrado un medio de conservar los hombres y hacerlos más circunspectos, y consiste en disminuir sus fuerzas. Los separaré en dos; así se harán débiles y tendremos otra ventaja, que será la de aumentar el número de los que nos sirvan; marcharán rectos sosteniéndose en dos piernas sólo, y si después de este castigo conservan su impía audacia y no quieren permanecer en reposo, los dividiré de nuevo, y se verán precisados a marchar sobre un solo pie, como los que bailan sobre odres en la fiesta de Caco.

Después de esta declaración, el dios hizo la separación que acababa de resolver, y la hizo lo mismo que cuando se cortan huevos para salarlos, o como cuando con un cabello se los divide en dos partes iguales. En seguida mandó a Apolo que curase las heridas y colocase el semblante y la mitad del cuello del lado donde se había hecho la separación, a fin de que la vista de este castigo los hiciese más modestos. Apolo puso el semblante del lado indicado, y reuniendo los cortes de la piel sobre lo que hoy se llama vientre, los cosió a manera de una bolsa que se cierra, no dejando más que una abertura en el centro, que se llama ombligo. En cuanto a los otros pliegues, que eran numerosos, los pulió, y arregló el pecho con un instrumento semejante a aquel de que se sirven los zapateros para suavizar la piel de los zapatos sobre la horma, y sólo dejó algunos pliegues sobre el vientre y el ombligo, como en recuerdo del antiguo castigo. Hecha esta división, cada mitad hacía esfuerzos para encontrar la otra mitad de que había sido separada; y cuando se encontraban ambas, se abrazaban y se unían, llevadas del deseo de entrar en su antigua unidad, con un ardor tal, que abrazadas perecían de hambre e inacción, no queriendo hacer nada la una sin la otra. [...] De aquí procede el amor que tenemos naturalmente los unos a los otros; él nos recuerda nuestra naturaleza primitiva y hace esfuerzos para reunir las dos mitades y para restablecernos en nuestra antigua perfección. Cada uno de nosotros no es más que una mitad de hombre, que ha sido separada de su todo, como se divide una hoja en dos. Estas mitades buscan siempre sus mitades. […]

Entonces llegó el turno a Sócrates. El filósofo citó a una mujer sabia llamada Diótima, que, según él mismo cuenta, lo instruyó para comprender la definición profunda del amor y los amantes. Eros, dice Sócrates, "es el que ama las cosas bellas, el que desea que lleguen a ser suyas, de ahí que Eros, que no es dios ni humano, es el deseante de lo bello". Diótima le explicó a Sócrates que los amantes no son aquellos que buscan su otra mitad en otra persona, sino quienes aman el bien y desean poseer ese bien que es bello por ser bueno. El discurso de Sócrates plantea que el candidato para la iniciación plena en el amor tiene que estar enamorado de un cuerpo bello y engendrar pensamientos nobles. Pero pronto tiene que entender que la belleza no está en un solo cuerpo y que esta belleza es igual en todas partes, y entonces debe despreciar la pasión individual de la misma. El paso siguiente es aprender a valorar la belleza del alma más que la del cuerpo y, amándola incluso en un cuerpo menos agraciado, dar a luz el tipo de ideas que hace mejores a los jóvenes. Sólo así, dice, esto le llevará a mirar la belleza en los modos de vida y en las leyes. Al ver que todo esto guarda relación, entonces lo llevará a darle poca importancia a la belleza física por sí sola.

¡Vaya!, dirá usted, cualquiera pensaría que esos griegos eran súper progresistas e igualitarios. Basta leer cómo la mitología admite que es natural que haya hombres que amen a hombres y mujeres que se enamoren de las de su mismo sexo. "El amor según Platón busca la belleza Universal, absoluta y etérea, abriendo paso a la mente y apartando los sentidos. La idea está en que el amor hace bello y perfecto todo, sin embargo el amor en su plenitud y el conocimiento absoluto no se alcanzan, porque son un objetivo utópico."[3] Hay que recordar que en la mitología griega Eros es concebido el día del nacimiento de Afrodita, la diosa del amor. "Eros es amor de lo que carece, es decir, se ama lo que no se posee, y se desea mantener lo que no se tiene." Según este razonamiento, Eros ama la belleza porque no la tiene (era medio feo y sucio, según cuentan). Eros es hijo de una pordiosera y él mismo vive en la calle. No es un dios porque los dioses son bellos y él no; entonces Eros (o Cupido) es un gran *demon*, un intermediario entre dioses y mortales. El objeto del amor, según los griegos, es la producción y generación de belleza, así como la inmortalidad del objeto del amor. La belleza para los griegos significa bondad, lo adecuado, lo conveniente; por lo tanto, lo bueno. El amor es el deseo de lo bueno, el deseo de poseer el bien para siempre. Para Platón, la belleza es perdurable, pertenece al mundo de las ideas, es trascendental, abstracta y metafísica, no se puede percibir por los sentidos. En teoría, el amor busca lo bello, que es bueno, pero en realidad los griegos comunes tenían prácticas muy diferentes en la vida cotidiana.

En la antigua Grecia las mujeres no tenían derechos civiles ni políticos. Eran consideradas inferiores a los hombres; su función primaria, según los filósofos, era parir hijos y aportar belleza. Se les educaba para ser esposas, madres y amas de casa, y entre los trece y catorce años se les ofrecía en matrimonio con una dote. Luego de la boda, ni la búsqueda de lo bello en su amado (con quien se le forzó en matrimonio para reproducirse) ni Eros ni nada: directo al gineceo, ese habitáculo destinado a las mujeres para parir, criar y alimentar hijos. Y a cambio de ello se les llamaba *amas de la casa*, mientras los hombres eran los amos del

---

[3] Platón, *El banquete*, trad. de Agustín Martínez Hernández, Planeta, 1993; Platón, *Diálogos. Obra completa en nueve volúmenes*, vol. III: *Fedón. Banquete. Fedro, op. cit.*

mundo fuera de la casa. Las mujeres de clases acomodadas no podían salir sin un vigía, y menos asistir a eventos públicos. Las de clases más bajas tenían un poco más de libertad, a cambio de más esclavitud en otras áreas, claro.

Dentro del matrimonio no existían ni Eros como amor ni el amor romántico que muestran falsamente las películas de Hollywood, las series de televisión y las reconstrucciones literarias sobre aquella época, escritas por románticos modernos. Si la mujer tenía suerte, desarrollaba por su marido una *filia*, es decir, cariño o afecto. Esto no significa que la gente no se enamorara, sino que muchos matrimonios no se fundaban en el amor que ahora conocemos como romántico.

Cuando estuve en la India haciendo investigaciones para uno de mis libros, me llamó la atención el discurso de cantidad de hombres y mujeres que dijeron que se fueron enamorando conforme convivieron con su pareja; que es mejor casarse con alguien con quien se tienen ciertas coincidencias culturales e ideológicas y cuyas familias se llevan muy bien, que arriesgarse a una relación en que no hay red que proteja a la pareja. En ciertas culturas se promueve la filia primero y se apuesta a la construcción del enamoramiento conforme se construye un vínculo conyugal.

Helen Fisher, de la Universidad Rutgers, encontró indicios de amor *romántico* en 142 culturas: alabanzas al amor romántico, canciones, poemas y relatos orales de pueblos mesoamericanos, sumerios, babilonios, asiáticos, egipcios y griegos. El joven Tutankamon escribió hermosos versos de amor a las mujeres que adoró, antes de morir a los veinte años. Recuerdo cuando en la secundaria leí *El cantar de los cantares*, una hermosa obra del siglo IX a.C. que en el fondo se parece a cualquier canción de amor de Armando Manzanero o de Carlos Gardel. Es decir, el enamoramiento con todas sus fases ha existido desde que la humanidad ha sabido expresar sus afectos, pero la conceptualización del amor y la vida conyugal ha sufrido enormes transformaciones.

En la vida práctica, el frenesí sexual, la pasión entregada a la belleza y el gozo: el Eros, no tenía lugar, necesariamente, con la esposa, sino con concubinas, esclavas o hetairas. Pero si el hombre no tenía dinero para pagarse esas compañeras eróticas, podía acudir a cualquier prostíbulo, ya que por ahí del año 500 a.C. se había institucionalizado la prostitución —regenteada, claro está, por funcionarios públicos que conseguían mujeres locales y extranjeras para prostituirlas y así satisfacer al Eros masculino—. Eurípides, refiriéndose a las libertades sexuales de las mujeres, escribió: "Si la mujer se dejara llevar por sus instintos sería un peligro para el hombre". El erotismo de las mujeres era sólo bienvenido en aquellas dedicadas al oficio de la satisfacción sexual. Aunque por supuesto había parejas enamoradas que hacían el amor con fruición y deleite, la cultura en general no promovía el amor apasionado en la vida conyugal. No existía esa angustia moderna por mantener la excitación perenne y el deseo constante para justificar la permanencia del vínculo matrimonial.

En Corinto, según la historia, se encontraba el más importante prostíbulo, justo en el templo de Afrodita. (Durante mi visita a Grecia el guía se mostraba fascinado con la idea de aquella gozadera mística del amor carnal.) Los "lugares del amor erótico", es decir, los prostíbulos, eran grandes templos del placer, donde se daba masaje y había baños y mujeres hermosas, llamadas éstas *porne*, ya que el nombre hetaira estaba reservado para aquellas más bellas y cultivadas en el arte de la conversación, la danza y la política, destinadas a los hombres de poder. Cualquier similitud con lo actual no es casualidad, sino construcción cultural.

Mucho antes de que aparecieran los griegos clásicos, calcule usted unos cinco mil años atrás, allá en Babilonia a las orillas del Éufrates —antes de que estuviera tan contaminado—, en Uruk, la diosa Inanna gobernaba a las y los sumerios. No se parecía en nada a las vírgenes modernas: era una mujer desnuda sin vello púbico, no relacionada con la maternidad, sino con el poder del amor y la fertilidad. Existen documentos que hablan del amor de pareja, del amor sublime y arrobador, de la entrega entre hombres y mujeres. En su nombre se llevaban a cabo gran cantidad de ceremonias religiosas con relaciones sexuales en público. Algunos historiadores aseguran que en esos tiempos el erotismo tampoco tenía nada que ver con la unión conyugal, que la gente se casaba para formar familias, no para amarse hasta que la muerte los separase. Los descubrimientos etnográficos de Helen Fisher revelan que sí se hablaba de amor de pareja y, al mismo tiempo, demuestran que existió y fue documentado, al menos en 42 culturas, el adulterio tanto masculino como femenino. La diosa Inanna era muy importante; pasó de una cultura a otra rebautizada como Ishtar por los acadios y Astarté por los fenicios, y ya mucho después los griegos se la reinventaron como Afrodita. El amor y el deseo estaban entretejidos. Paralelamente, todas estas culturas desarrollaron métodos anticonceptivos, que iban desde hierbas abortivas o que cambiaban la acidez (lo que ahora llamamos el pH) para evitar el embarazo, hasta baños *a posteriori* y la inserción de copro seco de cocodrilo.

En el antiguo Egipto, en general, el matrimonio no se parecía a la fiesta romántica moderna; era más bien un contrato de conveniencias para mantener a la sociedad en constante reproducción, aunque está claro que existía el afecto y que si no se hubiera desarrollado algún tipo de atracción la gente no habría tenido tanto sexo. La prueba de paternidad carecía de importancia: lo que valía era tener muchos hijos para trabajar la tierra e hijas para entregarlas en matrimonio y hacerse de más tierras con el consuegro. El sexo era una práctica deslindada del amor sólo aparentemente, como lo prueban los nuevos descubrimientos. La pasión y el deseo son parte integral del amor.

Vamos ahora a las y los romanos, que luego de los griegos adoptaron la costumbre del matrimonio ceremonial, igualmente para mantener la estirpe y adquirir más poder, tierras e hijos como trabajadores gratuitos. A diferencia de las griegas, las mujeres romanas sí eran consideradas ciudadanas y, aunque con muchas desigualdades, avanzaban. También en Roma la prostitución era un gran negocio, operado por el Estado y requerido por cientos de miles de hombres que no tenían dinero para mantener amantes de planta o esclavas sexuales compradas. En realidad, el discurso de los afectos en el matrimonio no fue documentado o reconocido sino hasta bien entrada la Edad Media; ahora sabemos que había poesía amorosa y música para la conquista, pero no se reconocían como hoy en día destinadas a contribuir a una relación conyugal monógama e "inquebrantable".

El Kamasutra

Esta curiosa obra, que conocemos en Occidente como un compendio de pequeñas figuras ilustradas en todo tipo de posturas sexuales, casi circenses, es el único sobreviviente de los siete libros de la obra original creada en el siglo III en la India. Enciclopedia del comportamiento humano y la sexualidad (pues no se restringe sólo a posturas eróticas), el *Kamasutra* fue rescatado y llevado a Europa por Foster Fitzgerald Arbuthnot y Richard Francis Burton. Según el periodista y viajero empedernido James McConnachie, nació como respuesta a la pérdida de una gran cantidad de obras científicas que estudiaban la sexualidad humana y que fueron desapareciendo en la India. En su lugar tomaron preponderancia libros religiosos y políticos, literatura y poesía. Como documenta el también historiador británico, gracias a los colonialistas del siglo XIX conocemos una historia más diversa sobre la construcción cultural de la sexualidad.[4] Sin duda el *Kamasutra* —que en hindi se escribe en dos palabras pero en español e inglés en una sola— es el libro oriental más famoso en Occidente, aunque por desgracia se conozca sólo un fragmento y cientos de editores hayan hecho falsas réplicas o de plano absurdas imitaciones, constriñéndolo únicamente a las acrobacias sexuales.

Si observamos la actitud del gobierno indio posmoderno respecto a la sexualidad, su puritanismo y franca censura de toda imagen con dejo erótico tanto en el cine como en el teatro, parece difícil creer que mientras en Occidente el Imperio romano entraba en crisis y se gestaban las bases para la llegada de la sociedad medieval feudal, en la India florecía esta obra como el depósito de la sabiduría erótica oriental, como la expresión artística del cuerpo y el intercambio espiritual de las energías vitales amorosas. Según sus estudiosos, éste es el texto original de una tradición profundamente espiritual que hace parecer irrisoriamente superficiales los groseros objetivos físicos de la sexualidad occidental y que pone en ridículo, según McConnachie, a la herencia represiva y patriarcal del mundo cristiano.

En la serie cómica de televisión *The Big Bang Theory*, Rajesh Koothrappali, el entrañable científico indio que vive en California, se promueve entre las mujeres como el chico que viene del país del *Kamasutra*. Está claro que es una sátira de los clichés de raza que asumen como verdades los occidentales —particularmente el estadounidense común, que además de no saber hablar ningún otro idioma más que el inglés, pertenece a una de las sociedades más incultas y endogámicas—. Lo cierto es que sería casi imposible que un chico moderno como Rajesh fuera un maestro de los *sutras* del amor. Y es que poco le duró el gusto a la sociedad india para asumir la sexualidad y el erotismo como lo plantean los siete tex-

[4] James McConnachie, *The Book of Love. In Search of the Kamasutra*, Atlantic Books, Londres, 2007.

tos sagrados del *Kamasutra*. En 2004, la editorial Harper Collins de la India publicó el libro *Love and Lust* (*Amor y lujuria*), una extraordinaria antología de la literatura medieval y antigua cuyo contenido revela una rica cultura del amor y el erotismo. Pavan K. Varma y Sandhya Mulchandani, autores del libro, escribieron: "En la India de hoy, la aceptación filosófica del deseo y del sentimiento erótico ha sido sofocada por una moralidad hipócrita que durante demasiado tiempo ha identificado el sexo con el pecado y el deseo con la culpa". Cuando decidieron publicar esta obra, que revela la riqueza del goce erótico en hombres y mujeres, ellos dijeron a los medios que esperaban que la sociedad india tuviera en sus manos la evidencia del sentido de madurez y honradez que animaba a sus lejanos ancestros en materia de amor y erotismo.

Tal vez le interese ver la película *Kamasutra: una historia de amor*, de la directora Mira Nair, que fue censurada en la India y cuyos actores fueron perseguidos, hostigados y amenazados mientras la filmaban por ser considerada pornográfica. El gobierno de su país le exigió a Nair que recortara más de quince minutos de escenas para, finalmente, prohibirla por completo. Si busca la película asegúrese de que sea la versión original (*uncutted, uncensored*).

Sexo tántrico

El tantra es el compendio de una serie de conocimientos y prácticas meditativas que llevan a quien las practica a entender que la gran variedad de experiencias que tenemos no son otra cosa que una manifestación energética de lo divino en cada ser. Según Prabhat Ranjan Sarkar, no es una religión, sino una ciencia espiritual. Salió de la India y se expandió por toda el Asia central, particularmente por la ruta de la seda. Las prácticas del tantra buscan encontrar y canalizar la energía dentro del microcosmos humano de forma creativa. El sexo tántrico, basado en el encuentro amoroso de las deidades supremas, Shiva (el principio masculino) y Shatki (el principio femenino), lleva a cabo una serie de rituales energéticos, eróticos y amorosos para obtener el equilibrio y la armonía. Sus practicantes son lo mismo budistas que hinduistas, animistas y de muchas diversas creencias. Esta práctica meditativa y eróticamente activa que ha sobrevivido durante siglos propone que cuando una pareja entra en la relación erótica con plena conciencia y comprensión, abre la puerta al éxtasis sexual y espiritual. Intervienen en ella una serie de factores alimenticios, ejercicios de respiración y yoga, de reflexión sobre el ego y la compasión, y, por supuesto, sobre dar placer y conocer y venerar el cuerpo de la pareja para mantenerse saludable. En Occidente, a partir de la revolución sexual de los años sesenta mucha gente ha adoptado la moda del sexo tántrico, por ejemplo, para que el hombre pueda controlar el orgasmo a través de la respiración y dure horas haciendo el amor, o incluso sea capaz de tener un *orgasmo seco* que le permita estar en éxtasis sin perder la erección; pero ésa no es la única meta. Hombres y mujeres *tantrikas* (practicantes de esta disciplina) aseguran que no se reduce sólo a asuntos mecánicos del sexo genital, sino que abarca el manejo de la energía saludable en general y el equilibrio emocional que nos vincula con el Prana: la energía que flota en el universo. Curiosamente, estas prácticas, que comenzaron en el año 320 d.C., coinciden con buena parte de la visión de las culturas mesoamericanas respecto al vínculo del amor, el erotismo, el sexo y la energía cósmica con todas sus deidades. El sexo tántrico es más erotismo que mera sexualidad, porque el semen (agente reproductivo) no se derrama dentro de la mujer. Se le vierte en un acto ceremonial o en una vasija, como ofrenda. Pierde, pues, su calidad de instrumento reproductivo y adquiere una fuerza poética de la entrega cuyo fin es la entrega misma o el amor, el intercambio de energías, la unión con el cosmos.

Amor y sexo en Mesoamérica

Si usted piensa que en México y América Latina en general la sexualidad siempre fue mal vista, le aseguro que se ha creído la historia europea. La antropóloga e historiadora mexicana Noemí Quezada, en sus estudios sobre el amor y el erotismo entre los aztecas,[5] nos asegura que, entre los siglos VIII y XV, para los habitantes del México prehispánico el amor y el erotismo no se encontraban separados, como sucedió después de la conquista española. Para los aztecas, como para los otros pueblos mesoamericanos, el amor erótico se fundamentaba en una cosmovisión dual de lo femenino y lo masculino como energías y fuerzas de igual dignidad. El placer erótico era considerado un bien preciado y requisito indispensable para una buena relación de la pareja conyugal. El sexo y el amor, según Quezada y otros investigadores, se vinculaban al funcionamiento del cosmos. De ahí tal vez que la violación estuviese penada con la muerte. El adulterio era mal visto, no por razones morales como en el caso del cristianismo, sino porque rompía con el equilibrio del cosmos.

Honesto copulatio

Los dirigentes religiosos se apropiaron de la sexualidad y le asignaron límites morales antes inexistentes. Mientras en la India se ocultaban en los sótanos los libros del *Kamasutra*, en Occidente estaba por llegar el oscurantismo, plagado de discriminación hacia las mujeres, para apalear al amor y al erotismo. Así se le llamaba

---

[5] María Noemí Ramírez Quezada, *Amor y magia amorosa entre los aztecas: supervivencia en el México colonial*, Instituto de Investigaciones Antropológicas de la UNAM, México, 1975, p. 162 (serie Antropológica, 17), ils.; *Amor y magia amorosa entre los aztecas*, Instituto de Investigaciones Antropológicas de la UNAM, México, 1996.

en la Edad Media a la sexualidad socialmente aceptada: la *honesto copulatio*, copulación entre marido y mujer cuyo fin exclusivo era la reproducción de la especie. La Edad Media, entre el siglo v y el xv —que es en realidad un larguísimo periodo que abarca la Alta Edad Media, la Era Feudal y la Baja Edad Media—, llega tras la caída del Imperio romano con la idea de imponer la subordinación del conocimiento a los grandes objetivos de la fe y el dogma cristianos. Su correlato era el islam de Mahoma. Los dirigentes cristianos estaban felices con los visigodos, que, con sus invasiones, también entraron a moralizar sobre la sexualidad. Crearon el código penal *Liber ludiciorum visigodo*, que permitía, por ejemplo, que si la hija era deshonesta (*sexualmente*) su padre la asesinara. Bastó que el romance y el deseo resultante del enamoramiento quedaran confinados al pecado y la ilegalidad, para desatar el valor de las transgresiones del amor oculto. Así lo prohibido, el tabú del erotismo, se convirtió rápidamente en tema de conversación.

Los padres de la Iglesia cristiana llevaron la ciencia al ámbito de la convicción religiosa y mística, y persiguieron a las mujeres y sus libertades. En la Alta Edad Media (siglos v al ix), tras el colapso de Roma y las guerras contra los bárbaros, llegó la creación de los Estados germano-latinos; en Europa la Iglesia impuso la educación judeocristiana y sus valores. Mientras tanto, en México caía el Imperio de Teotihuacan y comenzaba el de Tula. Para las culturas precolombinas, la sexualidad y el amor no estaban plagados de prejuicios.

En Asia y Mesoamérica, paralelamente, se favorecían las prácticas del sexo cósmico y las taoístas del amor y el sexo, en las que se vinculaba la espiritualidad con el placer erótico, la salud y la energía universal. Masters y Johnson reconocieron en sus tratados de sexualidad que lo que ellos *descubrieron* por medio de la experimentación científica ya lo había dicho el *tao del amor* siglos antes. A veces olvidamos que no todo es Europa, y que la concepción del amor en el mundo árabe, el asiático o el precolombino no está relacionada en absoluto con el Medioevo; pero luego de la conquista y gracias al eurocentrismo cultural, nuestros referentes románticos son los europeos.

El filósofo mexicano de la UNAM Enrique Dussel ha dicho, y con razón, que durante el siglo XVIII los europeos inventaron una trayectoria histórica lineal de la civilización; partieron de la antigua Grecia, pasaron por el Imperio romano y llegaron a la era moderna ignorando cómo se construía la historia de la humanidad en Asia y Mesoamérica. Por desgracia, asegura el también escritor, aún persistimos en usar referentes casi exclusivamente europeos para explicar los avances culturales y la forma en que afectan nuestra ideología.

Mientras en Europa la Iglesia se imponía como representante de Dios en la tierra y por tanto en el poder político y social, los señores feudales con sus títulos nobiliarios establecieron una economía basada en un esquema de gran desigualdad social. En tanto, en el siglo VI en Arabia, encabezada por el profeta Mahoma, nace la religión musulmana —llamada islam—, que, no sin baños de sangre, logró imponerse en una región del mundo. Los poetas preislámicos le cantaban al amor y al deseo con gran talento literario. Los islamistas fueron grandes promotores del arte y la poesía. Jamás debemos olvidar que una de las grandes obras literarias árabes, escrita durante el califato Omeya del siglo VII, es *Layla y Magnun*, historia que según expertos inspiró a Shakespeare para escribir su *Romeo y Julieta*.

Los obispos cristianos, tras la caída del Imperio romano, impusieron una nueva moral que atacaba ferozmente la "depravación y degeneración sexual pecaminosa". Las mujeres violadas eran consideradas "de mal uso, contaminadas". Tanto en el islamismo como en el cristianismo el concubinato y la poligamia sólo estaban permitidos a los varones. Las mujeres podían ser *madresposas* o siervas de la Iglesia (monjas), o prostitutas, pero nunca eran sexualmente libres.

La invención del amante

En el siglo XI, en los ambientes aristocráticos europeos nació el concepto del *amor cortés*. Con él llegó el discurso de la mujer ideal, virginal, etérea, obediente *madresposa*. Allí comienza a formarse la idea del matrimonio afectivo pero no amoroso, ya que el placer y el deseo se expresaban de forma oculta y extraconyugal. Según el poeta Octavio Paz, "el amor nació en Occidente, en las cortes feudales, en una sociedad acentuadamente jerárquica. La potencia subversiva de la pasión amorosa se revela en el 'amor cortés', que es una doble violación del código feudal: la dama debe ser casada y su enamorado, el trovador, de un rango inferior".[6] En esa época las hijas e hijos ilegítimos (*bastardos*) estaban a la orden del día. En 1327 Francesco Petrarca se convierte en la voz del amor contemplativo o platónico,[7] y se ama a una mujer que ha sido inventada por él. Laura, su musa, es sólo un cuerpo; el resto de sus cualidades están en la mente de Petrarca. Él, dice Guiseppe Amara, autor del libro *La invención del amante*, como el resto de los poetas enamorados de la mujer remota, entre ellos Dante Alighieri, dio vida a una poesía que insiste en amar a una mujer que es producto de su idealización. Esas mujeres sólo viven en la mente de sus creadores. Amara asegura que para la mayoría de las culturas, excepto la sumeria y la etrusca, las mujeres eran una vía para revelar la valía, fuerza y hombría de los varones. De ahí que todos los mitos convirtieran a la mujer en un "objeto amado". Siempre serán reconocidos los poetas y autores que buscan rescatar a la mujer, pretendiendo desde elevarla al altar de la estética del cuerpo hasta analizarla en el tribunal del alma.

Entre los siglos XIV y XVIII ya había quedado asentada en la literatura la noción de que el hombre representaba el centro del uni-

---

[6] Octavio Paz, *La llama doble. Amor y erotismo*, Seix Barral, 1993.
[7] Giuseppe Amara, *La invención del amante. Historia y análisis del amor iluso*, Aguilar, 2004.

verso y la mujer siempre era "el otro diferente al hombre", como bien escribe Amara en su investigación sobre la historia del amor. Más tarde, los poetas andaluces y provenzales inventaron el *amor refinado*, casi exclusivo para las mujeres hermosas y educadas. Entonces son los hombres quienes establecen los cánones de belleza y comportamiento femenino aceptables para que el varón se enamore de la mujer ideal. Ya para fines del XVIII el amor iluso se había integrado al romanticismo; fue entonces cuando las Iglesias abrevaron de estos discursos vinculando el romanticismo al matrimonio monógamo. Antes de la conquista española, para los aztecas el amor y el erotismo seguían siendo parte de un ritual protegido por los dioses; pero el oscurantismo llegaría al matrimonio "indígena" por la vía de los predicadores católicos, quienes trajeron consigo también el discurso del amor cortés y el amor refinado.

Entre los siglos XV y XVI llega el Renacimiento, movimiento que desde las artes y la ciencia cuestiona el teocentrismo dogmático y oscurantista, e impulsa el capitalismo mercantil, que llega a América a través de los viajes transoceánicos de conquista. Rescata los modelos de la Antigüedad clásica y el antropocentrismo (el hombre como centro del universo). Con la llegada de la imprenta, la literatura romántica se populariza entre la burguesía. En el siglo XVIII nace el romanticismo como un movimiento cultural libertario que da prioridad a los sentimientos, a la individualidad auténtica así como al *yo autónomo*. Sólo con el tiempo y el vínculo con la expresión literaria de la novela (en francés, *roman*) terminamos llamando romanticismo a todo aquello relacionado con la expresión sentimental y amorosa. Don Juan (el arquetípico personaje del libertino seductor) fue personificado en el romanticismo tanto en la literatura como en la ópera y el teatro.

Como en aquellos tiempos no existía la neurobiología ni la resonancia magnética, no podemos saber qué sucedía en el cerebro de hombres y mujeres, y cómo vivían lo que ahora científicos y psicobiólogos nos dicen que es la *limerancia*: esa primera etapa del enamoramiento que nos hace sentir perdidos por el ser amado, inundadas/os por el coctel neuroquímico de la euforia. ¿Cómo han evolucionado nuestro cerebro y las reacciones fisiológicas frente al amor a partir de que la humanidad construyó un discurso romántico con sus prohibiciones? Sólo podemos dejarlo a la imaginación; yo intuyo que no serían tan diferentes de los actuales.

Lo que sí sabemos es que todos los elementos biológicos y culturales (la necesidad de reproducirse y la de hacerlo según las normas sociales y religiosas) se integraron para dar vida al romanticismo moderno descrito en la literatura, aquel donde las princesas son esa mujer ideal de Dante y Petrarca, etérea, bella, blanca, callada y tierna, y los hombres son príncipes, caballeros andantes, rescatadores amantes taciturnos, fuertes y viriles. Ese modelo del amor que en la era posmoderna estamos cuestionando, revalorando y, tal vez, reconstruyendo, trae consigo muchas cargas, entre ellas las de la supuesta pureza erótica de la esposa y el aval social del adulterio masculino. Esto ha llevado a las mujeres que son sexualmente infieles a guardar silencio, pues el juicio social para ellas es (o era) lapidario.

El amor posmoderno

El filólogo danés Otto Jespersen aseguró hace décadas que es posible que los primeros sonidos humanos del cortejo hubiesen promovido el desarrollo del lenguaje: "El lenguaje nació cuando hombres y mujeres comenzaron a cortejarse. Las primeras formas verbales murmuradas por la humanidad las imagino como algo a mitad de camino entre la llamada nocturna de amor del gato sobre los tejados y las melódicas canciones de amor del ruiseñor".[8]

---

[8] Otto Jespersen, *Language: Its Nature, Development and Origin*, George Allen and Unwin, Londres, 1992.

Yo creo que Jespersen es un romántico irremediable. Lo cierto es que gracias al desarrollo del lenguaje hablado el ser humano pasó de ser un homínido que trataba de adaptarse a la naturaleza, a un animal capaz de adaptar a la naturaleza sus necesidades. Sin duda, la sofisticación del lenguaje humano permitió la creación de lazos integradores que dieron pie a la aparición de sociedades culturales. La palabra, según Eduard Punset, el divulgador científico español, resulta un componente primordial en el amor. El entendimiento de la pareja depende de su capacidad de comunicación, de sus habilidades para la empatía, la comprensión y la *escucha total*.

Más allá de cómo se expliquen las reacciones fisico-químicas del amor, lo que sabemos es que este sentimiento abarcador se percibe en todo el ser. Un simple cruce de miradas basta para que el cuerpo se cubra de una sensación de tibieza. Vamos por la calle tomados de la mano como si nadie más existiera, nos miramos a los ojos durante horas, decimos tonterías, con lenguaje infantil nos inventamos motes amorosos, hacemos el amor durante horas y horas sin agotarnos; llegamos a creer que el universo es el espacio que media entre los dos cuerpos y que nos habita la gracia. Pensamos que la poesía son sólo *sus* besos jugosos y que no hay más caricias que deseemos para la eternidad que las de la pareja. El olor de su piel, su saliva y su sudor nos excitan, buscamos compararlos con la miel y el néctar de frutas silvestres. Descubrimos que hay dentro de nosotros un ser deseante que no se parece al ser deseante que fuimos con otra pareja; la antropofagia del amor parece ser nuestro destino, queremos probar sus sabores, sus olores, morder, besar, chupar para siempre a nuestro amante. Nos convencemos de que eso es amor, y no sólo deseo, porque podemos distinguirlo de algún eventual encuentro erótico que era sólo para animar al cuerpo.

No, nos repetimos, esto no es sólo deseo, no es sólo biología, es poesía, es amor de verdad, es amor que se conecta con un cosmos que nos llena de energía. Aunque ciertamente no todo el mundo lo ve así, la mayoría de las personas al enamorarnos pensamos que ése es el amor de nuestra vida, aunque al pasar los años se ponga en duda dicha afirmación. Como dijo uno de mis entrevistados, "los amores para toda la vida son sucesivas relaciones monógamas; el secreto es que cada una tiene su propia vida y, por tanto, sí es verdad que hayan sido, en su momento, para toda la vida de esas dos personas juntas". Tal vez la poeta Alfonsina Storni tenía razón y nacemos con la mirada de nuestro enamorado. Nacemos, por tanto, cada vez que amamos y renacemos cuando somos amados, cuando ante los ojos del otro, de la otra, nos resignificamos como seres deseantes.

Pero no se preocupe, no me voy a poner cursi. Ya Darwin había notado que los seres humanos tienen gestos en común dependiendo de las emociones que quieran reflejar, y gran cantidad de expertos en comportamiento animal (no podemos olvidar que somos animales que creen en el futuro) han demostrado que la raza humana lleva a cabo rituales de apareamiento muy similares a los de otros seres vivos. Si usted ha visto en televisión *Lie to Me* (*Miénteme*), con Tim Roth como protagonista, recordará el nombre de Paul Ekman, el psicólogo norteamericano que inspiró esta gran serie en la que un equipo científico resuelve casos leyendo el lenguaje corporal de las personas para desentrañar sus emociones y ver si dicen la verdad. Pues, en la realidad, Ekman siguió los trabajos de Darwin y Tomkins para comprobar que existen gestos faciales básicos universales. Para el cortejo, todas las personas, de manera inconsciente, ladeamos la cabeza, echamos el pecho hacia delante y lanzamos miradas penetrantes, entre otros gestos y posturas. El antropólogo David Givens y el biólogo Timothy Perper llevaron a cabo un estudio que arrojó lo que la bióloga y antropóloga Helen E. Fisher sintetizó como los cinco pasos del cortejo: *1*. Llamar la atención; *2*. Reconocerse mutuamente con la mirada; *3*. Iniciar una charla para escuchar la voz del otro; *4*. Mandar señales de intención con leve contacto físico, y 5. Iniciar una sincronía física (imitar inconscientemente los movimientos del otro).

En 1979 la psicóloga Dorothy Tennov publicó su estudio sobre las fases del amor.[9] Para ello escribió 200 frases típicas sobre el amor y pidió a 400 estudiantes universitarios, hombres y mujeres, que calificaran de cierto o falso cada enunciado. Después, centenares de personas adultas respondieron también sus cuestionarios. La especialista encontró la fibra común entre los sentimientos y llamó a ese fenómeno *limerencia* (anglicismo cuya traducción al castellano es amartelamiento o rendimiento amoroso). La mayoría de los psiquiatras le llaman atracción o enamoramiento. Según Tennov, la *limerencia* es esa sensación de haber encontrado a la persona adecuada, esa reacción química de la que nos habló Elsa Punset al principio de este capítulo.

Intentaré sintetizar lo que dicen la psicología y la biología respecto al amor:

Cortejo. Una mirada basta para que comience el intercambio de señales. Llamar la atención: se establece el territorio, la forma de caminar es segura. Los individuos eligen un lugar donde sean vista/os; la forma de sentarse o apoyarse es importante. Sonríen, miran fijamente, cambian de pie para balancear el cuerpo (los hombres se balancean más que las mujeres), encienden un cigarro con ademanes notorios. Los hombres hacen todo más "masculino", ellas todo más "femenino". Las mujeres se tocan el cabello, alzan los ojos con timidez, ríen nerviosamente, levantan las cejas, hacen chasquear la lengua, se lamen los labios, se sonrojan. Para seducir, las mujeres arquean la espalda, empujan hacia delante los pechos, menean la cadera y se pavonean. Los hombres mayores anuncian su disponibilidad por medio de alhajas, ropa y objetos costosos; su mensaje

---

[9] Dorothy Tennov, *Love and Limerence: The Experience of Beeing in Love*, Stein and Day, Nueva York, 1979.

es: aquí estoy, soy importante, soy inofensivo, tengo recursos. Según Fisher, por lo general son las mujeres quienes eligen. Es decir, ellos se ponen disponibles y ellas deciden.

Reconocimiento. Éste comienza cuando se encuentran las miradas; entonces uno de los dos amantes potenciales reconoce la maniobra con una sonrisa o un leve cambio de postura corporal.[10] Entonces la pareja está en condiciones de iniciar una conversación.

Charla de enamorados. El tono de la voz revela las intenciones. Si nos gusta su tono de voz y el contenido de la conversación, demostramos accesibilidad con el tacto.

Tacto. Si las personas se gustan intentarán tocar suavemente el brazo, el hombro o la mano de la otra de forma casual. Acercarán el pie o la pierna rozándose apenas en busca de un leve acercamiento. El tacto, dice Fisher, ha sido definido como *la madre de todos los sentidos.* Si ese primer contacto hace electricidad en el cuerpo, estamos en camino hacia la danza amorosa (y potencialmente hacia la cópula).

Olfato. Todas las personas tenemos un olor distintivo, personal y único, a pesar del Chanel N° 5. Nuestro olfato es capaz de distinguir diez mil aromas diferentes.[11] Le debemos a Jean-Henri Fabre el descubrimiento de las feromonas, esa sustancia que exudamos y que atrae al sexo opuesto. En tiempos isabelinos las mujeres solían pelar una manzana y mantenerla en su sobaco durante horas, para luego entregarla a su amante a fin de que llevara el olor de la amada consigo. Aunque no se ha demostrado científicamente cómo funciona en el amor, sabemos que nuestras glándulas apocrinas (en las ingles, axilas y alrededor de los pezones) exudan una sustancia con ese olor que los amantes lamen con fruición. Las mujeres tie-

---

[10] Todas las sociedades tienen códigos de proximidad (E. T. Hall, *The Hidden Dimensions,* Anchor Books, Nueva York, 1966).

[11] D. Ackerman, *Una historia natural de los sentidos,* Anagrama / Random House, Barcelona, 1992.

nen mejor olfato que los hombres y son cien veces más sensibles al olor del *exaltoide*, un compuesto parecido al almizcle masculino.[12]

Sincronía. El efecto de espejo nos dice si hay conexión. Los dos miembros de la pareja potencial alinean los hombros mutuamente, quedan frente a frente y sin darse cuenta comienzan a imitar sus movimientos: levantan la copa para brindar, cruzan las piernas, se miran fijamente, dan un bocado... en fin. En psicobiología a esto se le llama el compás del amor (o, menos románicamente, el compás de la reproducción).

El alimento seductor y la música. Lo que comenzó como un ritual de apareamiento, según la antropología, en que el macho entrega comida a la hembra como signo de que puede ser proveedor, ha pasado a nuestra cultura como la invitación a cenar en la que el hombre paga. En esta fusión entre comportamientos dictados por la genética y la necesidad de apareamiento encontramos los ritos culturales en los que no hay pactos explícitos de por medio: en parejas tanto del mismo sexo como de diferente, este rito es prácticamente infalible: quien se establece como la persona dominante de la pareja lleva a cenar. La música, desde la Antigüedad, es igualmente utilizada en todas las culturas a fin de insuflar pasión amorosa a la o el amante.

Muy bien, ya nos enamoramos y ya tenemos en la cabeza una idea de lo que es el amor romántico, herencia histórica de nuestros antepasados. Ahora estamos en esa etapa en que no podemos saciarnos de sus besos, sus palabras y su presencia, no importa si tenemos un doctorado en psicología clínica o somos el intelectual que dijo que él no se enamora a lo estúpido. Pasamos horas platicando de todo, abrimos la caja de los secretos, nos escribimos correos electrónicos y mensajes telefónicos todo el tiempo; queremos que el otro sepa

---

[12] A. Forsyth, "Good Scents and Bad", *Natural History*, noviembre de 1985, pp. 25-32.

que le diremos cosas que nadie más sabe; nos hacemos vulnerables para demostrar el sacrificio primario de nuestra privacidad; buscamos construir una concreta excepcionalidad en ese amor.

Tennov define los estadios del enamoramiento o limerencia como:

Invasión de ideas. La presencia (imaginaria y energética) de nuestro amor es perpetua de día y de noche. Leemos y nos preguntamos qué pensaría el otro de tal o cual libro, vemos un filme y queremos comentarlo con él/ella. Su sonrisa, las bromas que hizo ayer, llegan en destellos de recuerdos gozosos. Todo adquiere peso específico y comenzamos a construir una historia conjunta.

Idealización. Es lo contrario de la cristalización y lleva al fracaso casi inmediato. Nos negamos a aceptar a la persona amada como un ser falible y le asignamos cualidades de imposible perfección. La gente que se enamora idealizando, generalmente es incapaz de asumir su responsabilidad en la invención de su amante. Culpa a la otra/otro de su decepción; por tanto, es incapaz de llegar a la etapa de cristalización, a menos que trabaje sus emociones y comportamientos, y deje de inventar personas para enamorarse de las que sí existen aquí y ahora.

Cristalización. El proceso de adicción queda fijado en nuestra memoria. Reconocemos las debilidades o defectos de la persona; sin embargo, igual decimos amarla. Se vive esta etapa con esperanza e inseguridad, en una especie de ensoñación que nos pone en vilo.

La neurociencia explica parcialmente el enamoramiento de la misma manera en que se explica la adicción: nuestro cerebro nos pide más de esa sensación de euforia que invade el cuerpo. En el caso del amor no queremos que se termine ese delicioso estremecimiento que invade la piel, el vientre, los genitales y todo el sistema neuromotor. Cuando el poeta colombiano Darío Jaramillo escribe

El deseo dibuja tu sombra:
otra sangre que transcurre cerca,
palpitación y palpitación en la tiniebla.
Basta cerrar los ojos para que lluevan estrellas,
basta tu mano aquí,
bastan tus labios,

nos obsequia una extraordinaria interpretación literaria de la cristalización de la presencia de la persona amada.

Está claro que conforme avanza la ciencia podemos descubrir con mayor claridad todos los aspectos en los que las personas somos parecidas al resto del mundo animal, pero también sabemos que somos seres singulares, que ninguna persona es totalmente igual a otra. Somos, como me decía mi madre cuando yo era niña, seres únicos y originales. Nuestra excepcionalidad consiste en la forma en que interactúan en nuestro ser la cultura, la inteligencia, la genética, la química, la alimentación, la imaginación y, por supuesto, las emociones y los sentimientos elaborados.

Dice la divulgadora Natalie Angier que en el mundo científico está muy mal visto estudiar el amor; se tiene que buscar la excusa fría y académica que justifique una beca o una estancia para documentar los mecanismos del amor. De ahí que aún nos falte tanto por descubrir.

El desamor

¿Cómo puede una persona, después de tantos años, sentir que se muere por dentro porque ha sido abandonada por su pareja? O ¿cómo puede alguien sentir que enloquece o enferma porque la persona amada no le corresponde?

Carmen, una de mis entrevistadas, cuya esposa llegó a la menopausia antes que ella, lo narra así:

Llevábamos diecisiete años juntas. Sí, claro, ya no teníamos la pasión de antes, pero había amor, estoy segura. Nos sentábamos a ver películas los domingos por la tarde, arrumacadas en una cobija, con palomitas y cerveza. Éramos felices y de pronto se fue. Dijo que ya no me amaba, que con todos los cambios en su vida, ahora que había cumplido cincuenta años quería algo diferente. La muy cobarde no se atrevió a decirme que quería a alguien diferente. Me quiero morir, quiero dejar el trabajo, no puedo levantarme ni quiero bañarme. Me horroriza que me duela así el abandono; debe ser algo químico en el cerebro, es como si no pudiera vivir sin ella.

Según la neurobiología, hay personas que son capaces de mantener viva durante tanto tiempo esa sensación de felicidad (es decir, la de ser felices, si no todo el tiempo, al menos unas horas al día cada día), que cuando su relación termina no solamente caen en un estado depresivo por la sensación de pérdida y el miedo al abandono; además, pueden tener los síntomas de la abstinencia de los adictos a la cocaína. Es decir, el cerebro y el cuerpo entero se han acostumbrado a la parsimoniosa tranquilidad sazonada con esas dosis de alegría diaria que les da una relación amorosa estable. Esa alegría diaria responde a la capacidad de producir oxitocina y otros neurotransmisores del regocijo (aunque son mecanismos muy complejos, ésta sería la simplificación). Cuando ya no los tenemos, no solamente vivimos la pérdida emocional y se desatan los miedos al futuro en soledad, así como las reacciones a la traición y la mentira (cuando las hay): también el organismo pide que le demos esas drogas del amor que ya no podemos proporcionarle. Por eso hay tanta gente que al terminar una relación que la hacía feliz afirme sentirse "devastada", "enferma", "paralizada", "atolondrada" o "incapaz de pensar". No todo es imaginación en el desamor: las emociones nacen en el cerebro, esa magnífica fábrica de vivencias.

La infancia y el amor

Mientras impartía un taller sobre sexualidad y erotismo, propuse a las asistentes que leyeran textos breves sobre las diferentes visiones del amor y el deseo. Escuchábamos letras de canciones y fragmentos de poemas y otros escritos modernos para luego debatir su contenido. Uno de ellos era de un ensayo en que el filósofo existencialista Jean-Paul Sartre (la eterna pareja-dispareja de la icónica Simone de Beauvoir) reflexiona sobre el amor:

> El amor sexual y el deseo son estrategias perpetuas para satisfacer nuestro deseo ferviente de mantener la trascendencia sin ansiedad. Cada una es un intento fallido de la conciencia de adquirir un ser mediante la captura o manipulación de su conciencia de sí. Nuestra naturaleza sexual no se satisface por orgasmos o realizaciones físicas en soledad.
>
> En su relación con el otro, el hombre busca siempre imponer su voluntad, su proyecto. De ahí que las relaciones siempre son conflictivas, tanto las de amor como las de odio. Amar es intentar dominar la voluntad del otro. Odiar es reconocer la libertad del otro como opuesta a la propia y tratar de anularla. El amor conduce al fracaso, porque sólo se logra la posesión del otro siendo uno a su vez poseído por él. Y el odio también conduce al fracaso, porque su expresión extrema, el homicidio, degrada al homicida a asesino. No podemos vivir sin relaciones humanas y no podemos evitar que éstas sean conflictivas y ambivalentes.

(Sartre termina una de sus obras literarias afirmando: "El infierno son los otros".)[13] Una de las asistentes al taller, luego de escuchar este texto que una compañera había leído en voz alta, dijo con naturalidad: "¡Pobre de ese Jean-Paul! ¿Qué le habrán hecho en la infancia?" Las otras mujeres rieron un poco, pero no se trataba de juzgar a nadie, sino de descubrir cómo construimos nuestro discurso amoroso y erótico, y qué hacemos con él una vez que nos hemos percatado del bordado fino de nuestra ideología romántica (o, como en el caso de Sartre, filosofía antirromántica). Con el grupo seguimos explorando la teoría del "mapa del amor" del sexólogo John Money.[14] Este científico asegura que es justo en la infancia, entre los cinco y los ocho años de edad, cuando desarrollamos las bases de nuestro mapa del amor. Es decir, a partir de nuestras experiencias sensoriales y emocionales con quienes nos rodean, dentro y fuera del hogar, vamos compilando en la mente los rasgos de personalidad que nos parecen atractivos, los olores que nos cautivan o repelen, lo que nos da *morbo* y nos fascina. Pero hay quien se va incluso más atrás en el caso de la pedagogía del amor.

Durante los tres primeros años de vida se conforman los grandes patrones emocionales que nos rigen: el amor y la curiosidad. En esta etapa, dice la filósofa Elsa Punset, aprendemos si somos dignos de recibir amor, y por tanto decidimos si merece la pena amar a otros. Es esa etapa niñas y niños deciden en su mente si el mundo es un lugar que quieran explorar o si, en cambio, es preferible esconderse, cerrarse a los demás, aprender a desconfiar y a mentir para no mostrarse tal cual son.

Sigmund Freud descubrió que el abuso sexual en la niñez es tremendamente dañino, entre otras cosas porque afecta la eta-

[13] Jean-Paul Sartre, *A puerta cerrada*, Losada, Buenos Aires, 2004.
[14] John Money, Lovemaps: *Clinical Concepts of Sexual / Erotic Elath and Pathology, and Gender Transposition in Childhood, Adolescente and Maturity*, Irvington Publishers, Nueva York, 1986.

pa crítica del sano desarrollo en la infancia. El abuso moldea las atracciones y pensamientos sexuales que sus víctimas tendrán en la juventud y la vida adulta. Los niños piden atención, tienen muchas exigencias emocionales y típicamente desarrollan apegos apasionados a su padre y su madre; si éstos son tiernos, afectuosos, amables y confiables, las crías normalmente desarrollarán una atracción hacia las personas amables y confiables. Buena parte de esta teoría de Freud ha sido demostrada por la ciencia moderna: el trauma de la infancia moldea el mapa de la sexualidad y de las emociones. Ahora las modernas técnicas terapéuticas abren nuevos caminos para cambiar esa "programación" de la que hablaba Freud. A este respecto le recomiendo el libro *La terapia del reencuentro* de Fina Sanz.

Además de ser periodista soy activista de los derechos humanos; por eso, en el año 2000 fundé un refugio de alta seguridad para mujeres, niñas y niños víctimas de violencia. En él recibían atención especializada multidisciplinaria. Tuvimos cientos de casos exitosos, pero uno viene a cuento justo en este tema:

Amalia es una mujer de la etnia zapoteca (nacida en la ciudad de México) que llegó al refugio luego de que su esposo intentara asesinarla. Éste casi mata a la hija porque se atravesó para defender a la madre. Amalia se resistía a la terapia, pero cuando finalmente accedió tuvo una serie de revelaciones importantísimas. Por si fuera poco, ella estaba pasando por una auténtica crisis menopáusica, con cambios hormonales drásticos, insomnio, dolores de huesos, angustias y sudores nocturnos. Sin embargo, la terapeuta no sabía si estos síntomas eran resultado de la menopausia o del estrés postraumático por una larga relación marital plagada de violencia. Así que se le practicaron los estudios clínicos que demostraron que sus hormonas estaban absolutamente desequilibradas. Después de un gran trabajo personal, Amalia vino a platicar conmigo a la oficina y me dijo llena de emoción y azoro:

Ya me di cuenta de que no es normal que tu papá te maltrate; me dio mucha pena, pero ya pude sacar con la psicóloga que mi papá me violaba cuando era chiquita y yo no dije nada. Antier que hablé con mi hermana por teléfono le pregunté si estaba loca por imaginarme eso, y me confesó que a ella le hizo lo mismo. Yo ya me puse a trabajar y con eso del yoga que nos pone la enfermera todas las noches, me imagino que saco todo eso negro de mi cuerpo y que yo soy buena y me merezco un hombre bueno y no uno que me pegue y me viole y que vaya a violar a mi hija. Yo no sé cómo ser feliz [lloraba], nunca he sido feliz, yo creo que no todas nacimos pudiendo sentir cosas bonitas.

Luego de catorce meses en el refugio Amalia rehízo su vida, aceptó los suplementos médicos para controlar sus hormonas, continuó haciendo yoga a diario y siguió el tratamiento de acupuntura para la ansiedad. Adelgazó un poco, comenzó a arreglarse y eligió vestidos vistosos de entre la ropa de trabajo que les ofrecíamos a las egresadas para recomenzar su vida. Entró a trabajar en un restaurante y tres años después me buscó para celebrar su cambio de vida. Me invitó a su boda; había conocido a un hombre totalmente diferente a su ex marido. Rompió el molde. Isauro es tranquilo, tierno, amable y trabajador, no bebe alcohol y trata muy bien a la hija de Amalia. Ella no solamente trabajó en terapia para asimilar y sanar una vida muy traumática, además estuvo plenamente consciente cada día de que estaba tomando decisiones sobre sí misma; desarrolló un gran pensamiento mágico respecto a su historia y su derecho a la felicidad; se percató del funcionamiento de su cuerpo (una vez que sacó a la luz el abuso infantil); se reapropió de su salud y su bienestar, y revisó y rediseñó su cartografía del amor y la pareja. Con los pocos recursos educativos formales que tenía no solamente se hizo cargo de su situación, sino que logró cambiar sus aptitudes para el amor. Reconstruyó su mapa mental y, seguramente, algo cambió dentro de su cerebro.

La infancia es una etapa definitoria en nuestras vidas; tal vez por eso los viejos dicen que quieren volver a ella: para mirar las injusticias y distinguirlas, para defenderse y gritar a los cuatro vientos que su intuición estaba en lo correcto, para expresar lo que, ahora en la vida adulta, sabemos que queríamos decir a los adultos necios e impacientes que nos criaron: ¡estoy descubriendo el mundo, acompáñame, trátame bien que estoy construyendo mi forma de amar!

Tal vez tantas personas quieran volver a su niñez para rescatarse a sí mismas de los miedos y los monstruos, de madres, padres, maestros y compañeros que ejercieron violencia contra ellas y les dejaron cicatrices emocionales. Aquellas personas que sufrieron abuso en la infancia querrían volver para defenderse, y lo hacen ahora —probablemente— desde un sillón de terapia psicológica. Otras, por desgracia, se van comiendo su miedo y su resentimiento, hasta que éstos comienzan a morderlas por dentro como un pez hambriento que olvida la niñez a fuerza de ira contenida. Reproducen entonces esos patrones con una y otra pareja hasta el hartazgo. Money asegura que en la medida en que las personas crecemos, el mapa inconsciente toma forma y una protoimagen compuesta de la pareja ideal emerge poco a poco.

Yo tuve una pareja cuya madre había muerto de cáncer. Nuestra relación iba estupendamente hasta que fui diagnosticada de una enfermedad grave de pronóstico fatal. Él quería salir corriendo. Le hice ver que podíamos sobreponernos a esto juntos, le supliqué que me acompañara en el duro enfrentamiento con la enfermedad. Hablamos con los ojos llenos de lágrimas, le dije que si estaba cegado por el miedo (por el recuerdo traumático de su madre moribunda, y él de ocho años, en el hospital mirándola sufrir con la radioterapia hasta la muerte), ésta era una buena oportunidad para que él fuera a psicoterapia y sanara de una vez por todas de su miedo a la muerte y la enfermedad. Él salió corriendo tras una jovencita a quien llamó "su mariposa". Su relación no duró mucho y todo parece indicar que él, que ahora tiene sesenta y tantos años, ha decidido que va a llegar a la vejez sin sanar sus miedos. Sólo espero que no enferme de gravedad, porque se puede huir del dolor de los otros, pero nunca de uno mismo. Relato esto porque durante la edad madura todo lo que nos sucede respecto a la salud, o a eventos externos y dramáticos, se magnifica; las emociones son más intensas. Hay algo en lo que la andropausia y la menopausia se parecen a la adolescencia: las respuestas emocionales, el zigzag sentimental, los miedos infantiles que se cuelan por la ventana de la relación. En fin, que es cuando las parejas o se afianzan más que nunca y se re-enamoran, o terminan para siempre y la separación se hace más dolorosa por el subibaja emocional de las hormonas y su impacto en los sentimientos.

En la infancia fabricamos el mapa amoroso, y, como dice la psicóloga española Fina Sanz, también construimos el mapa de nuestro psicoerotismo. La capacidad de sentir, dice Sanz, no sólo está mediatizada por nuestros órganos sensoriales, perfectos para su función, sino por todo nuestro mundo emocional, por nuestro mundo de valores —lo que queremos o no queremos sentir, lo que es "bueno" o "malo", lo permitido y lo no permitido—. Hay, pues, un conjunto de factores no conscientes que interactúan en el sentir.

Lo importante es comprender que todo el tiempo funcionamos, como en el enamoramiento, de manera indivisible con nuestro ser: el cuerpo, la mente, el espíritu (que está en la mente), las emociones (que están en el cerebro), las reacciones (que son una mezcla de química cerebral, cultura y condicionamiento). En la madurez tenemos la posibilidad de percatarnos, es decir, tomar plena conciencia de cómo funciona nuestro organismo, cuáles son nuestros mapas emocionales e ideológicos. Y tenemos la posibilidad de transformar lo que no marcha bien y alentar lo que sí funciona en nuestra vida emocional.

Hace cuarenta años los científicos creían que nuestro cerebro se desarrolla en la infancia, y que llegada la vida adulta ya no aprendemos mucho más. ¡Imagínese! No fue sino hasta 1971 cuando el médico armenio-estadounidense Raymond Damadian inventó el aparato de resonancia magnética para observar en imágenes vivas las alteraciones de tejidos y órganos. Gracias a este magnífico invento se descubrió que en la adolescencia el cerebro pasa por una crisis que no es solamente hormonal, sino hay una clara *poda neuronal*.[15] El cerebro infantil, que según los antiguos neurólogos y antropólogos no muda su estructura, sí cambia drásticamente en la adolescencia. Los estudios avanzados de resonancia magnética han demostrado la enorme plasticidad del cerebro, y esto lo repito a lo largo del libro porque los cambios que somos capaces de lograr podrían parecer mágicos si no fuera por la evidencia clínica. Cada vez que conocemos a una nueva persona, que aprendemos un nuevo idioma, incluso una nueva palabra, nuestro cerebro cambia. Esto, según la neurocientífica Sarah J. Blakemore, sucede a lo largo de toda nuestra vida. Ella nos explica:

Estudios llevados a cabo por un colega del University College de Londres demostraron cómo el comportamiento humano cambia la estructura del cerebro. Resulta que para ser taxista certificado en Londres se necesita aprender de memoria más de veinticino mil rutas (nada de GPS). Se estudiaron con resonancia magnética los cerebros de taxistas, unos con muchos años en el negocio, otros con pocos y unos más recién llegados. Se demostró que el hipocampo (la parte del cerebro encargada del aprendizaje y la memoria espacial) había crecido. Es decir, el agrandamiento del hipocampo es mayor en los taxistas que han aprendido de memoria nuevas rutas, y conforme los más jóvenes aprenden más, su hipocampo crece. Se demostró que las necesidades y esfuerzos de personas adultas cambiaron el cerebro y sus funciones.

[15] Sarah J. Blakemore, neurocientífica del University College de Londres.

Esto viene a cuento porque lo que nos habían dicho sobre la menopausia hace treinta años ya es prácticamente obsoleto con los nuevos descubrimientos de la plasticidad cerebral. Esto se aplica también a la andropausia. Por ejemplo, ahora sabemos que las neuronas en la edad madura no se mueren, sino que se crean nuevas y las conexiones entre ellas son más sólidas (sólo si se tiene Alzheimer hay muerte neuronal). La doctora Blakemore dice que nuestro cerebro es como una magnífica caja de herramientas que usaremos durante toda la vida, que mientras mejor las utilicemos y más usos distintos les demos, nuestro cerebro y nuestra mente estarán más sanos. Tan es así, que hoy vemos a mujeres y hombres de setenta años aprendiendo a usar la computadora, los teléfonos inteligentes e incluso nuevos idiomas. Los estudios de neuroplasticidad han demostrado que todas las actividades físicas, sensoriales y de aprendizaje cambian la mente y ciertas zonas del cerebro.

Mucha gente se da por vencida respecto al amor y a una vida erótica activa durante la menopausia y la andropausia porque cree que ha comenzado su decadencia física y emocional. Pero eso no es necesariamente cierto; entre mis entrevistados, quienes dijeron encontrar un reto en esta crisis o haberse decidido a enfrentar lo que les deparan los cambios hormonales y físicos de una manera informada, activa y positiva, han hecho planes para el futuro y, aparentemente, han comenzado a avisarles a su cerebro y a su mente que no están dispuestos a dejar atrás el amor, el deseo y la actividad física. Quienes en esta etapa asumen nuevas tareas, deciden aprender un idioma, leer más, cambiar de trabajo o retomar alguna actividad que amaban en la juventud, detectan un incremento notable de la memoria, del sentido del humor y de la libido. De pronto se descubren reenamorándose de sí y de su pareja. O buscando un nuevo amor.

Si usted todavía duda de lo que es capaz de hacer nuestro organismo, lea esto: quien aspira a ser pianista tiene que comenzar por enseñar a sus brazos a moverse de maneras muy diferentes a las de la persona común; un pianista que toca la undécima variación de Paganini de Franz Liszt debe tocar 1 800 notas por minuto. Mientras los músicos practican más, se amplían los mapas de su mano izquierda y las neuronas en los mapas cerebrales que responden a cada tecla del piano.[16] Lo mismo sucede con los bateristas: inicialmente su cerebro intentará que los movimientos de las dos manos sigan un mismo ritmo, pero la práctica enseñará a la mente a que sea capaz de enviar tres mensajes diferentes al mismo tiempo, para que una mano dé ciertos golpes, otra dé unos diferentes y el pie pise el pedal del bombo a un ritmo distinto. Ya desde hace décadas el Nobel español Santiago Ramón y Cajal (1852-1934) había dicho que el cortex y el cerebelo de las personas dedicadas a la música han sido modificados a partir de la profesión que eligieron, que basándose en las características orgánicas preestablecidas, con la práctica se instauran nuevas rutas de *arborizantes dendríticos* y terminaciones nerviosas. La diferencia es que el gran Ramón y Cajal teorizó con lo que tenía a mano, pero ahora con las nuevas tecnologías podemos ver directamente cómo sucede esto. Las imágenes de la resonancia magnética funcional han demostrado que si el músico comenzó a tocar un instrumento antes de los siete años, tiene amplificadas las áreas que interconectan a los dos hemisferios de su cerebro. Todos los seres humanos poseemos lo que se llama un cerebro culturalmente modificado y, por tanto, un cuerpo que igualmente se adapta y modifica.

Por otro lado, el budismo ha demostrado que a través de prácticas de meditación continua se engrosa la ínsula, esa parte de la corteza cerebral dedicada a la concentración profunda. Con la meditación y el yoga podemos afectar de tal manera nuestra química cerebral que producimos los cocteles del amor de manera

[16] "The Biological Foundations of Music", *Annals of the New York Academy of Sciences*, Nueva York, pp. 315-329.

sostenida; de ahí que el Dalai Lama haya dicho que la compasión nos transforma y nosotros transformamos todo con la idea de la compasión y la alegría. El Dalai Lama dice que se ríe por deporte, es decir, lo hace todo el tiempo y ejercita su felicidad produciendo una sensación de alegría que le da tranquilidad y le ayuda a sentir serenidad. Gran cantidad de personas que practican las diferentes formas de meditación han logrado manejar mejor los efectos de la menopausia, la andropausia y otros fenómenos relacionados con la salud, e incluso una crisis amorosa.

Al contrario de lo que nos dijeron durante siglos, el amor no es sólo para las personas jóvenes. Los y las adultos mayores sí se enamoran, sí tienen deseo y sí pueden llevar una vida sexual sana y gozosa. La libido no tiene fecha de caducidad, sólo se transforma en la medida en que desarrollamos actividades placenteras, tenemos orgasmos y aprendemos a disfrutar de nuestro cuerpo a pesar de la edad. Si usted tiene prejuicios sobre el amor en la tercera edad, le recomiendo que vea algunas películas al respecto: *Alguien tiene que ceder* (*Something's Gotta Give*), con Jack Nicholson y Diane Keaton; *Es complicado* (*It's Complicated*), con Meryl Streep, Steve Martin y Alec Baldwin, y mi favorita *Elsa y Fred* (*Elsa & Fred*), con Shirley MacLaine y Christopher Plummer (también hay versión argentina).

Nunca es tarde para reenamorarse y para cambiar nuestras conductas respecto al amor y el placer maduro.

El difícil arte de mantener el amor

Volvamos a Elsa Punset por un segundo; que nos habla de las etapas del enamoramiento. Bien, ya tenemos esos sentimientos de euforia que queremos mantener vivos a toda hora del día y que pueden durar entre seis y 18 meses (a veces más). ¿Qué sigue?

Cuando ese periodo ha pasado entramos a la segunda etapa, denominada *el amor romántico*. Para subsistir, éste requiere de cuidados continuados, de compartir experiencias, emociones, logros y formas de vida. Requiere de un constante contacto físico, de ejercitar el sentido del humor y del amor. Según la neurobiología, cuanto más se ríe una pareja más sustancias químicas de la felicidad produce, y éstas, a su vez, la unen haciéndoles sentir que se necesitan y que la presencia mutua le hace bien al cuerpo y al espíritu de cada cual. Esta etapa puede durar décadas, dependiendo de que las dos personas que conforman la pareja sean capaces y estén plenamente conscientes de su corresponsabilidad en darle cuidados continuos a esa relación. Aquí comenzamos a pensar en tener una vida afectiva más amplia que no incluya sólo a la pareja. En la medida en que mantengamos una vida emocional rica y variada con diferentes personas, tardamos más en caer en el tedio de la vida conyugal.

A pesar de que el tema del enamoramiento llena millones de páginas de libros, miles de millones de bites del ciberespacio y horas y horas de videos, casi siempre se repiten las mismas fuentes y los mismos lugares comunes; de ahí que algunos programas de televisión sobre amor y sexualidad tengan que recurrir a triquiñuelas morbosas y clichés eróticos para atraer nuestra atención. De lo que casi nunca se habla es de la neuroplasticidad sexual.

Dice el doctor Norman Doige que ningún otro instinto humano puede autosatisfacerse sin cumplir su propósito biológico como el sexual. Asegura que la antropología nos ha revelado que durante un largo periodo la humanidad no supo que se requería el coito para que esas criaturitas nacieran del cuerpo de la madre. Este "hecho natural de la vida" tuvo que ser aprendido por nuestras ancestras, de la misma manera en que hoy en día tenemos que explicarles a nuestras criaturas cómo llegan al mundo, aunque nadie les explica cómo hacer el amor (excepto la pornografía de internet).

LOS TERRITORIOS

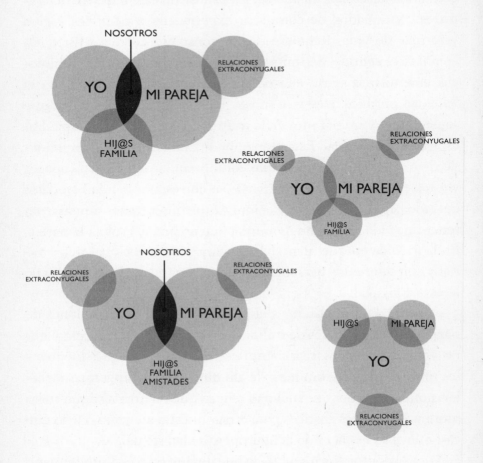

1. **DEFINIR SU TERRITORIO Y EL DE SU PAREJA**

- ¿Cómo se interconectan afectivamente y en tiempo dedicado? (nosotros)
- ¿Qué tanto de su territorio ocupan hij@s y familia?
- ¿Qué tanto ocupan sus relaciones extraconyugales?
- ¿Qué tan equilibrados o invasivos son mis amores?

2. **DIBUJE SU MAPA TERRITORIAL IDEAL Y PREGÚNTESE**

- ¿Qué necesito para hacerlo posible?
- ¿Es realista?

En el desarrollo del mapa erótico se mezclan el instinto y el conocimiento adquirido. Hay quien utiliza la sexualidad, el deseo erótico como el marcador fundamental de una buena relación amorosa; esas personas están destinadas a perderse de la gran aventura de amar incondicionalmente a su pareja. Este discurso posmoderno de la sexualidad como ingrediente vital e indispensable de la relación amorosa genera una gran ansiedad social, un sentimiento de inadecuación para quienes compran ese argumento simplificador. En la simplona comedia romántica *Intercambio de parejas* (*Swinging with the Finkels*), una pareja joven está angustiada porque a pesar de amarse no hacen el amor y están en una *sequía erótica*. La chica escucha las recomendaciones de otras mujeres sobre masturbarse para recuperar sus ganas de sexo, suponiendo que despertará en ella el erotismo de antaño. Los amigos de él hablan de cómo el césped "es siempre más verde en el jardín ajeno". Terminan consiguiendo a otra pareja por internet y exploran una supuesta experiencia de intercambio consensuado de pareja sexual. Al final descubren que el experimento los separó en lugar de despertar la chispa del deseo. En otra comedia dramática mucho más elaborada, el filme argentino *Dos más dos*, dos parejas de cuarenta años de edad con vidas muy diferentes se enfrentan al dilema del intercambio de parejas (*swinger*) y terminan descubriendo sus miedos, sus tabúes, y rescatando aquello que les da certeza en el amor, el erotismo y la familia. Estas películas nos muestran la ansiedad que genera el miedo a perder el deseo sexual como brújula del bienestar de la relación conyugal. Las parejas que fluyen sin angustia ante la pérdida del sexo entendido como pasión mutua se encaminan a una intimidad más afectiva que les imparte seguridad, confianza, cariño y ternura. Sin embargo, la cultura posmoderna hipersexualizada y genitalizada hace sentir inadecuadas a la mayoría de las parejas, que creen que la intimidad y el amor no pueden subsistir sin un perpetuo deseo erótico. La mayoría de las parejas entienden que la pasión y el deseo sexual exigen naturalmente novedad y misterio.

Cuando la gente se comienza a aburrir, se distrae, busca nuevas experiencias o se decepciona de la pareja porque ya no le provoca *mariposas en el vientre*; el amor romántico se debilita o desaparece y llega en su lugar el *afecto*. Este sentimiento es casi fraternal y, según varias psicólogas, buena parte de las personas cuya relación ha caído en el afecto, y que basan su noción del amor en sentir deseo erótico, a la vez de sentirse deseadas como medida de su valía, se van en busca de un nuevo romance para volver a comenzar el ciclo de la seducción y el enamoramiento, y así rescatar esa sensación deliciosa que sólo dan la *limerencia* y el enamoramiento inicial. Pueden ir y volver, o irse para siempre. Es decir, pueden tener relaciones conyugales y extraconyugales a lo largo de sus vidas y cada cual las vivirá de formas muy diferentes.

A pesar de que seguimos deseando, en términos generales, asumir el modelo convencional de relaciones románticas estables y monogámicas con familia (ya sea heterosexual o no), estamos frente a vertientes nuevas de los encuentros amorosos. Rafael Manrique, doctor en psiquiatría por la Universidad de Cantabria y autor de varios libros sobre el sexo, el amor y las relaciones sentimentales, ha hecho importantes descubrimientos en su práctica clínica como terapeuta de parejas. Él nos dice que "con demasiada frecuencia la relación de pareja no es causa de serenidad, felicidad, autonomía o desarrollo, sino por lo contrario: pobreza, enfermedad, aburrimiento y violencia". Por eso el experto insiste en que debemos buscar y pensar formas diferentes de comprender y vivir las relaciones amorosas,

ya que vivimos en un mundo en el que las formas tradicionales de vida se han fragmentado, y se han producido múltiples estilos de relaciones humanas. El enamoramiento es una fase de fusión, de proyección, de creación de una imagen idealizada de uno mismo en el otro que, por irreal, está destinada a no durar mucho. La relación, a partir del estado de enamoramiento inicial, se acaba o evoluciona hacia una relación amorosa; el amor erótico, con las características de mutualidad, unicidad y fortaleza, tarda años en desarrollarse y en ser sólido. Al cabo del tiempo —y para ello se precisan años de vida en pareja, a veces la mitad de esa vida— se llega a una relación estable.[17]

Manrique asegura que sólo con el paso del tiempo una relación puede definirse como amorosa, buena y satisfactoria, propia de la madurez, pero que corre el riesgo de la rutina y el tedio (lo que Punset llama el *afecto*). El desgaste generado por el aburrimiento y la falta de novedad hace aparecer nuevos malestares[18] y también nuevas posibilidades que hacen necesario que la relación se enfrente a la novedad, al desafío, a lo no previsto; de eso tiene que alimentarse, y los caminos son variados.

El psiquiatra denomina *conyugal* a lo que corresponde a la pareja amorosa que tiene un vínculo estable y comprometido, y *extraconyugal* a lo que está fuera de ella, a otros vínculos que comparten algunas de las características que definen lo conyugal y coexisten con las relaciones conyugales.

Tomaremos esas mismas definiciones para explorar aquí lo que sucede durante la crisis de la edad madura. Todas las parejas enfrentan retos a lo largo de su existencia. Hay quienes sostienen un matrimonio de 50 y hasta más de 60 años sin considerar el divorcio como salida a sus problemas, y quienes durante toda su vida se enamoran y rompen, se vuelven a enamorar y vuelven a romper, y así sucesivamente, una especie de enamoradizos seriales. En este libro nos centramos en los casos de las parejas entrevistadas para

---

[17] Rafael Manrique, *Sexo, erotismo y amor*, Ediciones Libertarias, Madrid, 1996.

[18] Rafael Manrique, *Conyugal y extraconyugal. Nuevas geografías amorosas*, Editorial Fundamentos, 2001.

esta investigación, es decir, en relaciones conyugales que sobrevivieron a la crisis de la menopausia, de la andropausia o a ambas, y en las que sufrieron un rompimiento por la llegada de esa etapa. También nos referimos a quienes pasan por ella y han decidido enfrentarla con la clara intención de rescatar su relación amorosa y su vida conyugal (estén o no estén casadas bajo la ley).

Nombrar las cosas y los hechos

¿Ha pensado alguna vez cómo define usted en sus propias palabras los siguientes conceptos?: fidelidad, lealtad, pacto, acuerdo, compromiso, traición, motivo de divorcio. ¿Y cómo lo define su pareja? ¿Están de acuerdo en su significado? Millones de personas pasan su vida entera sin hablar claramente sobre su significado.

Valdría la pena, antes de seguir adelante, enlistar algunas de las fórmulas de relaciones amorosas que se viven en la era posmoderna:

- Matrimonios tradicionales de hombre y mujer, casados por la ley y probablemente por alguna Iglesia. Tienen hijos.
- Relaciones entre solteros; cada quien vive en su casa pero hay un compromiso de pareja monogámica.
- Monogamias sucesivas de mediano plazo como matrimonio (firmado o no).
- Familias uniparentales en pareja, con diferente hogar cada una pero comprometidos a la monogamia.
- Parejas gays o lésbicas con hijos, monogámicas con reglas tradicionales.
- Parejas gays o lésbicas sin hijos y con acuerdos de convivencia más fluidos.
- Parejas de convivencia con amor sin sexo (que en ciertos casos pueden tener sexo por fuera cumpliendo ciertas reglas muy estrictas).

- Parejas nodales abiertas, no monogámicas pero que se profesan amor, cuidados y afectos comprometidos.
- Matrimonios abiertos "poliamor", o *swingers*, donde el erotismo es un bien colectivo y los acuerdos de amor se revisan constantemente.
- Matrimonios convencionales con permisividad sobrentendida del adulterio masculino, siempre y cuando no haya abandono familiar.
- Amistades con privilegios sexuales, que hacen pactos y los revisan constantemente.
- Parejas que se niegan a la definición (bisexual, heterosexual, homosexual) y cuyos miembros han tenido relaciones conyugales, eróticas y sexuales con hombres y mujeres.
- Parejas monogámicas románticas de mujeres mayores con hombres más jóvenes.
- Parejas monogámicas románticas de hombres mayores con mujeres más jóvenes.
- *Trieja*: relación conyugal poliamorosa con acuerdos claros en los que hay dos hombres y una mujer, o dos mujeres y un hombre. Comparten todo, el sexo, los gastos, la vida cotidiana, la maternidad y la paternidad.

Escribo esta lista con la intención de recordarnos que nuestra realidad particular no necesariamente refleja la de la sociedad que nos rodea. Muchas parejas se reconocen en las diversas formas de esta lista, pero no lo hacen frente a cualquiera; incluso sus familiares pueden creer que tienen una relación más bien convencional y nunca imaginarían lo que está detrás de la puerta.

Según Rafael Manrique, una relación extraconyugal siempre es de orden erótico (implique prácticas sexuales o no), es decir, existen los componentes del deseo y la novedad, y las ganas de adentrarse en el descubrimiento de la otra persona. Luego de estudiar a cientos de pacientes, este psiquiatra asegura que el desarrollo de las relaciones extraconyugales no riesgosas, por lo general, sólo es posible en etapas de madurez de la relación conyugal y gracias a una verdadera comunicación.

En el recuadro aparecen definiciones genéricas de las palabras clave para las relaciones amorosas. ¿Su pareja coincide con sus definiciones? Es decir, cuando hablan —por ejemplo— de compromiso, ¿se refieren a lo mismo o a algo distinto?:

Amor: sentimiento hacia otra persona que naturalmente nos atrae y que, procurando reciprocidad en el deseo de unión, nos completa, alegra y da energía para convivir, comunicarnos y crear.

Acuerdo: resolución que se toma entre personas luego de discutir, conocer y meditar los términos, necesidades, gustos y deseos individuales. Quienes firman el acuerdo tienen lucidez sobre lo que conviene a quienes participan de él y determinan una o varias metas para proteger dicho acuerdo.

Amistad: afecto personal, puro y desinteresado, compartido con otra persona, que nace y se fortalece con el trato. Afinidad, conexión entre personas.

Compromiso: obligación contraída. Palabra que se da por obligación o necesidad para complacer a otros/as o a uno mismo.

Desamor: enemistad, alejamiento y aborrecimiento. Ausencia del sentimiento amoroso y afectivo.

Deseo: movimiento afectivo hacia algo o alguien que nos apetece. Acción y efecto de desear; impulso, excitación erótica.

Desear: aspirar con vehemencia al conocimiento, posesión o disfrute de algo o alguien. Anhelar que acontezca o deje de acontecer algún suceso. Sentir apetencia de la presencia física o sexual de otra/s persona/s.

Erotismo: amor sensual. Carácter de lo que excita el amor sensual. Exaltación del amor físico en el arte.

Fidelidad: lealtad, observancia de la fe que alguien debe y promete a otra persona o institución.

Infidelidad: falta de fidelidad. Ruptura de la promesa hecha.

Lealtad: cumplimiento de lo que exigen las leyes y reglas de la fidelidad y las del honor. Gratitud hacia alguien que cuida de nosotros o con quien convivimos.

Pacto: tratado entre dos o más partes que se comprometen a cumplir lo estipulado según sus necesidades y compromisos.

Pareja: igual o semejante. Conjunto de dos personas que tienen entre sí alguna correlación o semejanza. La pareja equitativa es la que se reparte los roles familiares y del hogar de forma que nadie se sienta víctima de abuso.

Sociedad conyugal: la constituida por dos personas que deciden unirse en matrimonio por ministerio de la ley o por convenio de honor.

Traición: falta que se comete quebrantando la fidelidad o lealtad que se promete guardar o tener hacia alguien, alevosamente, faltando a la lealtad o confianza.

Le sugiero que haga su propio diccionario; verá lo difícil que resulta coincidir en ciertos términos. Por ejemplo, hay quienes en las entrevistas me dijeron que sienten deseo por su pareja, pero deseo de intimidad y cercanía, deseo de besarla porque la consideran atractiva, aunque no tanto deseo sexual. Hay quienes aseguran que la infidelidad sexual no les preocupa tanto como la deslealtad, por ejemplo, que les mientan o engañen sobre aspectos afectivos o económicos.

La fidelidad como acuerdo

La fidelidad es el cumplimiento de un acuerdo dentro del contrato de relación conyugal, no necesariamente la ausencia de relaciones sexuales con terceros. De esta manera, dice Manrique, puede haber una relación fiel en la que se den relaciones sexuales extraconyugales y una relación infiel en la que no existan relaciones sexuales con terceros. Pero ¿coincidimos en esta visión?

Mientras hacía las entrevistas para mi libro, comencé a preguntarle a la gente que, si pudiera escoger entre una relación de largo plazo de amor sin sexo y una de sexo sin amor, cuál elegiría. Me llamó la atención que todos, hombres y mujeres, respondieran que a largo plazo siempre es mejor el amor sin sexo que lo contrario, porque siempre queda la intimidad, el cariño, el abrazo antes de dormir. Esto coincide con los resultados de Tennov, la estudiosa del amor. Ella revela que 95% de las mujeres y 91% de los hombres a quienes encuestó rechazaron la afirmación "lo mejor del amor es el sexo". Y viene al caso porque, entre mis entrevistadas, las mujeres mayores de sesenta años (que nacieron a principios de la década de 1950) revelaron que ellas saben que sus parejas han tenido encuentros sexuales con otras mujeres, pero que para ellas eso no es motivo de divorcio mientras no las humillen (es decir, que el hecho no se haga público), o mientras la relación no sea romántica, sino meramente "una aventura". En esto coinciden mujeres de clases socioeconómicas alta, media y baja. Sin embargo, las mujeres que nacieron en las décadas de los sesenta y setenta consideran la infidelidad sexual como una afrenta al pacto amoroso, a pesar de que, paradójicamente, algunas de ellas experimentaron darse "permisos extraconyugales" con sus parejas de muchos años de matrimonio. Eréndira, mexicana de cincuenta y cuatro años, narra:

Jaime y yo teníamos quince años de casados. Los dos somos muy sexuales, y sí, mi relación yo creo que era muy buena, sólida, digamos. Un día luego de ver una película sobre relaciones abiertas acordamos que podríamos darnos ese permiso, siempre y cuando fuera algo que sucediera fuera de la ciudad, que fuera una aventura sexual, que no nos contaríamos nada y usaríamos condón. El acuerdo fue que no buscaríamos relaciones amorosas, pues nuestra familia y la relación de pareja eran muy importantes. Yo lo hice un par de veces cuando salí por trabajo fuera de la ciudad. Supuse que él también. Alguna vez bromeamos en el desayuno sobre eso. Los dos estábamos en plena menopausia y andropausia; nos hizo bien explorar y sentirnos deseados de nuevo. Pero él se enrolló con una estudiante suya, ¡él de sesenta años y ella de veinticuatro! La llevó a casa cuando yo no estaba; en fin, que cuando lo descubrí me sentí traicionada. Él me dijo que exageraba, que él quería un descanso para explorar lo que le estaba pasando y que luego regresáramos a la vida normal. Por supuesto que nos divorciamos. La traición fue absoluta, aunque ni él ni sus amigos lo entiendan.

Eréndira describe la ruptura del contrato de relación con mucha claridad. No es la única entrevistada que lo hace. También algunos hombres narraron separaciones similares; sin embargo, ninguno había acordado una relación abierta al sexo extraconyugal con su pareja. La pregunta que les hice a continuación fue: ¿tú crees que se pueden tener encuentros sexuales extraconyugales sin arriesgarse a enamorarse? La mayoría respondieron que sí, que para enamorarse se necesitan factores como el tiempo invertido para el romance y la seducción. Pero ¿acaso no nos dicen los expertos que nos enamoramos casi instintivamente? ¿Podemos de verdad abrir y cerrar la puerta del amor a voluntad? La mayoría de mis entrevistados piensan que la persona que se abre al enamoramiento lo hace premeditadamente, es decir, invierte tiempo en una relación extraconyugal porque *decide* no invertir tiempo en la relación actual. Note cómo enfatizo la palabra decide.

Según Manrique, en el contrato de relación hay *prescripciones y proscripciones*, así como un ámbito diferente que supone un espacio para cada quien. El especialista en parejas dice que lo que la infidelidad comporta es el más grande de todos los miedos humanos: la pérdida, el abandono. La amenaza de perder a la pareja parece ser el problema fundamental, es decir, vivir con la angustia del abandono parece ser el detonante de las separaciones por infidelidad. En algunos casos, como en el de Eréndira, está claro que su pareja rompió el acuerdo de no abrirse al enamoramiento. Pero si todo lo que dijimos al principio sobre la química y la biología del amor es cierto, el sujeto no tenía mucho control sobre la situación, ¿o sí? La mayoría de mis entrevistados varones dijeron que ellos jamás aceptarían que su pareja tuviera encuentros sexuales extraconyugales, porque estando ambos en crisis (o él con la andropausia) las probabilidades de que ella se enamorara de otro más joven y se fuera para siempre eran inmensas. Cuando las parejas sienten que su capacidad mutua de seducción y deseo se ha debilitado con los años, temen que un tercero haga sentir a su cónyuge más valioso, y por tanto que éste se vaya con quien cree que "lo valora eróticamente". Si, bajo cualquier circunstancia, la inseguridad y ese miedo del que habla Manrique están latentes, durante la crisis emocional, hormonal, del aspecto físico y de la baja de libido ese temor queda claramente potenciado. Nada más doloroso que el abandono cuando nos encontramos en un estado de vulnerabilidad intenso.

Valdría la pena detenernos a hacer una diferenciación entre pacto y acuerdo. Por acuerdo se entiende aquella forma de relación en que cada miembro de la pareja, por coincidir con sus principios, hace propias las características de las necesidades del otro, es decir, ambos hacen explícitas las reglas y necesidades, y se adaptan mutuamente para atender al bien superior de la pareja. En cambio, el pacto es aquella situación en la que cada cual acepta aspectos del otro, pero ni comparte su visión ni se apropia de ella (¿se acuerda del Pacto por México? Los enemigos políticos se unieron por un fin determinado, pero sin cambiar sus creencias ni posturas).

Un acuerdo sí cambia el fondo del asunto y construye una relación de impulso y crecimiento mutuo; un pacto es superficial y se rompe por falta de convicciones reales. Millones de mujeres de sociedades conservadoras han aprendido a asumir el pacto matrimonial en que, aunque el hombre prometa fidelidad, se da por hecho que su decreto de masculinidad y las supuestas urgencias biológicas lo llevarán a tener, a veces, sexo con otras personas. Muchas de ellas prefieren que sea en el contexto de la prostitución, porque entienden que quienes la ejercen están allí por dinero y no representan un riesgo de enamorar al cónyuge. En mi experiencia tanto personal como profesional en el campo del periodismo, he descubierto que resulta casi imposible encontrar hombres adultos en parejas estables que acepten que sus cónyuges tengan sexo con otros hombres, por ejemplo, con los que se prostituyen, aun si, por el hecho de que se dediquen a tener relaciones por dinero, no corran el riesgo de enamorar a su cónyuge. Entonces interrogué al respecto a todos los sujetos de mi investigación para este libro; solamente dos de ellos, hombres gays por cierto, admitieron que creían que si él tiene derecho a encuentros sexuales extraconyugales, su pareja debería tenerlo también, que hay que seguir las reglas y hacerlo equitativamente. ¿Por qué razón una mujer que durante veinte o treinta años ha soportado silenciosamente la infidelidad sexual del cónyuge, de pronto, en la crisis de la edad, le pone un límite o se separa? Todo parece indicar que el discurso sobre la importancia del erotismo y el sexo ha deformado nuestra manera de analizar las crisis de la pareja. La mayoría de mis entrevistadas que se hartaron y están en vías de divorcio o separación, o ya divorciadas, aseguran que se cansaron de ser las últimas en la lista de prioridades de su pareja. Habla Maguy, una mexicana con 27 años de matrimonio:

Me harté. Un día después de acompañarlo a hacerse una biopsia de la próstata me harté de sus modos, de cómo me siento usada. He sido su enfermera, su cocinera, su sirvienta, la nana de sus hijos, su compañera guapa e interesante para que en la oficina lo vean como un hombre de familia estable, la que se quedaba callada cuando tuvo relaciones con su secretaria. Nunca me acompañó a una sola cita médica a las que fui por los horribles problemas de mi menopausia, nunca tuvo tiempo. Y allí estaba yo, en el hospital resolviéndole todo. Cuando el doctor dijo que todo estaba bien, lo abracé, y lo primero que hizo fue pedirme su iPad para ver los correos del trabajo y los resultados del futbol. De regreso a la casa se la pasó en el celular, habló con sus amigos con que juega golf para avisar que sí podría ir el sábado. Cuando llegamos, ya que estaba acostado, le dije que quería platicar sobre nosotros y sobre la salud de esta etapa [...]. Dijo que estaba muy cansado, que no tenía ganas de saber de nadie. ¿Crees que me dio las gracias? Nada. Ese día decidí divorciarme.

La inequidad de género la justifican algunos científicos bajo el argumento de que los hombres temen que su pareja tenga sexo con otros por aquello de que se embarace y no se sepa de quién es la criatura. Esta vieja idea pierde fuerza porque, al preguntar a las mujeres, todas dijeron que usan métodos anticonceptivos y de barrera, y a las mujeres que ya están en plena menopausia, pues ni falta que hace pues ya no pueden quedar embarazadas. Dar respuestas genéricas, aunque sean científicas (y trasnochadas), a problemas específicos y posmodernos siempre falla. El tema es cómo nos educan para sentirnos propietarios del cuerpo de los cónyuges.

Aquí no intentamos, de ninguna manera, argumentar a favor o en contra de la infidelidad o el adulterio, sino comprender cómo se enfrentan las parejas del mismo sexo y de sexos opuestos a la fidelidad sexual durante la crisis de la edad madura, qué les sucede a las relaciones afectivas, amorosas, eróticas y sexuales cuando uno o ambos miembros de la unión conyugal entran en crisis. El vínculo cambia, se transforma, se reajusta y reconstruye o se fractura y se pierde. En este capítulo pretendemos sentar algunas provocaciones, con la idea de que las parejas que lo lean puedan hablar abiertamente sobre casos reales y se pregunten hacia dónde va su relación y hacia dónde quiere ir cada cual.

Anteriormente revisamos cómo algunas parejas definen gráficamente sus vínculos amorosos, las estaciones emocionales conyugales y extraconyugales, cuáles factores están dispuestas a ampliar e incluso sacrificar y cuáles no cambiarían. Le propongo que entregue una hoja en blanco a su pareja y cada quien ilustre con círculos cómo considera que son sus espacios personales, privados, secretos, conyugales y públicos compartidos con su cónyuge. Podría sorprenderle cuán diferentes son dependiendo de cada pareja.

El erotismo y la lealtad

"La dimensión erótica es la base de la unicidad de la pareja, por eso el sexo fuera de la relación conyugal siempre corre el riesgo de desestabilizarla", dice el autor de *Nuevas geografías amorosas*.

Pero ¿qué es el adulterio?, ¿es lo mismo que la infidelidad? En la Amazonía brasileña la gente de la tribu kuikuro se casa muy joven, según documentó Robert Carneiro; sin embargo, en algunos casos, pocos meses después de la boda tanto hombres como mujeres se van a buscar amantes, a quienes llaman *ajois*. Mientras las mujeres no abandonen sus responsabilidades domésticas y los hombres las de proveedor, tienen libertad para las relaciones sexuales extraconyugales, de las cuales hablan abiertamente pero nunca frente a su pareja. Es más conocido el caso de la tribu inuit (esquimal), donde el marido ofrece a su esposa (como objeto de su propiedad) para tener sexo y atender al invitado a manera de agradecimiento por la visita. En las sociedades agrícolas, según Helen E. Fisher, en culturas como la japonesa, la china y la india tradicional, la palabra adulterio no era un término que siquiera se aplicara a los hombres que tenían relaciones sexuales extraconyugales, sino se le considéraba un vicio principalmente femenino. Fuera de la India, en casi toda Asia los maridos tomaban concubinas para seguir esparciendo la semilla del linaje. Un chino o japonés tradicional sólo podía ser acusado de adulterio si se metía a la cama con la esposa de otro hombre, pero podía tener muchas concubinas y la esposa debía tratarlas con respeto porque eran madres de los otros hijos del marido.

En la historia de Occidente fueron los antiguos hebreos quienes por primera vez relacionaron el adulterio con el pecado.[19] Antes del exilio de Babilonia, el judaísmo tradicional tenía un sencillo código de conducta sexual que consideraba inmorales algunas prácticas sexuales. Pero entre el año 516 a.C. aproximadamente y la destrucción de Jerusalén por los romanos en el 70 de la era cristiana, los hábitos sexuales judíos fueron siendo vinculados a Dios. Según la ley mosaica, la mujer debía llegar virgen al matrimonio y ser fiel a su esposo toda la vida. Pero prostitutas, concubinas, viudas y sirvientas podían tener relaciones sexuales con los hombres que las eligieran para ello. Entonces los hombres escribieron que Dios dice que las mujeres no cometerán adulterio.

Ya en el periodo talmúdico posterior se escribieron las reglas para que las parejas tuvieran relaciones un cierto número de días a la semana, y se comenzó a celebrar y bendecir el sexo entre esposos antes del sabbat (con semejantes advertencias previas sobre el pecado de la carne, luego habrían de dar incentivos para ampliar la raza judía). Años después, San Agustín (que vivió entre 354 y 430) se convirtió al cristianismo, no sin antes haber gozado del sexo, otros placeres varios y la paternidad. En su libro *Confesiones* narra cuánto trabajo le costó abandonar las fruiciones de la lujuria y el

---

[19] Vern L. Bulloug, *Sexual Variance in Society and History*, University of Chicago Press, Chicago, 1976; Vern L. Bulloug y B. Bullough, *Women and Prostitution: A Social History*, Prometeus Books, Buffalo, 1987.

deseo. Curiosamente fue él quien, ya convertido en un líder cristiano, impuso la castidad y escribió que todos los actos de sexualidad son antinaturales, que el coito es vil y la lujuria vergonzosa. El adulterio, dijo Agustín (que había sido un gran gozador de él), tanto en hombres como en mujeres es el demonio encarnado. El resto es historia. Este líder teológico se convirtió en santo y la Iglesia impuso su filosofía en Occidente. Supongo que Agustín pensó: "Si yo ya no puedo gozar, pues que no goce nadie". Casi toda la visión que tenemos en Occidente sobre la infidelidad sexual está plagada de doble moral cristiana.

Tal vez una de las más insignes frases del ex presidente estadounidense Bill Clinton, cuando tuvo el *affaire* con Monica Lewinsky —el cual negó hasta que la evidencia en el vestido de ella lo puso al micrófono—, fue: "Hice algo por la peor de las razones: sólo porque podía". Dijo esto con las mejillas enrojecidas y la mirada baja, pero con una sonrisita de travesura que intentó ocultar cuando tuvo que salir a pedir una disculpa pública. Yo francamente hubiera preferido que pidiera perdón por muchas otras razones relacionadas con temas trascendentales, como guerras, invasiones y la violación de derechos humanos, pero la moral puritana norteamericana es muy extraña. Al lado de Clinton estaba Hillary Rodham, asumiendo el papel estoico de la mujer capaz de salvar su matrimonio pese al escarnio público. Lo más seguro es que la pareja Rodham-Clinton tuviese un acuerdo de relaciones extraconyugales secretas, pero el marido lo rompió al pedirle a su joven becaria que le hiciera sexo oral en la Casa Blanca. Hasta a los presidentes les fallan los acuerdos; ya vio usted que recientemente François Hollande, el presidente francés, fue descubierto con su amante, y la esposa, que a su vez había sido su amante mientras él estaba anteriormente casado, lo mandó a volar.

Actividades extracurriculares

Una entrevistada me dijo:

A mis sesenta años no me importa que mi marido [de cincuenta y seis] se eche una canita al aire, lo que no soportaría es perder esta relación. Luego de treinta años juntos hemos sido y seguimos siendo felices. Lo hemos hablado, y él no sacrificaría por nada la vida juntos, nuestras pláticas, los libros que leemos y discutimos, las idas al cine y la complicidad con la que nos hemos querido y protegido emocionalmente en los últimos años. Simplemente tiene más ganas de sexo ahora y yo no. Pero creo que como lo hablamos nos queda claro que no se va a arriesgar a enamorarse. Ha visto a muchos amigos de nuestra edad dejar a su pareja por una mujer más joven y ahora están hartos y arrepentidos. Muy poca gente valora la fuerza de una vida adulta feliz en común. ¿Yo?, sí, yo sí tuve un par de *affaires* meramente sexuales. Uno a los cuarenta y otro a los cincuenta y uno, pero ni se lo dije ni significaron nada, sólo reactivaron mi pasión y los usé como combustible de fantasía con mi marido.

Detengámonos un poco en las matemáticas para seguir con el tema de la fidelidad sexual, el adulterio, las relaciones extraconyugales y las fantasías eróticas. Hace muchos años, cuando era directora de una revista feminista, leí un texto que decía que 80% de los hombres confesaron haber sido sexualmente infieles, mientras que sólo 7% de las mujeres dijeron haber practicado el sexo fuera del contrato de monogamia. A ver, me dije, o los hombres están exagerando o las mujeres mienten. Me di a la tarea de hacer cuentas. Si la mentada encuesta se hizo con hombres y mujeres de entre treinta y cuarenta y cinco años por igual, ¿con quién estaban teniendo sexo los hombres? Acaso sólo con mujeres solteras. Pero no cuadraba, porque la mayoría confesaron temer las relaciones con solteras por miedo a enamorarse o a que ellas se enamoraran y pusieran en riesgo su matrimonio. Por tanto, tenían relaciones sexuales extraconyugales con mujeres ya fuera casadas o comprometidas que querían "echar una canita al aire" también sin riesgo.

Por otra parte, encontré una encuesta hecha en los años ochenta por la revista *Cosmopolitan* con 16 000 personas. Resulta que 54% de las mujeres casadas habían tenido al menos un encuentro sexual extraconyugal. Una encuesta con 7 239 hombres casados[20] reveló que 72% habían cometido adulterio en los dos últimos años. A finales de los ochenta salió en Estados Unidos el estudio *Marriage and Divorce Today*, que reveló que 70% de los norteamericanos tienen una aventura sexual durante su vida de casados. Más tarde Helen E. Fisher publicó que en los estudios entonces más recientes —de principios de los noventa—, entre una población de 12 000 personas casadas menores de 25 años una cuarta parte tanto de hombres como de mujeres ya habían sido sexualmente infieles a sus parejas. La conclusión de Fisher es que en las décadas anteriores las mujeres mentían más respecto a la infidelidad, pero también admite que las nuevas condiciones de vida, en las que las mujeres son más libres para salir a trabajar, viajar y estar fuera de casa, les permiten encontrarse en situaciones en que pueden tener un romance extracurricular, por así decirlo, sin que el esposo se entere. Ella estudió 42 etnografías acerca de pueblos del pasado, y encontró que en todos ellos tanto hombres como mujeres tenían relaciones adúlteras: ricos y pobres, cultas e incultas, todas y todos estaban teniendo sexo extracurricular desde el principio de los tiempos.

[20] G. P. Murdock, *Ethnographic Atlas*, University of Pittsburgh Press, Pittsburgh, 1967.

> Los azotes, los estigmas, los garrotazos; el ostracismo; la mutilación de genitales, la amputación de narices y orejas; el abandono; la muerte por lapidación, en la hoguera, por asfixia bajo el agua, por estrangulamiento, fusilamiento o apuñalamientos: todas estas crueldades se practican en el mundo para castigar la infidelidad. Considerando la magnitud de las penas, es asombroso que los seres humanos osen tener relaciones extramaritales, y sin embargo las tenemos.
>
> —Helen E. Fisher

Curiosamente, por un lado la gente es infiel y por otro se promete fidelidad sexual; al final, en todos los países las dos principales causales de divorcio son la violencia familiar y el adulterio.

El sitio de internet <www.ashleymadison.com>, que conecta a personas para tener relaciones extraconyugales con discreción, cuenta con más de veinticinco millones de usuarios en el mundo. Su eslogan es "La vida es corta. Ten un amorío" y se presenta como posibilitadora de "encuentros *discretos* para gente casada". Aquí va un breve resumen de 2014:

De los hombres suscritos al portal, 73% están entre los treinta y ocho y los cincuenta y cinco años, llevan entre seis y diez de casados y tienen más de un hijo. Aquellos que llevan entre cuatro y cinco años de casados y que recientemente tuvieron un bebé, se sienten rechazados por su pareja y buscan sexo sin compromiso. Respecto a las fantasías sexuales, eligen primero secretarias y en segundo lugar modelos o actrices.

De las mujeres que buscan estos encuentros, 68.5% son madres de entre veintiocho y cuarenta años, llevan casadas entre tres y seis, y la mayoría tienen dos o más hijos. Además se encuentran las mujeres casadas de entre veinticinco y treinta y cuatro años, que confiesan haberse sentido socialmente presionadas para casarse pero no quieren sacrificar su libertad sexual con diferentes hombres además de su esposo. Les siguen las mujeres de entre cuarenta y cincuenta y cinco años, cuyos cónyuges dan por sentada su permanencia y las mantienen en una profunda insatisfacción emocional y sexual. Ellas buscan sentirse atractivas y saciar sus deseos sexuales ignorados. Paralelamente, están las mujeres de ese mismo rango de edad que enfrentan el *síndrome del nido vacío* (sus hijos se fueron ya de casa) y quieren volver a sentir el deseo erótico estremecedor, pero sin riesgos emocionales o para su matrimonio, que si bien carece de pasión erótica, tiene muchas cosas buenas.

El gran poeta Boris Pasternak escribió en su novela *Doctor Zhivago* que "para los amantes el cuerpo piensa y el alma se toca, es palpable". No importa si somos poetas o personas comunes, el erotismo, el sexo y el amor se resignifican en cada ser. Los cargamos de nuevos significados de acuerdo con el momento, la persona con la que compartimos nuestro cuerpo y nuestras emociones, y el entorno en que lo hacemos. Millones de personas quieren más sexo sin perder su relación sentimental.

Octavio Paz asegura que el erotismo y el amor son formas derivadas del instinto sexual.[21] El erotismo, según este poeta mexicano, es una metáfora de la sexualidad, porque la imaginación transfigura al sexo en ceremonia y rito. El sexo, dice, sigue su tarea reproductiva. El erotismo, en cambio, niega la misión reproductiva del coito y nos permite inventar nuevas figuras con aquello que la imaginación añade a la naturaleza. ¿Será por ello que al perder esa ceremonia y el rito que inventamos durante la cristalización del enamoramiento con nuestros cuerpos, nos sentimos vacías, angustiadas por la posible ausencia del amor?

Para alejarnos de las cifras frías, vale la pena ver la película de Salvador García Ruiz *Castillos de cartón* (2009), basada en la novela homónima de Almudena Grandes. Es una versión transparente de la relación poliamorosa entre una joven y dos chicos. Aunque

---

[21] Octavio Paz, *La llama doble. Amor y erotismo, op. cit.*

prefiero el libro, la película permite tener un debate en contexto sobre las relaciones abiertas. También recomiendo una de mis favoritas: la película francesa *Cuento de otoño*, el último de los extraordinarios relatos fílmicos de *Cuentos de las cuatro estaciones* del gran cineasta Éric Rohmer. Narra la búsqueda del amor a través de los anuncios del periódico, la complejidad del enamoramiento y el increíble poder de quien desea enamorarse y busca las condiciones —a pesar de los desencuentros y de ciertas mentiras— para hallar a alguien con quien compartir su vida.

Para entender las cuestiones posmodernas del amor sería muy útil ver una comedia dramática ganadora del Oscar por mejor guión original en 2014, titulada *Ella* (*Her*). Joaquin Phoenix hace el papel de Theodore Twombly, un hombre incapaz de enfrentar su decepción amorosa y cuyo trabajo consiste en escribir cartas de amor para terceros. Theodore se enamora de una computadora inteligente personalizada cuyo sistema operativo (os1) responde intuitivamente a las necesidades de su usuario. El os se llama Samantha (la voz de Scarlett Johansson), que aparentemente también se enamora. Sin embargo, Samantha tiene encuentros "románticos" con otras 641 voces o sistemas operativos. La película, que nos ayuda a analizar cómo estamos buscando conexiones emocionales en la era cibernética, refleja las etapas del enamoramiento: el descubrimiento, la seducción, la luna de miel, la posesión, los celos y el abandono, todo frente a la incomprensión de quienes nos amaron. Por último, podríamos leer los siguientes libros: *Amor líquido* de Zygmunt Bauman y *La paradoja del amor* de Pascal Bruckner. Para quienes gustan del psicoanálisis, el sencillo libro de casos *La mujer que no quería amar*, de Stephen Grosz, será útil.

Finalmente, no podemos olvidar abordar de nuevo el clásico *La llama doble. Amor y erotismo* de Octavio Paz. En este famoso libro el poeta mexicano Premio Nobel de Literatura explora los cinco elementos constitutivos del amor: *1.* La exclusividad; *2.* El obstáculo y la transgresión; 3. El dominio y la sumisión; 4. La fatalidad y la libertad, y 5. La unión indisoluble del cuerpo y el alma. Ciertamente, las nuevas generaciones consideran este libro de Paz un texto con visiones añejas del amor; ¿usted qué opina?

En mi investigación descubrí que las parejas que se disfrutan más mutuamente son aquellas en que ambos tienen relaciones extraconyugales afectivas no sexuales, y en segundo lugar quienes eventualmente llevan al ámbito sexual esa relación extraconyugal, pero sin descuidar las necesidades afectivas de su cónyuge. Las relaciones extraconyugales se dan, por ejemplo, cuando un hombre tiene amigas mujeres con las que puede hablar abiertamente, salir a comer, tomar una cerveza y hablar sobre sus problemas de pareja, y lo mismo en su correlato, cuando las mujeres tienen amigos hombres con los que igualmente salen y comparten amistad del alma. Las llamo extraconyugales porque se trata de amistades de un solo miembro de la pareja, tienen espacios aislados de ésta y en ellas no necesariamente se convive con el esposo o la esposa.

Quienes rehúsan que su cónyuge tenga amistades con personas del sexo opuesto generalmente son celosos, desconfiados, e impiden que su pareja levante su autoestima cuando un tercero le dice cosas lindas y muestra admiración ante su apariencia, su trabajo o su forma de ser. Según mis entrevistados, las relaciones extraconyugales no sexuales con amistades del alma fortalecen el diálogo entre cónyuges (los hombres aprenden mucho de las mujeres teniendo amigas no sexuales, lo mismo que las mujeres de los hombres).

Lo curioso es que, una y otra vez, las expertas en psicoerotismo de pareja nos dicen que la única manera de revitalizar el deseo y la alegría perdidos en la relación amorosa es moviéndose de lugar, adquiriendo nuevas experiencias que se puedan compartir con la pareja (deportes, lecturas, estudios, *hobbies*), así como tener amistades ajenas al vínculo amoroso que nos provean de nuevas ideas, preguntas y gustos. Es decir, intentar renovar el vínculo en aislamiento es la fórmula perfecta para el fracaso (no importa cuántos *negligés* compren o cuántas películas porno vean). La pornografía ayuda a algunas parejas a excitarse para satisfacerse mutuamente, pero lo hace de manera temporal, casi siempre causando, después de un tiempo, más frustración cuando hay otros aspectos relacionados con el deseo que no se han hablado; éstos van desde los problemas de salud y los cambios en la apariencia física, hasta los malos modos en lo cotidiano, el incremento del mal carácter debido al estrés y a las fluctuaciones emocionales y hormonales en ellos y ellas, el mal aliento adquirido por fumar muchos años o por problemas de higiene, el aburrimiento nacido de la convivencia cotidiana, que implica falta de conversación gozosa, o la falta de libido atribuida falsamente a la pareja y su comportamiento. No es una casualidad que gran cantidad de terapeutas en sexología pidan a sus clientes que no tengan relaciones sexuales durante ciertos periodos, que duerman abrazados, que se besen y se acaricien el rostro pero sin tocar el resto del cuerpo, etc. Estas tareas imponen nuevos retos, y si la pareja las toma en serio comienza a desarrollar un deseo renovado. La intimidad es un aspecto mágico de las relaciones amorosas, casi siempre motivo de burla en los chistes y la perspectiva machista de las comedias románticas. "Ellos quieren follar y ellas quieren intimidad", dice en tono burlón el joven en una comedia de la televisión, como si la intimidad no fuera un paso indispensable del erotismo para todas las personas.

Después de tantas entrevistas, una de mis conclusiones es que tenemos una muy mala educación de la salud del cuerpo y de la salud de las emociones.

Sin comunicación profunda nada funciona; cuando las dos personas que conforman la pareja necesitan y piden cosas distintas pero son incapaces de comunicarlo adecuadamente, están destinadas a separarse. Como escribió Ovidio, el poeta romano: "Ofrecer amistad al que pide amor es como dar pan al que muere de sed".

Las transgresiones

Hemos dicho a lo largo de este capítulo que uno de los grandes afrodisiacos son las prohibiciones. Transgredir significa quebrantar o violar un precepto o ley establecido. Octavio Paz y otros autores aseguran que la transgresión añade fuerza vital al amor y en particular al erotismo. Que para seguir sintiendo la pasión erótica y amorosa precisamos, a la vez, de obstáculos y reglas que podamos enfrentar y romper. La transgresión y los obstáculos le ponen sal y pimienta a la vida de millones de personas. Entonces, cuando la pareja está asentada, cuando es feliz, cuando ha madurado y los obstáculos se pueden esquivar o saltar juntos se pierde la emoción, el misterio de lo desconocido. Y allí tenemos al cine y la literatura para recordarnos cada día esos amores casi imposibles, las diferencias de clase, de raza, las lejanías geográficas y toda suerte de crisis que impiden que el amor culmine. ¿Qué obstáculos hay que sobrepasar en una relación amorosa madura, integrada y sólida? Casi ninguno que no se sobrepase tomados de la mano. ¿Qué leyes hay que transgredir? Acaso las religiosas, las del Estado… En la era posmoderna la homofobia se debilita, y quienes critican a las personas por no ser heterosexuales son vistos como retrógrados. Cientos de gobiernos del mundo han legalizado el matrimonio entre personas del mismo sexo, e incluso la adopción por parte de ellas. La sexualidad y los cuerpos desnudos, los genitales expuestos aparecen las 24 horas del día en internet. Por esa vía encontramos parejas de amor, encuentros informales, pedófilos que consiguen y ofrecen a niñas y bebés para tener sexo en vivo. En el ciberespacio circulan videos tipo *reality* en los que adolescentes tienen sexo grabado en teléfonos personales, en cámaras caseras; con o en contra de su voluntad son expuestos en redes sociales. Las chicas se depilan los genitales, los chicos exploran sexo en grupo antes de cumplir los dieciocho años, mientras ellas tienen experiencias lésbicas como un rito de paso cosmopolita. ¿Qué es la transgresión en el siglo XXI?

Tal como hemos visto en los datos y cifras sobre los sitios de internet que promueven encuentros sexuales extraconyugales con un mínimo de riesgos, descubrimos que hemos presenciado una transformación de los pactos amorosos y eróticos casi sin notarlo. Si a usted no le sorprendió el listado donde puntualizo algunas de las formas más comunes de relaciones conyugales, está entre las personas más conscientes de la transformación de los acuerdos amorosos en la posmodernidad. Pero gran cantidad de personas creen que los cambios se han dado en una mínima parte de la población. Veamos cuál es el panorama sobre la sexualidad en el siglo XXI.

Lo meramente sexual y genital ya no es transgresor. Lo que hace veinte años era pornografía, hoy sale en los canales de cable como erotismo ligero. Lo que hace quince años era considerado no apto para público adulto, es decir, la pornografía *hard core* de orgías, simulacros de violación, sexo entre hombres, sexo lésbico y todas las formas de sexo anal, circula a raudales de forma gratuita en internet y cinco de cada diez adolescentes lo ve desde su computadora. Durante un curso que impartí en una famosa universidad mexicana, documenté que 92% de los hombres y 78% de las mujeres menores de veintitrés años ven pornografía en internet al menos una vez al mes y no les avergüenza.

La exposición constante del sexo explícito ha cambiado la cultura de la gente joven. Como hemos dicho en el capítulo sobre cirugías plásticas, toda una generación que hoy tiene entre dieciséis y veintiún años cree que lo mejor son los genitales absolutamente depilados, y el sexo anal se ha convertido en una actividad normal del sexo ocasional entre adolescentes. Otro factor interesante es el creciente número de mujeres adolescentes que están dispuestas a explorar su sexualidad sin etiquetas (la edad promedio para tener el primer coito son los trece años). Aunque en México las chicas se atreven con más soltura a explorar el sexo lésbico, ese que la pornografía gratuita y de canal de cable en casa de sus padres les muestra a diario, también encontramos más hombres dispuestos a explorar su sexualidad en trío, una chica y él con otro chico. Cada día, en México, Europa y Estados Unidos aparecen más sitios de grupos de menos de treinta años que promueven el poliamor. Algunos expertos aseguran que esto no es nuevo, que sucedió en los años sesenta y que ya pasará. Pero lo que circula en el ciberespacio parece indicar que hay nuevas formas de vincularse emocionalmente que no se parecen a nada que haya sucedido en el pasado. Los amigos desconocidos de Facebook, los miles de matrimonios que se conocieron a través de algún sitio web que hace algoritmos amorosos para unir a personas de acuerdo con ciertas características físicas, emocionales y culturales es asombroso. Por otro lado, la palabra Facebook se ha convertido en una de las cinco más mencionadas en los juicios de divorcio, y es que las parejas celosas hacen lo que sea para entrar en la página de su cónyuge y descubrir la infidelidad. ¿Es acaso infidelidad tener un encuentro virtual, sin tocar a la otra persona? Parece que así es para millones de hombres y mujeres. Los encuentros de mensajería a diario, compartir fotografías, historias personales, datos privados, sueños y fantasías con alguien a quien nunca veremos en persona es, para muchos, una traición al vínculo amoroso. Es decir, la infidelidad no es nece-

SEXO Y AMOR EN TIEMPOS DE CRISIS

sariamente sexual, puede ser la creación de un vínculo emocional extraconyugal que supla la intimidad afectiva, la fascinación por el descubrimiento de alguien diferente a la pareja. Es un vínculo extracorpóreo pero profundamente emocional, en el que se hacen confesiones y se teje una relación de *ciberintimidad*.

Las y los jóvenes con quienes he trabajado dando cursos y talleres en los últimos seis años anuncian abiertamente que, en tanto no sean adultos (¡hablan de ser adultos al cumplir treinta años!), no van a tener romances, sino amistades con beneficios sexuales. Aseguran que en ese tipo de relaciones sienten afecto, cariño e intimidad, pero no esperan de ellas un vínculo de monogamia con visión de futuro, ni hijos ni grandes responsabilidades laborales. Parecería que la generación nacida a fines de los años ochenta no cree en el amor romántico convencional, ni en el matrimonio, ni en la fidelidad tradicional.

Curiosamente, quienes fueron educados por padres y madres progresistas, abiertos a la sexualidad extraconyugal y al poliamor hasta cierto grado, se han convertido en gente conservadora que quiere matrimonio por la Iglesia, compromiso y una vida familiar súper estructurada. En cambio, no creen en el amor ni en el matrimonio los hijos de quienes crecieron en familias supuestamente tradicionales y monogámicas (con hipocresía y adulterio), con relaciones de violencia matizada por mantenerse juntos, con madres infelices que soportaron la menopausia drogadas con todo tipo de psicotrópicos legales, y con padres que pasan la andropausia bebiendo con los amigos para olvidar sus angustias, tomando Tafil, Prozac y Cialis para funcionar. Según los jóvenes, esos que fueron padres ausentes o de fin de semana le han hecho muy mala propaganda al matrimonio de largo plazo.

Recomiendo ver la película *Her*, en la que el personaje principal se enamora de Samantha, un sistema operativo.

El modelo Goytisolo

El escritor Juan Goytisolo ha vivido una gran parte de su vida en París con una mujer a la que ama y en Marrakech con un hombre al que ama. Nunca se ha sentido obligado, no ha permitido que lo obliguen, a definirse como heterosexual, bisexual o gay. Él es Juan y nada más. Rafael Manrique propone que este modelo de ausencia de etiqueta definitiva se puede dar en las relaciones que se denominan a la vez conyugales y extraconyugales. Dice el psiquiatra que es el orden social lo que define qué es accesible a un matrimonio y qué no lo es, el que dictamina qué ha de ser reprimido, qué ha de ser contemplado como infidelidad o engaño. El autor piensa que toca a cada quien ejercer su autonomía y decidir, como decía Platón, qué es para él lo bello, lo bueno en su relación conyugal.

Ciertamente, hace setenta años existía un solo modelo de familia: padre, madre e hijitos. El matrimonio se regía por un decreto de fidelidad en el que lo sexual quedaba en la sombra, más para el hombre ya que para las mujeres la restricción de castidad, bonhomía y fidelidad se extendía también a su ser madre. Se podía juzgar a una mujer como "mala madre" por un *affaire* extramarital, aunque tuviera la comida en la mesa a tiempo y fuera la mejor y más amorosa madre presente, educadora, *lavarropa* y planchadora del mundo. El hombre, en cambio, podía tener "deslices" y no por ello se pondría en duda su buena paternidad.

En el siglo XXI una buena parte de las familias son compuestas, un alto porcentaje de mujeres y hombres se han divorciado o separado y han construido nuevas fórmulas familiares. Casi 10% de las personas que antes vivieron una relación heterosexual se decantan, después de los cincuenta años, por una relación amorosa con alguien de su mismo sexo. Buena parte de nuestra sociedad pertenece a varios modelos de familias; incluso las madres solteras conforman modelos familiares diversos, amplios, con amantes fuera del vínculo familiar, o con amigos que ofrecen figura paterna y otros que ofrecen sexo y afecto. Hay lesbianas que crean una familia amplia con amistades cercanas que hacen de abuelas, abuelos y tíos. En fin, que los modelos de familia, de amor y de sexualidad han dado un giro inmenso en las últimas décadas. Ultimadamente, cada pareja establece sus propias reglas del juego amoroso, y es seguro que la gente joven que hoy explora su sexualidad y sus relaciones amorosas de pareja con tanta apertura tendrá nuevos y diferentes retos a enfrentar cuando llegue a la crisis de la edad madura.

Sin duda, las parejas maduras le otorgan mayor importancia a la lealtad de su cónyuge que a la mera fidelidad sexual. Después de llevar a cabo tantas entrevistas y de regresar con ciertas personas para ahondar en sus respuestas, encuentro una reflexión repetida cientos de veces por las parejas que llevan más de quince años juntas, que resumo así: los principales y verdaderos problemas de la pareja son la falta de comunicación, entendida como la ausencia de una revisión exhaustiva sobre cómo cada miembro de la pareja ha cambiado su propia percepción del pacto original, y los problemas de salud emocional y física que se interconectan con el miedo a la vejez, a la muerte y a la soledad. Pero es siempre más fácil señalar las dificultades sexuales, porque todo el mundo quiere hablar de sexo; casi nadie quiere hablar de cómo reconstruir y nutrir la intimidad. La amistad amorosa con poco sexo no tiene buena prensa en el discurso romántico posmoderno. El sexo y los encuentros ocasionales, para mucha gente adulta, han perdido su cualidad transgresora. Y la bisexualidad, así como la homosexualidad, va pisándole los talones a lo que ya no asusta ni parece degradante a buena parte de la sociedad. Todo parece indicar que frente a los nuevos discursos amorosos no queda más que detenerse a revisar la salud del cuerpo y del alma, reexaminar los paradigmas de lo que para cada quien significa ser hombre o ser mujer, y decir en voz alta cuáles son las nuevas prioridades del amor tierno, del amor erótico o del acuerdo amoroso para cada quien. Porque me parece que a lo que tanta gente le teme no es al tedio de una relación sólida y madura, sino a la vejez en todas sus formas: la del cuerpo expresada en la sexualidad, la del espíritu reflejada en el cuerpo *remasterizado* estéticamente, y al envejecimiento de las emociones, que a falta de nutrientes parecen perder su ímpetu vital y mueren de inanición.

El experto en parejas Rafael Manrique lo escribe a su manera: "Como he dicho, la fidelidad se refiere a un contrato de relación (con acuerdos y pactos específicos), no a una conducta sexual. Cualquier acuerdo es válido si está hecho en libertad y con reflexión. Con el tiempo, el contrato ha de hacerse más variado y flexible. Sin embargo, suele ocurrir al revés: con el tiempo se hace más pobre, vulgar y esclerotizado".

Conclusiones

Está claro que las hormonas no rejuvenecen, ni quitan las arrugas, ni nos devuelven la juventud. Miles de personas, particularmente en Estados Unidos —donde el mercado de la terapia de remplazo hormonal (TRH) ha crecido exponencialmente de la mano de la industria de cirugía estética—, se recetan o compran hormonas para rejuvenecer. Una buena terapia de este tipo es temporal y su propósito es coadyuvar al tránsito de la edad madura de personas que necesitan apoyo clínico y que, además de haber perdido la calidad de vida, enfrentan problemas de salud relacionados con la falta de síntesis de proteínas. Según los estudios más serios, la TRH no ha de durar más de cinco años y debe aplicarse, como hemos visto a lo largo de este libro, con la finalidad de ayudarnos a tener una vida más saludable, a erradicar algunos de los síntomas y efectos negativos originados por los cambios hormonales propios de la edad o causados por una histerectomía u otras intervenciones que afectan al sistema hormonal. La TRH sirve sobre todo para prevenir ciertas enfermedades. Nadie detendrá el paso del tiempo, pero ciertamente podemos hacer más cómodo y saludable el viaje hacia la tercera edad.

Hay médicos que engañan y personas que quieren ser engañadas con la fórmula de la eterna juventud; estas terapias sustitutivas funcionan cuando quienes las utilizan lo hacen de forma integral; quienes vayan por hormonas por el miedo a la vejez quedarán decepcionados, lo mismo que quienes crean que ese mal humor acumulado es culpa sólo de las hormonas, y no del silenciamiento de problemas y sentimientos guardados en el clóset personal o familiar. La doctora Christiane Northrup[1] asegura que durante la crisis de la edad madura los cambios hormonales son una especie de gasolina para que el cerebro agudice su capacidad crítica; las mujeres desarrollan en esta etapa un mejor discernimiento para reconocer las desigualdades y las injusticias, adquieren una especie de sabiduría que las conmina a expresarse más y mejor, e incluso, según la autora de *La sabiduría de la menopausia*, la crisis de la edad madura les despierta como un volcán aquello que silenciaron por el bien de la familia, del matrimonio y de su estabilidad. Apoyadas en un discurso que relaciona la menopausia con la locura, la histeria y la neurosis, muchas prefieren seguir guardando sus opiniones, sentimientos y preocupaciones personales a salir calificadas por la familia y los colegas del trabajo como "las gruñonas menopáusicas". Lo cierto es que, como señala la doctora Northrup, es justo en esa etapa cuando muchas mujeres que se han guardado las emociones se enfrentan a los tres grandes problemas de las posmenopáusicas: el cáncer, los problemas cardiacos y la depresión.

Después de entrevistar a tantos hombres maduros me aventuro a decir que exactamente lo mismo les sucede a ellos; la inestabilidad emocional, la vulnerabilidad a la que se sienten expuestos por todos los cambios fisiológicos los hacen echar una mirada a su vida personal y, generalmente, entran en crisis. Algunos la intentan negar por la angustia existencial que les provoca ver su virilidad en riesgo, buscan sexo con personas que no son su pareja, compran autos deportivos, quieren hacer muchas cosas nuevas y excitantes. Otros la enfrentan y maduran, se vuelven personas más felices.

En este libro hemos insistido en la necesidad de explorar a partir de las ciencias biológicas y sociales los efectos de la andropausia en los hombres adultos y su entorno, no para *medicalizarlos*, como

---

[1] Christiane Northrup, *The Wisdom of Menopause*, Bantam Books, Nueva York, 2001.

se ha hecho con las mujeres, sino justo lo contrario: para que ellos aprendan más y sean capaces de cuidar su salud física y emocional. Es altísimo el costo económico, social y personal de los problemas de salud resultantes de la menopausia y la andropausia descuidadas, tratadas erróneamente con una medicina que no entiende la personalización, por la irresponsabilidad de quienes se autorrecetan hormonas y medicamentos equivocados como resultado de la desesperación o la ignorancia. Mujeres y hombres merecemos tener acceso a una mejor y mayor información sobre nuestra salud, así como a los servicios públicos de medicina preventiva.

Pero no todo es el cuerpo. Para entender la verdad sobre las transformaciones de la edad madura, necesitamos reconocer nuestros sentimientos y —en caso necesario— tener acceso a grupos terapéuticos humanistas, de terapia narrativa y otras corrientes que *desmedicalicen* la crisis. Entiendo que es mucho pedir en un mundo que durante décadas ha olvidado la importancia de la inversión pública en la salud mental de las personas; sin embargo, hay que insistir en la importancia que ésta tiene en el bienestar de la sociedad. Esto se relaciona directamente con la industria de la cirugía plástica; 90% de los cirujanos plásticos en el mundo son hombres, y ellos reproducen, en general, los valores poco éticos de la reconstrucción física como panacea para resolver asuntos emocionales de la edad; las personas se convierten en consumidores y no en pacientes. Una buena parte de los cirujanos plásticos dedicados solamente a la estética no relacionada con la reconstrucción necesaria son vendedores de sueños y de este nuevo discurso de la celebridad que se opera los senos, la nariz, el rostro, el abdomen, las nalgas, los genitales, etc., para demostrar que tiene el estatus económico y social que le permite esa reconstrucción artificial. Sin duda, cada quien es libre de elegir qué hacer con su cuerpo, pero eso no impide que podamos hacer una revisión crítica de los alcances de esa industria y la ética médica.

Ocultar las emociones también nos envejece

Dice el gran escritor uruguayo Eduardo Galeano que "el lenguaje que dice la verdad es el lenguaje sentipensante. El que es capaz de pensar sintiendo y de sentir pensando". Al llegar a la edad madura y enfrentar la posibilidad de madurar más y mejor, sin sufrimiento por enfermedades prevenibles, podemos aplicar la máxima del poeta Galeano. Quienes llegamos reconociendo nuestras emociones respecto al estado de nuestra vida —físico, espiritual, emocional, biológico e intelectual—, quienes revisamos nuestra existencia y necesidades con un lenguaje sentipensante, honesto y amoroso, seremos capaces de trazar un camino de gozo mientras tengamos vida. Las personas que creen que las hormonas sólo sirven —como las cirugías plásticas— para enmascarar el paso del tiempo, quedarán decepcionadas por el engaño de la industria farmacéutica y por su propia ilusión. Quien quiera cruzar al otro lado del río con la madurez a cuestas y dispuesto a la aventura de dejar atrás las incertidumbres de la juventud, debe aceptar la necesidad de hacer una revisión puntual de su historia emocional, espiritual y de salud física y erótica.

Es urgente ser más críticos respecto al reconocimiento de que la ciencia es manejada por personas que pueden ser víctimas y verdugos del prejuicio y la hegemonía: muchos médicos (hombres y mujeres) no por médicos dejan de tener prejuicios machistas y deterministas; esto afecta su juicio científico. Es necesario aplicar una perspectiva de género en la ciencia médica. Esto requiere romper el prejuicio de que las mujeres no son aptas para tomar decisiones propias sobre su cuerpo y su salud. Es urgente alcanzar el equilibrio entre científicas y científicos también. Es común el engaño de hacer pasar por científico lo que sólo es mercadológico; la confusión entre ciencia biomédica e industria médica afecta el juicio científico y el actuar ético de todos los involucrados. Es necesario supervisar y criticar la relación entre médicos y empresas farmacéuticas con la vigilancia cercana de una ciudadanía informada, que le exija al Estado la regulación necesaria.

Si en algo coinciden las y los científicos es en que las enfermedades que se desatan a partir de la menopausia y la andropausia no son responsabilidad única del envejecimiento del organismo. El estrés, los miedos, la violencia que nos rodea, así como el ocultamiento de nuestros sentimientos guardados en el cofre de la negación, son agentes del desarrollo de cambios orgánicos y celulares que se potencian con la contaminación, la mala alimentación, el tabaquismo, el alcoholismo, la medicación innecesaria o errónea, etc. Digamos que los avances de la biomedicina son un guepardo y quienes proveen de servicios médicos a la mayor parte de la sociedad son tortugas que intentan alcanzarlo, o que en ocasiones ni siquiera tienen interés en aprender lo que aquél lleva consigo. Esto representa un reto monumental; la bioética implica, como dicen los doctores Juliana González y Jorge E. Linares, hablar de bioética y repensar los valores.

A lo largo de la historia, desde aquel científico de la época victoriana que se inyectaba hormonas de perro para rejuvenecerse, hasta los que experimentaron con mujeres recetándoles medicamentos preparados con hormonas de vaca y caballo, causando oleadas de enfermas de cáncer, el conocimiento sobre salud hormonal se ha mantenido casi en secreto. Ha sido, por decirlo de alguna manera, propiedad de ciertos grupos científicos y farmacéuticos, además —claro está— de miles de médicos que prefieren tener a sus pacientes al margen del conocimiento para ser ellos la autoridad única. La relación entre el médico y la persona que requiere sus servicios ha sido totalmente vertical a lo largo de la historia: uno es la autoridad y el otro debe someterse a las órdenes de esa autoridad, ser paciente, silente, obediente. Aun hoy en día decimos "lo ordenó mi médico" para explicar que no sabemos qué es el medicamento pero que quien lo recetó sí sabe. La mayoría de los médicos convencionales se sienten ofendidos y hacen notar su molestia a los pacientes que preguntan detalles, expresan temores y se muestran informados. Muchos de ellos son agresivos, desestiman a su paciente o incluso lo regañan como si fuera una criatura necia cuestionando al patriarca de la familia.

Internet ha cambiado esa relación vertical, porque aunque ciertamente contiene mucha basura, mentiras e información manipulada, al menos ahí podemos leer los diccionarios médicos que nos explican para qué sirve lo que nos han recetado o en qué consiste nuestro padecimiento. Este fenómeno ha favorecido la defensa de los derechos de los pacientes, que, aunque no vayan por ahí con la bandera de activistas derecho-humanistas, sí se atreven a cuestionar más las decisiones de sus especialistas y a buscar más o mejores opciones personalizadas. Por otro lado, los grupos indígenas y las personas sumidas en la pobreza, sin acceso a la medicina de calidad y a las tecnologías, quedan sometidos a un mayor riesgo. La discriminación y la inequidad en los servicios de salud pública se agrandan en la medida en que la brecha entre ricos y pobres se profundiza y ensancha. Éste es un tema que debería importar a toda la sociedad, porque la salud es un derecho humano inobjetable y negarlo constituye una violencia estructural grave; así que cada vez que hablamos de acceso a mejores servicios médicos y a la educación sanitaria, exigimos también que ésta se dé en las diferentes lenguas indígenas, que se democratice el acceso a mejores formas de vida. Las mujeres y los hombres indígenas que entrevisté para este libro viven de la misma manera la sintomatología de los cambios hormonales que mis entrevistados de la ciudad de México o de San Francisco; la diferencia radica en el nivel de información con que cuentan y en que mientras un chiapaneco de cincuenta y seis años me asegura que eso le pasa "porque ya estoy viejo", alguien de la misma edad en la capital del país exige atención médica para sus problemas cardiovasculares porque "aún soy muy joven".

Los hombres, nuevo objetivo de las farmacéuticas

No podemos negar que la medicina es un asunto de clase, raza y género. Es decir, hay un trato diferenciado y discriminatorio hacia quienes no tienen recursos económicos, y deben someterse a las reglas y los malos tratos que muchos sistemas de salud pública infligen a sus pacientes —en la investigación averigüé que a varias mujeres indígenas de México y Canadá les dijeron que "la menopausia pone muy berrinchudas a las mujeres, así que aguántese, es normal". La verdadera salud hormonal, al día de hoy, está reservada a las clases media-alta y alta. Debemos insistir en que todos los países den acceso adecuado a la terapia hormonal a todas las mujeres y hombres mayores de cuarenta y cinco años que en verdad la necesiten para un mejor funcionamiento de su organismo o para enfrentar problemas de salud concomitantes. Me dirán que es más importante luchar por ese mismo derecho para "cosas serias", como el cáncer y las enfermedades cardiovasculares, pero todo me parece serio cuando de bienestar y salud se trata, y cuando la medicina genética nos ha explicado cómo el agotamiento hormonal deriva en enfermedades graves.

El reconocido economista Amartya Sen asegura que la salud no sólo se centra en los cuidados sanitarios, sino en tres conceptos clave: la equidad en la salud, la justicia social y la libertad. Y me parece que tiene razón, puesto que ciertamente la enfermedad o la discapacidad por problemas de salud nos abruman e impiden desarrollarnos y trabajar adecuadamente. Las enfermedades causadas por conductas deliberadas (como las resultantes del tabaquismo, la drogadicción y el alcoholismo) son muy diferentes a las causadas por la falta de prevención, la discriminación o la pobreza. Un empresario adulto de clase media alta que tiene una crisis de salud pedirá a su empleador apoyo médico y descanso para atenderse, y muy probablemente tendrá seguro de gastos médicos. Una vez controlado el problema volverá al trabajo. Mientras, un jardinero que arregla los parques públicos de Cancún resistirá bajo el sol calcinante los efectos de la baja hormonal, sufrirá de prostatitis y, si no es atendido, puede terminar con una crisis de hipertensión arterial que lo podría dejar incapacitado o con la pérdida de función renal en un hospital público que lo maltratará, lo humillará y lo hará sentirse inservible para la sociedad. Su familia quedará desprotegida y él será infeliz. Amartya Sen nos recuerda que un enfoque adecuado de las políticas de salud debe tomar en cuenta la calidad de vida, de servicios y de atención, las predisposiciones de cada individuo, el estilo de vida, la nutrición, etc. Una persona enferma o sufriente de dolencias físicas y síntomas agudos de enfermedades que pudieron ser evitadas no es libre de elegir los planes de vida que ella consideran valiosos, ni podrá desarrollar sus capacidades ni talentos, y tampoco podrán *gozar* de salud, asegura este economista cuya teoría ha sido aceptada por la Organización Mundial de la Salud. Insisto, pues, en que debemos impulsar los cambios en las políticas de salud pública.

Y cuando digo debemos, me refiero a toda la sociedad, no solamente a aquellos que trabajan en el área de la salud. Periodistas, especialistas en educación, activistas de derechos sexuales y reproductivos, parteras y *dulas*, tanatólogos y legisladores, debemos trabajar en conjunto para evidenciar el daño que causan los medicamentos sintéticos hormonales, primordialmente a las mujeres; estudiar y señalar a las farmacéuticas cuando hacen falsas promesas, como aquella del inútil Viagra para mujeres. Hay que investigar a fondo en cada país cómo se llevan a cabo las negociaciones y el cabildeo de las farmacéuticas ante los sistemas de seguridad social para endilgarles medicamentos que son obsoletos o cancerígenos. Insistir, por ejemplo, en que no existe una sola prueba científica que demuestre que los medicamentos estrogénicos (como Premarin) previenen ataques cardiacos o Alzheimer. Mientras en Estados Unidos un jurado sentenció hace años a la farmacéutica Wyeth a pagar 112 millones de dólares a dos mujeres que desarrollaron cáncer por usar sus hormonas sintéticas Prempro, y por haber contratado a escritores fantasmas para publicar artículos médicos en diversos medios con información falseada que negaba los graves peligros de estas hormonas sintéticas y atacaba a las hormonas bioidénticas, en nuestro país miles de médicos recetan hormonas sintéticas con esa finalidad y las farmacéuticas anuncian falsamente estas propiedades. Su precio accesible en farmacias de descuento y de similares ha provocado que millones de personas utilicen medicamentos sintéticos hormonales que son peligrosos. Exigir que las y los urólogos se especialicen en andrología para comprender mejor a los hombres que piden auxilio médico frente a depresiones severas que llegan con la edad media, a los que piden ayuda para la disfunción eréctil y descubren que la pastilla no mejora su libido, sino simplemente la actuación de su pene; para comprender mejor a aquellos que tienen altas probabilidades de padecer enfermedades cardiovasculares y nunca les revisan los índices hormonales. Porque está claro que los hombres son el nuevo mercado *target* de la industria farmacéutica. Si ya aprendimos la dura lección de las mentiras, el mercadeo y la manipulación de empresas y médicos corruptos en el caso de las mujeres y la menopausia, usemos esas lecciones para que los hombres no sean también animales de laboratorio.

Respecto a la andropausia, pude corroborar que la mayoría de mis entrevistados no se atrevieron a pedir ayuda médica luego de percibir los síntomas, y muchos de quienes presentaron síntomas severos recibieron una atención equivocada de médicos que, por ejemplo, detectaron la depresión pero no midieron las hormonas. La mayoría terminaron en manos de un buen especialista gracias a una mujer cercana (y su ginecóloga que supo hablarle de andropausia). Otros, los pocos que pidieron ayuda desde los primeros síntomas, llegaron a la atención adecuada luego de cuatro o cinco intentos, y lo hicieron gracias a algún amigo que había pasado por el mismo vía crucis. No podemos olvidar que los hombres que viven la andropausia con síntomas severos sin la atención adecuada corren el riesgo de enfermedades serias y, además, de sumirse en una depresión clínica infernal que puede terminar en suicidio y otras formas de violencia.

Según el doctor Michael A. Werner, urólogo y especialista en disfunción sexual, la incidencia de los efectos de la andropausia es de entre 2 y 5% en los hombres de cuarenta a cuarenta y nueve años; de 40 a 60% entre los de cincuenta a cincuenta y nueve; de 20 a 45% entre los de sesenta a sesenta y nueve, y, finalmente, puede llegar a 70% en aquellos de entre setenta y setenta y nueve años.[2] Es decir, aún hay mucho por descubrir respecto a la salud hormonal de los hombres y por aprender sobre la falsa construcción de la virilidad y la libido masculinas. Aunque es cierto que la medicina se lo debe (pues la andropausia, considerada como debilidad o decadencia masculina, ha sido el gran tabú médico), les corresponde a los hombres hacerse cargo de su propia salud y, sobre todo, educar a sus hijos varones para que sepan que cuidarse, pedir ayuda y decir la verdad cuando algo les duele es simplemente reconocerse como humanos. El famoso mandato cultural "los hombres no lloran" ha sido uno de los grandes culpables de los riesgos de salud que los varones corren en la vida, y —como se vio

---

[2] Al revisar el estudio, puede apreciarse que éste se basa en la cantidad de citas de pacientes que requieren servicios por disfunción sexual, divididos por edades. Así, puede entenderse que los hombres que tienen más de sesenta años no están tan preocupados de acudir a un médico para abordar la disfunción sexual sino para aliviar problemas de salud de mayor apremio.

a lo largo del libro— son las mujeres quienes asumen la carga de los cuidados de salud de ellos. Otra vez el costo económico, emocional, social y físico para todos es altísimo.

¿Medicina anti-edad o cirugía plástica?

El doctor Sergey Dzugan insiste, y coincido con él, en diferenciar las drogas de las hormonas bioidénticas. Las hormonas son aquellas sustancias que el cuerpo produce naturalmente para regularse a sí mismo. Como vimos en el capítulo "Breve historia de las hormonas", los mismos creadores de las drogas que imitan a las hormonas aseguraron que causaban cáncer. No se ha documentado un solo caso en que las bioidénticas en dosis necesarias y adecuadas causen cáncer. Entonces se utiliza este término, contracción de "biológicamente idénticas", para diferenciarlas de las drogas sintéticas, como el Premarin y otras hormonas conjugadas no naturales.

La mal llamada medicina anti-edad (*anti aging medicine*) es una especialidad médica concentrada en la prevención, la detección y el tratamiento de los trastornos de la salud relacionados con el envejecimiento. Se sabe que 90% de las enfermedades graves de los adultos son resultado de procesos degenerativos y oxidantes (arteriosclerosis, hipertensión, glaucoma, Alzheimer, etc.). Aunque en realidad esta corriente médica se dedica a abordar los mismos aspectos que la medicina fisiológica de regulación y la medicina restaurativa, tal vez la diferencia más notable que encontré investigando y entrevistando a especialistas de diferentes países que abordan este enfoque, es que quienes se califican como especialistas anti-edad se concentran en extremo en la estética y fortalecen su negocio en gran medida con la cirugía plástica y todos los tratamientos de rejuvenecimiento de la apariencia, y aunque sean buenos médicos, tienden a exagerar los beneficios del falso rejuvenecimiento.

Mientras tanto, las otras dos corrientes (que son prácticamente lo mismo pero con diferente nombre) se enfocan en la salud integral, es decir, en la salud física y emocional, aunque ciertamente, si sus pacientes lo requieren, recomiendan tratamientos no invasivos basados en la nutrición de la piel (como la mesoterapia).

Es importante comprender esto, porque en mi investigación descubrí que mucha gente cree aún que acudir a los servicios de salud por los efectos del envejecimiento es una verdadera tontería o un acto de superficialidad. Parece que todavía no entendemos que envejecimiento puede no ser sinónimo de decrepitud física. No es lo mismo enfermarse y quedar postrado en la cama a los sesenta que a los ochenta, y sí es posible tener una mejor calidad de vida. Otras personas, por el contrario, tienen serios problemas médicos pero gastan su dinero en cirugías estéticas que impiden que la gente vea los efectos del agotamiento por enfermedad que muestra el rostro. Muchas de mis entrevistadas confesaron que hablaban largamente de sus síntomas con las amigas, y aceptaban recetas caseras o incluso farmacéuticas de sus amistades, porque pensaban que lo que enfrentaban (como principios de artritis, insomnio y depresión, incontinencia urinaria o migrañas hormonales) eran sólo "achaques de la edad". Es inmensa la necesidad de desarrollar una cultura de la salud adulta que incluya el conocimiento del sistema hormonal.

También es importante señalar que incluso mis entrevistadas y entrevistados que decidieron no enfrentar los efectos de la menopausia o la andropausia con medicina convencional y remplazo hormonal, adoptaron finalmente cambios en sus hábitos nutricionales y de ejercicio. La gran mayoría de las personas que tienen prejuicios o concepciones erróneas sobre la salud hormonal, con el tiempo exploran los suplementos y los tratamientos complementarios, como la acupuntura, la herbolaria y otros remedios que se consideran alternativos. Lo que no saben es que la medicina restaurativa y la fisiológica contemplan las necesidades de cada paciente y recetan complementos y suplementos naturales, incluidas la proteína de soya, las dietas vegetarianas y las medicinas chinas que hemos mencionado en este libro. Esto es importante, porque detrás de esas nuevas corrientes médicas hay también un reconocimiento tácito de la relación de complicidad y colaboración entre el médico y su paciente.

La integralidad en estos enfoques es la base. Antes (e incluso ahora), su médico convencional descartaba, con un gesto de mano volando y un rodar de ojos hacia arriba, las preguntas como: "¿Usted cree que me aumentaron los bochornos porque mi esposo y yo nos estamos divorciando?" Más de un médico sigue respondiendo a estas preguntas con un "no se sugestione, lo suyo es sólo hormonal". Este abordaje que no reconoce, o desconoce, el estrecho vínculo entre las hormonas y las reacciones químicas que resultan de los efectos del estrés en las emociones es obsoleto. La mayoría de las mujeres que se toman o untan más de lo recetado de una hormona cuando ven transformaciones drásticas responden a su intuición de que algo cambió, pero no necesariamente hacen lo correcto. Por ello, hombres y mujeres que lleven una terapia de remplazo hormonal deben tener claras las funciones e interacciones de las hormonas y el papel que los cambios de alimentación, ejercicio y estrés juegan en su tratamiento. Vale la pena que los hombres se hagan preguntas que parecen estar prohibidas en nuestra cultura, como ¿cuáles son mis satisfactores emocionales?, ¿qué me pasaría si tengo menos sexo pero más intimidad?, ¿me siento presionado para cumplir con el decreto de virilidad que me rodea?, y, en tal caso, ¿cómo me deshago de esa presión? Otra vez, volver a la reflexión sentipensante; entender que esta crisis es una parada en el viaje y que en ocasiones hay que deshacerse de la carga inútil del equipaje emocional y cultural que nos ha traído hasta aquí.

Más de una veintena de mis entrevistadas lograron equilibrar sus hormonas gracias a la práctica disciplinada de yoga y una buena alimentación con suplementos. A la mayoría les tuvieron que disminuir las dosis de su tratamiento de remplazo con hormonas bioidénticas y dos lo dejaron por completo. Se equivocan los médicos que no son capaces de reconocer la interacción de cada persona con su salud y de respetar las decisiones que sus pacientes toman para buscar lo que es mejor para ellos. Hay quienes con un año de remplazo hormonal tienen suficiente para reiniciar sus sistemas y transformar las respuestas de sus cuerpos; la plasticidad del organismo es mayor de lo que muchos quieren reconocer.

Las hormonas no inducen a nadie a ser infiel

Queda claro que la salud hormonal es un factor co-determinante en el comportamiento de las parejas en crisis; hemos hablado ampliamente sobre cómo las emociones se alojan en el cerebro e interactúan con nuestra historia sentimental y nuestros valores culturales y espirituales; además, la ciencia ha demostrado que los cambios hormonales afectan directamente el flujo de los neurotransmisores necesarios para la estabilidad emotiva. Eso, sin embargo, no significa que no podamos procesar nuestras propias crisis con trabajo psicoemocional (ya hemos explicado la plasticidad cerebral de la que somos capaces a través del pensamiento, la voluntad, la imaginación y la adquisición de conocimientos). Debemos estar conscientes de que hay quienes necesitan el apoyo médico y quienes no; pero esa decisión no se debe tomar partiendo de la clase socioeconómica o el género sexual al que pertenecemos. De ahí que es inadecuado prejuzgar a quienes piden ayuda médica durante la andropausia o la menopausia; cada persona es diferente.

A la mayoría de mis entrevistados les preocupaban en particular los divorcios o las separaciones relacionados con cambios de comportamiento por crisis de la edad madura, unidos a dolencias y miedo a padecimientos que sufrieron sus padres y abuelos, como Alzheimer, cáncer, enfermedades cardiovasculares o degenerativas autoinmunes.

Nos centramos mucho en la separación, las infidelidades, la pérdida de la conexión o vínculo de intimidad y el divorcio porque así lo expresaron quienes accedieron a las entrevistas; el miedo a la soledad y al abandono acompaña a la crisis de la madurez.

Es obvio que las hormonas no inducen a nadie a ser infiel, sino que, como hemos visto, la incapacidad de muchas personas para enfrentar los cambios de la edad, las inseguridades, la angustia existencial no explorada, la baja de libido, junto con las pastillas para enmascarar la depresión o para forzar la erección y los estiramientos faciales como supuesta cura para sus problemas, las llevan a creer que buscando otra pareja rejuvenecerán y todo estará resuelto. Pero el equipaje se fue cargado de basura tóxica a la casa nueva y nunca va a desaparecer aunque lo metan debajo de la cama.

Cuando la nueva pareja es mucho más joven, porque la persona en crisis creyó que con eso resolvería sus problemas, generalmente termina profundizándose la crisis. Según mis entrevistadas, funciona al revés: generalmente, las parejas más jóvenes hacen sentir a las mujeres más presionadas para verse y actuar como jóvenes, y los cambios físicos que muestran su edad real les generan más angustia. En el caso de los hombres que buscan parejas de mucho menor edad, las presiones también aumentan, aunque no en el sentido de la apariencia, porque nuestra sociedad acepta a un hombre mayor que se ha dejado la barriga y el pelo blanco siempre y cuando tenga poder, éxito y dinero. Lo cierto, como dijeron varios de mis entrevistados, es que finalmente el hombre mayor se siente aburrido con una pareja mucho más joven y le disgustan las exigencias de llevar una vida más activa y menos madura, mientras que éste también termina por tomar su camino hacia la actividad y no hacia el retiro, como aquél. Sin duda, cada quien elige cómo vivir su vida; lo importante es reflexionar sobre ello.

El amor es un tema central en este libro. Persiste un discurso de búsqueda de renovación del pacto amoroso, de la reinvención de las definiciones de las familias, que busca el respeto y la comprensión de la diversidad sexual. Entre hombres y mujeres, sin importar si se enamoran de personas del mismo o de diferente sexo, encontré una constante: la búsqueda honesta de definir sus territorios amorosos, su geografía afectiva, sus vínculos eróticos. Lo que parecería una preocupación excepcional es en realidad la norma que nos rige: cómo renovar el amor y los afectos, cómo volver a sentir la vitalidad de la juventud sin perder el aprendizaje de la madurez. Aunque a veces sucede lo contrario, como escribió la poeta y literata Maya Angelou "la mayoría de la gente no madura. La mayoría de la gente sólo envejece. Encuentran lugares para estacionarse, honran su tarjeta de crédito, se casan, tienen hijos y a eso le llaman madurar... eso simplemente es envejecer". Definitivamente, me encontré con personas cuyo temor a la vejez y la muerte es tan agudo que son capaces de cualquier cosa por sentirse jóvenes; curiosamente, actúan como adolescentes de sesenta años, y eso termina por alejarlos de sus seres amados y sus amistades maduras.

Decidí hacer un veloz paseíllo por la historia de la medicina porque resulta imprescindible entender la fascinante evolución que han tenido las ciencias de la salud; la medicina no puede ser la misma que salvó tantas vidas con el invento de las vacunas y el descubrimiento de la penicilina, ahora que la mitad de la población es resistente a los bactericidas más conocidos. No fue la misma antes y después de que se inventara el microscopio, ni antes y después de que se comprendiera la función de las hormonas. Ni antes, cuando se decía que los hombres eran víctimas de la neurosis menopáusica de las mujeres histéricas, y ahora que sabemos que tanto ellos como ellas sufren cambios hormonales y que no se trata de locuras ni neurosis *femeninas*. Ahora entendemos que existe la identidad inmunológica y que se puede detectar la propensión a desarrollar enfermedades autoinmunes y degenerativas. Antes los seres humanos se creían dioses de la naturaleza; hoy sabemos que compartimos el genoma de plantas y animales, como la lombriz y el ratón.

La medicina actual no puede quedar encapsulada en, con y para las élites; ha de escapar del impulso neoliberal discriminatorio de *lo mejor para los mejores, lo peor para los peores*, siendo los mejores los ricos y los peores los pobres. La genómica y las nuevas vertientes médicas deben concentrarse en la verdadera calidad de vida, siempre basadas en la ética y con sentido de justicia social.

Ha dicho el doctor Carlos Viesca Treviño, médico cirujano y titular del departamento de Historia y Filosofía de la Medicina de la UNAM,[3] que la medicina debe dejar de preocuparse exclusivamente de curar la enfermedad y orientar muchos de sus esfuerzos a prevenirla. Modificar el concepto de tiempo de vida productiva, e incluir y priorizar el de la vida feliz, son de los puntos capitales inherentes a los conceptos de salud actualmente válidos.

La nueva medicina no solamente necesita un nuevo tipo de practicante, sino un nuevo tipo de pacientes o usuarios. Quien tiene el derecho sobre su cuerpo y su salud, así como el derecho a recibir información para tomar las decisiones adecuadas, debe ser la persona que requiere los servicios médicos, llámese cliente, usuario o paciente experto.

En este libro hemos explorado el hecho de que las hormonas bioidénticas son mensajeras que se apegan al ADN y en cierta forma activan la síntesis proteica en las cadenas de éste. Las personas

---

[3] Carlos Viesca Treviño, "La medicina ante la vida", *op. cit.*

mayores de cuarenta y cinco o cincuenta años presentan una baja hormonal que causa que el ADN no logre hacer adecuadamente su trabajo para que nuestras células sinteticen proteínas; esto con el tiempo da inicio a las enfermedades degenerativas por falta de proteínas reparadoras. La terapia con hormonas bioidénticas ayuda al organismo a recuperar su capacidad de síntesis proteica, atrasando o deteniendo la aparición o avance de estas enfermedades degenerativas, antes sólo asociadas con un avance natural hacia la vejez. Por eso hay científicas que aseguran que finalmente se le llamará *terapia contra enfermedades degenerativas prevenibles*. Sin duda, las hormonas sintéticas deben prohibirse debido a que se ha demostrado su efecto cancerígeno. Por desgracia, la forma en que se ha mercantilizado su uso y aplicación ha causado gran confusión incluso entre especialistas de medicina. Mis entrevistados aseguran que debemos pelear por el uso libre de las hormonas bioidénticas, que no tendrían por qué ser patentadas. Hay mucho camino por andar para exhibir las distorsiones ideológicas de los conocimientos científicos y su mal uso con fines económicos. Desde la academia y el periodismo debemos transparentar también, como hemos visto en el capítulo de la historia de la medicina, el persistente sexismo en el mundo científico y en la propia medicina; afortunadamente, cada vez hay más profesionales que se niegan a reproducir el reduccionismo, la inequidad y la discriminación.

Se "medicaliza" a la gente para venderle lo que no necesita

Los avances en los estudios genéticos que pueden advertirnos de ciertas enfermedades, como los narrados en el capítulo sobre Angelina Jolie, a la larga deberán ser accesibles a toda la sociedad; su beneficio en materia de salud preventiva es infinitamente mayor que su costo. Dichos estudios son aún absurdamente caros —en

México cuestan el equivalente a 4000 dólares—. Todos estos aspectos, al igual que el incremento en el uso de la medicina ortomolecular, que sigue siendo debatida (con una gran guerra por parte de las farmacéuticas), deben ser discutidos a fin de modernizar el sistema de salud pública; es hora de que no sean las farmacéuticas, sino las personas que consumen los medicamentos, quienes digan, de la mano de científicos no corruptos, cómo se debe utilizar el dinero de nuestros impuestos. Estos debates deben ir, necesariamente, de la mano de la bioética, es decir, de expertas y expertos que aporten a la discusión la perspectiva científica, humanista y de género (ciencias y filosofía).

Debemos mencionar lo que queda claramente evidenciado con el sistema de salud pública mexicano: falta de acceso pronto y efectivo, discriminación flagrante, uso de medicamentos obsoletos, corrupción institucional y falta de preparación en clínicas de especialidades en las provincias del país. En Estados Unidos las cosas están aún peores; basta ver el documental *Sicko*, de Michael Moore, para comprender la crisis del sistema de salud y la corrupción de las aseguradoras. Resulta urgente un cambio internacional del paradigma de los servicios de salud que vaya a la par de los avances y descubrimientos científicos.

No hay forma de hablar de salud sin insistir en la peligrosa mano negra de los intereses económicos de la industria farmacéutica. Durante décadas, en lo que fue la Unión Soviética las y los pacientes no tuvieron acceso a los antibióticos fabricados en el Oeste debido a las inhumanas y perversas políticas de bloqueo capitalista. El resultado fue que la URSS hizo una fuerte inversión en investigación científica (lo mismo que sucede con Cuba), creando, entre otras cosas, una serie de bacteriófagos (virus que matan bacterias) para abatir las infecciones, con gran éxito. Estas terapias son ampliamente utilizadas en Rusia, Polonia y Cuba. La doctora Mzia Kutateladze, directora científica del Instituto Eliava de Tbilisi, Georgia, donde estuve y he documentado que se han preparado y aplicado bacteriófagos durante cien años, asegura que la gente teme a los virus y no entiende lo segura y económica que es esta terapia. Ahora que los países capitalistas enfrentan un serio problema con la resistencia a los principales antibióticos, tanto el gobierno estadounidense como los de Suiza y Francia han decidido invertir en la creación de sus propios virus bacteriófagos; pero se enfrentan a los monstruos farmacéuticos, que durante décadas han desacreditado estos medicamentos porque no pueden reclamar la propiedad intelectual o la patente, ya que son virus tomados de la naturaleza, de ahí que se nieguen a invertir en ellos. El microbiólogo Michael Schmidt, de la Medical University of South Carolina, asegura que los antibióticos de última generación son más fuertes, pero por desgracia barren igualmente con las bacterias benéficas para el organismo. Los antibióticos que usamos, asegura Schmidt, dan un martillazo al cuerpo. Los bacteriófagos son misiles dirigidos únicamente a una bacteria en particular y eso es lo que los pacientes necesitan. Ahora, los más importantes virólogos norteamericanos admiten que esos antibióticos de amplio espectro que tanto se venden y son tan caros son los culpables de que en el mundo occidental, incluido México, haya tantas personas resistentes a la mayoría de los antibióticos.

La batalla que enfrentaremos en el siglo XXI será la de las farmacéuticas, los gobiernos y la sociedad; porque estamos ante la fantástica posibilidad de socializar medicamentos extraordinarios, específicos, mucho menos tóxicos y más baratos para abatir la mayoría de las infecciones bacterianas. En este libro he intentado ser justa para distinguir a las y los científicos honestos de los corruptos, pero me temo que la industria farmacéutica hace cada vez más difícil esa distinción, porque en la medida en que los gobiernos abandonan la inversión de recursos públicos para la investigación científica, las y los expertos quedan sometidos a las reglas del juego de las empresas, que, en su gran mayoría, no le apuestan a la salud, sino a la enfermedad; que encarecen los medicamentos; intentan quedarse hasta con la propiedad intelectual sobre los genes, e invierten cada vez más recursos en la *medicalización* de las personas para venderles productos que no necesitan, mientras que hacen inasequibles a millones aquellos que son verdaderamente útiles y necesarios. El gran reto radica en encontrar ese punto medio donde se encuentran la innovación empresarial y el interés público, en que tengamos mejores servicios de salud que no respondan a los intereses de la industria farmacéutica y a las redes de corrupción política y científica que los protegerán mientras fluya el dinero.

Vale la pena detenernos a recordar el escándalo que hicieron varios médicos y farmacéuticas cuando la ONU reconoció oficialmente la definición de la medicina tradicional como la suma total de conocimientos, habilidades y prácticas basadas en teorías, creencias y experiencias oriundas de las diferentes culturas, sean o no explicables por la ciencia occidental, y usadas en el mantenimiento de la salud así como en la prevención, diagnosis y tratamiento de las enfermedades físicas y mentales. Entre las más conocidas se encuentran la medicina tradicional china, la ayurvédica india, la mesoamericana y la andina. Siempre ha exisitido un corpus ayurvédico, de flujo energético de ying y yang, de tradición herbolaria, etc. Se trata de sistemas coherentes y completos que han sanado a las personas durante miles de años. La batalla que se libra contra muchos medicamentos naturistas se debe a que son de propiedad común y no pueden patentarse. Aunque ciertamente hay muchos *productos milagro* que son una farsa y deben ser erradicados, millones de personas estarían muertas si no fuera porque en su localidad hay una sanadora, yerbera o curandero que remedia sus males con gran efectividad. Cuando nos educamos sobre nuestra salud, asumimos la responsabilidad de compartir ese conocimiento con la gente que nos rodea, familiares, empleados, amistades; sólo así podremos romper el cerco informativo que han creado los colonizadores de nuestros cuerpos: las farmacéuticas y los corporativos hospitalarios.

O *damos prioridad al paciente, o nos tragará el mercado*

En mi libreta de apuntes, donde anoté reflexiones personales mientras investigaba y hacía entrevistas para este libro, encuentro algunas que me gustaría compartir con usted a manera de despedida.

Las personas, no importa qué tan cultas y preparadas estemos, olvidamos constantemente la importancia de escuchar a nuestro cuerpo. Veo a mis entrevistados masculinos y me pregunto por qué los hombres no se han rebelado aún contra el sistema médico que los ha ignorado durante tanto tiempo, y contra una cultura que les ha hecho silenciar, a golpes y con burlas, sus necesidades de salud y bienestar emocional y físico. La mayoría de mis entrevistados no relacionan su desprecio a la propia salud con la cultura laboral que los estigmatiza por estar enfermos o sentirse mal. Sólo admiten su situación cuando tienen un infarto, una crisis de hipertensión cuyo resultado es la disfunción renal u otra enfermedad grave, como el cáncer prostático o testicular.

Las mujeres, sean o no sean feministas, están aún sujetas a las nociones sexistas de la ciencia que las considera más enfermizas que los hombres, en lugar de reconocer que saben escuchar más a su cuerpo y atender su salud cuando es necesario. Se sienten culpables por acudir a los servicios médicos. Sin duda, la salud de la humanidad está en manos de las mujeres: son ellas quienes atienden a sus hijos e hijas, esposos, padres y hermanos y hermanas. Son las mujeres quienes se turnan para cuidar a las amigas viudas o solteras y para atender a enfermos terminales. El poder está en manos de médicos y científicos hombres. La falta de responsabilidad de los hombres en asuntos de salud produce mayor desigualdad de género y más carga de trabajo a las mujeres, que, aun estando enfermas, cuidan de las y los demás. Son muy pocos los hombres que de manera no profesional se encargan de la salud comunitaria. Se necesita que hagan lo que les toca, que dejen de agacharse y hacerse a un lado.

Me parece que ninguna persona entrevistada, ni siquiera yo misma, hemos entendido a cabalidad las serias repercusiones que los experimentos con hormonas sintéticas y animales han tenido en varias generaciones de mujeres en todo el mundo. No son solamente el cáncer de mama y el cervicouterino, inducido por la industria médica/farmacéutica al suministrar hormonas que se sabía desde hace al menos ochenta años que causaban esa enfermedad. Son también los factores hereditarios, las alteraciones genéticas que estos experimentos han causado en las hijas y nietas de estas mujeres. Me impresiona, me duele que tan poca gente comprenda la necesidad imperativa de poner un alto a la corrupción de esa industria, que sigue vendiendo productos tan dañinos para las mujeres habiendo ya otros que no las llevarían a la enfermedad y la muerte. ¿Qué valía tiene la vida de las mujeres en la salud pública? Su salud es mucho más barata que su enfermedad, eso me queda claro.

Terminé de vaciar las entrevistas en el programa que me dará datos estadísticos. Pero ¿cómo reflejar las emociones de los cientos de personas entrevistadas? Espero hacer honor a su confianza, espero poder revelar cuánta carga emocional tiene cada problema de salud incomprendido, cada síntoma desacreditado por médicos y empresas. ¡Qué importante es la compasión al enfrentar los cambios propios de la edad madura! El miedo, la angustia, la incertidumbre, la ansiedad, el dolor físico y el emocional. La soledad de quien se atrevió a decirme, luego de responder mis preguntas, que teme estar rayando en la locura porque no sabe lo que tiene. El murmullo del hombre que durante más de cinco años ignoró que el antidepresivo que le recetaron era el causante de ausencia de libido, que a su vez casi provoca su divorcio porque él nunca supo explicar a su esposa que no la dejó de amar, sino que ya no conocía siquiera la sombra del deseo ni aun las ganas de gozo e intimidad. Cómo es posible que durante tanto tiempo hayamos creído que la medicina convencional o alópata sabía lo que hacía al separar la salud psicoemocional de la física, y asegurarnos que somatizar es sinónimo de ser culpables de imaginar síntomas e inventarnos enfermedades. Cómo, por tanto tiempo, las y los periodistas hemos repetido sin cuestionar las mentiras de las farmacéuticas manipuladoras, el sexismo de los científicos, el descrédito de las medicinas tradicionales —mal llamadas alternativas—, que a tantas personas han salvado en el mundo.

El psicoanalista Viktor Frankl, para ayudarnos a entender la diferencia entre las causas y las razones, escribió que cuando alguien corta una cebolla y llora, sus lágrimas tienen una causa: las sustancias químicas que expele la cebolla irritan sus lagrimales a través del olfato. Su llanto no tiene una razón; es sólo el efecto de una causa fisiológica. Por el contrario, una alpinista que está a 6 000 metros de altura puede sentir miedo y una intensa opresión en el pecho. La causa del dolor de pecho es la falta de oxígeno, pero la razón de su miedo es que sabe que no va lo suficientemente equipada en caso de un retraso en la montaña, y ese miedo la lleva a reflexionar sobre sus opciones; su miedo no tiene causa, sino razón. Cuando se trata de revisar nuestra vida, las crisis son útiles en varios sentidos; tal vez uno de los principales sea que nos hacen capaces de aprender a distinguir entre las causas y las razones, entre los reflejos condicionados y los condicionantes, entre las reacciones que tenemos ante ciertos estímulos y cómo hacemos uso de nuestro instinto e inteligencia. Conocer nuestro cuerpo no es sólo saber de principios biológicos o anatómicos, sino afinar nuestros sentidos a fin de descubrir cuáles son los elementos necesarios para que tengamos calidad de vida —más allá de las circunstancias— y planear cómo acceder a ella. Cuando hablamos de calidad de vida no nos referimos únicamente a la salud física: incluye el equilibrio emocional, los afectos, el desarrollo intelectual y social, los vínculos comunitarios, el acceso a la justicia social y nuestra capacidad de gozo.

Estamos presenciando una fuerte arremetida en contra de los Estados de bienestar y las políticas sociales, la derecha neoliberal invade todo con sus preceptos y valores; como dice Rosa Cobos, "resacraliza la propiedad privada". Y la mayoría de los medios de comunicación participan en facilitar la normalización de un discurso que mercantiliza y fabrica una fantasía sobre los hombres y las mujeres físicamente perfectos.

El 17 de junio de 2014 murió, a los noventa y un años, el gran divulgador científico —y, desde mi punto de vista, uno de los faros de la ética en la medicina posmoderna— doctor Arnold Relman. Fue director editorial de la revista *New England Journal of Medicine* y su último trabajo publicado es un texto en el cual insiste en conminar a la sociedad médica a que apoye y exija una reforma de salud que incluya lo que él llama el "profesionalismo centrado en el cuidado del paciente". Si eso no sucede, advirtió Relman, terminaremos dominados totalmente por las fuerzas ciegas del mercado. En 1980 este médico y profesor publicó un editorial que lo hizo famoso y peligroso, donde hizo un llamado a los científicos para evitar que la profesión médica sea "asimilada por la industria fármaco-médica". Además de dedicar su vida a promover la ética en las ciencias de la salud, fue el creador de nuevos estándares de transparencia para evitar que los científicos pagados por laboratorios publicasen sus descubrimientos sin revelar el origen de sus recursos y los intereses que están detrás de tal difusión. Algunos lo llaman el padre de la pureza editorial de la divulgación científica.

Durante una de sus conferencias históricas en la Sociedad Médica de Massachusetts, dijo: "¿Acaso ahora la medicina se va a convertir esencialmente en un negocio, o persistirá como una profesión? No somos vendedores, no somos meros agentes económicos del libre mercado. Somos médicos". Terminó su brillante exposición planteando que la cura para esta enfermedad neoliberal es asegurarse de que se promuevan políticas públicas para tener un sistema de salud transparente, no controlado por los patrones del dinero, un sistema en el que los médicos se abstengan por completo de participar en conflictos de intereses financieros. Cuando el doctor Relman se refería a ese temor que millones de personas compartimos sobre la deshumanización de la medicina y sus servicios, señalaba la palabra industria como esa actividad económica y técnica que consiste en transformar las materias primas hasta convertirlas en productos adecuados para satisfacer las necesidades del hombre. Por desgracia, en el ámbito de la industria de la salud la materia prima somos las personas *pacientes*; el agente financiero puede ser el médico, y quien cubre sus necesidades son las multimillonarias empresas dedicadas a producir tratamientos, medicamentos y estudios que no son indispensables para la buena salud y la calidad de vida. Este entramado es parte de la *medicalización* de la que hemos hablado antes.

Quisiera terminar este libro recordando que la salud hormonal debería ser contemplada, como exigen muchos expertos, como parte de un protocolo de medicina preventiva para la edad madura. Esto no significa que toda la gente deba utilizar hormonas bioidénticas, sino que quienes verdaderamente las necesitan y las elijan tengan acceso adecuado, pronto, barato y controlado al tratamiento de forma integral. Deben ser accesibles y ser objeto de campañas informativas amplias para que todas las personas conozcan sus verdaderos alcances y los peligros de su mala utilización o dosificación.

La ingeniería biomédica y la genética son disciplinas relativamente nuevas y sus avances podrán, sin duda, mejorar la salud de la humanidad en las próximas décadas. Los periodistas hemos de mantener una mirada socio-crítica sobre la industria de la *eterna juventud*, en la que médicos y fabricantes de fármacos promueven el uso de remplazo hormonal como la panacea del siglo, alimento de esos mercaderes de la medicina sobre los que nos ha prevenido Arnold Relman.

Finalmente, debo decir que la investigación y la escritura de esta obra se convirtieron en un viaje que va mucho más allá de la menopausia y la andropausia, el amor y el sexo. Pude entender mejor mis propias vivencias como una mujer de cincuenta y un años, e incluso me hizo ver desde otra óptica mi propia vida con más sentido del humor y del amor. Este libro no pretende ser un tratado de medicina, sino una ventana hacia las realidades que enfrentamos las personas adultas, esa realidad múltiple de la que nadie nos dijo casi nada, que hemos de explorar aún entre mitos, tabúes y condicionamientos culturales. Espero que le haya servido para develar no sólo una que otra barbaridad médica, sino lo que nos han ocultado sobre cómo convertirnos en personas maduras.

Anexos

La nutrición y las hormonas

Si quieres mantener tu sistema hormonal sano, haz todo lo posible por mantener tu cerebro sano

—Michael Colgan

Yo era una niña flacucha a principios de 1970. Hacía ballet pero mi cuerpo parecía el de una chica de palo bien nalgona. Así que mi madre me llevó al médico, quien de inmediato vio mi delgadez natural como un padecimiento que había que remediar. Aunque me alimentaban tres veces al día y la dieta era bastante sana en casa, comía pequeñas cantidades. El doctor —bastante obeso por cierto— ordenó que se me diera un jarabe para abrir el apetito más unas horrorosas pastillas de levadura de cerveza, así como tremendas cantidades de alimentos que ni mis hermanos mayores consumían, como licuados de plátano con huevo a media tarde y unas dosis de carbohidratos que terminaron por provocarme problemas de azúcar (de la que culpó a mis nervios, y no a su infame dieta cargada de esas sustancias). Corría en aquellos tiempos la noción de que un infante delgado no estaba sano, y de que los cachetes rechonchos eran signo de salud infantil.

Cuento esta historia porque platicando con mi madre recordamos que el médico que insistía en engordarme para que pareciera una niña sana jamás me hizo estudios de laboratorio; es decir, nunca midió si tenía algún tipo de desnutrición o anemia. Yo me sentía perfectamente, corría y jugaba todo el día y comía verduras, proteínas y carbohidratos en cantidades normales de acuerdo con mi contextura y edad; sólo que mi constitución física era muy, muy delgada y me sentía satisfecha muy rápido. Hasta la fecha, a los cincuenta años, obedezco a mi organismo cuando tengo hambre y cuando estoy satisfecha. En cuarenta años la ciencia ha transformado la forma en que nos alimentamos, pero por desgracia nosotros no hemos aprendido lo suficiente para entender que la nutrición no consiste solamente en alimentarse, sino en dar a todo el organismo y sus sistemas lo que necesitan para tener una vida larga y sana. Millones de personas se dan cuenta de ello en el momento en que llegan a la menopausia o la andropausia; descubren que deben replantearse toda su estrategia de nutrición para esta nueva etapa.

La nutrición

Para la Organización Mundial de la Salud (OMS) la nutrición es la ingesta de alimentos en relación con las necesidades dietéticas del organismo. Una buena nutrición (una dieta suficiente y equilibrada combinada con el ejercicio físico regular) es un elemento fundamental de la buena salud. Una mala nutrición puede reducir la inmunidad, aumentar la vulnerabilidad a las enfermedades, alterar el desarrollo físico y mental, y reducir la productividad.

Durante más de doscientos años los científicos nos dijeron que el cuerpo humano solamente necesitaba oxígeno e hidrógeno (que se obtienen con la respiración), azufre y carbono (con las carnes), y almidones y azúcares (que vienen en legumbres, cereales, frutas y verduras). El concepto de nutrición ha cambiado radicalmente en los últimos años, lo mismo que el concepto de complementos vitamínicos. Hoy en día se habla de nutrientes esenciales, y no sólo de vitaminas y minerales (aunque algunas farmacéuticas sigan produciendo recetas vitamínicas obsoletas, tanto en dosis como en combinación). Me detengo para preguntarle: ¿usted toma vitaminas y minerales? Muy probablemente las compra en alguna farmacia o supermercado sin saber qué es lo que en realidad necesita. La gran mayoría de mis entrevistados aceptaron que, al sentirse cansados o adoloridos, con facilidad decidieron autorrecetarse complementos vitamínicos para ver si así mejoraban; al fin y al cabo la publicidad lo dice todo: "Si está usted estresado, tome el multivitamínico Omega for Men, y nada lo detendrá". Si usted ha leído los artículos periodísticos que aseguran que la venta de vitaminas es una farsa publicitaria se preguntará ¿quién dice la verdad? El doctor Michael Colgan, de la Universidad de Nueva York y autor del libro *La nueva nutrición*, revela la batalla que muchos científicos están dando frente a los patriarcas de la medicina que persisten en promover los viejos paradigmas de la dietética, ignorando los más recientes descubrimientos científicos. Él nos habla de cómo los contaminantes ambientales del agua y los alimentos, así como la manipulación química de lo que ingerimos, degrada la capacidad de nuestro organismo para procesar los agentes benéficos de carnes, frutas, verduras y otros alimentos. En la mira de su batalla están también las farmacéuticas que venden lo que no necesitamos y se niegan a ofrecer lo que hace falta para complementar la dieta a cierta edad o cuando se padece de condiciones de salud frágil. Colgan asegura que la salud hormonal precisa de más de sesenta sustancias que el cuerpo necesita obtener de los alimentos, y que a través de la buena dieta podemos evitar la oxidación del cerebro que nos lleva a la pérdida de memoria. El embotamiento emocional y la degeneración de la memoria, de las emociones positivas, de las hormonas y del movimiento motor son resultado de la oxidación, que es prevenible en alto grado con los antioxidantes

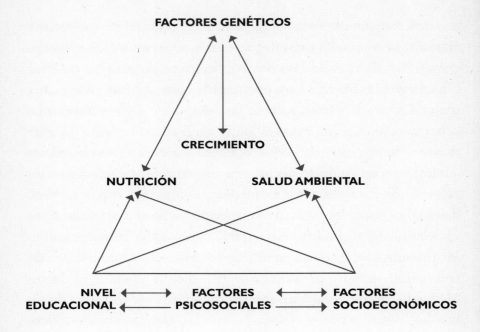

adecuados. Esto significa que la nutrición afecta el funcionamiento de todo el organismo.

Hace sesenta años los conceptos de nutrición y de suplementos vitamínicos comenzaron a permear en la sociedad. Los que hoy conocemos como suplementos (en realidad son aminoácidos), como la carnitina, la arginina, etc., antes no eran siquiera mencionados. Muchos son los descubrimientos obtenidos gracias a los avances en bioquímica; éstos han aportado nuevos datos que explican cómo complementar al organismo con aquello que no producimos naturalmente, o que sí producimos pero no en las cantidades necesarias para prevenir ciertos desgastes (por ejemplo, de huesos y músculos u otros órganos vitales), o que a determinada edad ya no metabolizamos adecuadamente. Es usual encontrar en los gimnasios la venta de polvos para preparar malteadas de suplementos que ayudan a producir músculos, pero que pueden acarrear serios problemas de salud. La máquina de la mercadotecnia es tan poderosa que millones de personas han llegado a creer que si se ven sanas y musculosas es que lo están; la nuestra es la era de las apariencias.

La mayoría de estos complementos alimenticios los adquirimos con una buena alimentación, equilibrada y basada en un dieta sana, pero ¿cuánta gente en realidad mantiene una dieta sana y equilibrada todo el tiempo? Probablemente sólo una de cada 10 000 personas lleva una dieta absolutamente estable y sana, según las lecturas que hice sobre buena nutrición en el mundo. El ritmo de vida, la comida rápida, los horarios de trabajo, el estrés, los viajes, la comida chatarra accesible en todas partes…, todo se suma para invitarnos a comer rápido, mal y desequilibradamente. Sumado a ello, los cambios hormonales inciden también en un cambio de necesidades nutricionales.

El doctor Linus Pauling, Premio Nobel de Química (1954), acuñó en 1968 el término *medicina ortomolecular* para referirse a un método de conservación de la buena salud y el tratamiento de las enfermedades que consistía en variar las concentraciones de las sustancias normalmente presentes en el cuerpo humano (los micronutrientes). Según él, la medicina convencional que usa fármacos para todo debería llamarse *toximolecular*, por su capacidad para intoxicar el organismo al intentar curar alguna enfermedad. Pauling propuso mantener estables los niveles de aminoácidos y vitaminas del cuerpo para propiciar una vida sana. Es importante tener presente que en el mundo de la medicina hay grandes batallas que la mayoría de la gente no conoce o no entiende: los conservadores contra los progresistas, los éticos contra los corruptos, los charlatanes contra los defensores del método científico, etc. Nada está totalmente dicho en el mundo de la salud, y en medio de esa batalla estamos las y los usuarios de servicios médicos, que nos las tenemos que ver incluso con expertos en nutrición que defienden la escuela en la que han estudiado aunque en muchos casos sus métodos sean ya obsoletos.

Antes, por ejemplo, se consideraba al ácido lipoico, también llamado ácido tiótico (que ayuda a conservar la salud del sistema nervioso, proteger el hígado, mantener equilibrio en pacientes diabéticos y retardar la progresión del Alzheimer),[1] como parte del grupo de las vitaminas B, y, a pesar de que equipos científicos —desde Japón hasta Alemania— demostraban sus cualidades antioxidantes, no estaba incluido entre los nutrientes esenciales de los listados oficiales hechos para médicos y nutriólogos. Hoy en día en muchos países todavía no se integra en los suplementos gratuitos de salud pública, cuando su ingesta adecuada en tratamientos preventivos podría reducir significativamente millones de casos graves de pacientes hospitalizados.

Cuando el concepto de nutrición y de suplementos vitamínicos comenzaba a difundirse, se recetaban ciertas vitaminas y otras ni siquiera se tomaban en cuenta. Desde entonces la gente decía que se "ponía a dieta" para referirse a un régimen de adelgazamiento. Dieta, en realidad, significa *contenido alimenticio diario*. Y como bien dice la nutrióloga Leticia Flores, autora del libro *Nutrición inteligente*,[2] alimentarse no es sólo ingerir alimentos: necesitas, además de integrar correctamente los alimentos requeridos para satisfacer tus necesidades biológicas con los nutrientes adecuados, estimular tus sentidos para adquirir una sensación de bienestar y satisfacción, y realizar actividades de convivencia y comunicación por medio de la alimentación comunitaria o familiar.

---

[1] G. Sachse y B. Williams, "Efficency of thiotic acid in the therapy of peripherals diabetic neuropathy", *Hormone & Metabolic Research*, núm. 9, 1980 (suplemento), p. 105, y L. Packer *et al.*, "Lipoic acid as a biological antioxidante", *Free Radical Biology & Medicine*, núm. 19, 1995, pp. 227-250.

[2] Leticia Flores Villadroza, *Alimentación inteligente: manual de alimentación inteligente para todas las edades*, Producciones Educación Aplicada, México, 2007.

La dieta correcta de la nutrióloga Leticia Flores debe cumplir con las siguientes características:

Completa: que incluya todos los grupos de alimentos para que contenga todos los nutrientes.

Equilibrada: que los nutrimentos guarden las proporciones adecuadas entre sí.

Suficiente: que la cantidad proporcionada de nutrimentos sea la óptima para cubrir las necesidades del organismo sin excesos ni deficiencias.

Variada: para cumplir con los puntos anteriores es necesario que la dieta sea diversa (incluir diferentes alimentos en cada comida y tener un recetario amplio para combinar sabores).

Adecuada: concebirse de acuerdo con los gustos y la cultura de quien la consume y ajustarse a sus recursos económicos.

Inocua: que no contenga elementos tóxicos que puedan perjudicar a la persona. (Ahora se les llama orgánicos a los alimentos libres de toxinas y pesticidas.)

El doctor Héctor Bourges, autor de *Nutriología médica*,[3] explica que todas las personas tenemos desde la infancia mecanismos fisiológicos de hambre y saciedad. Cuando el organismo tiene hambre debemos comer, cuando manda el mensaje de saciedad debemos detenernos. Parece una obviedad, pero no lo es, porque la nutrición en la vida adulta responde a patrones educativos que adquirimos en la infancia; es decir, que educamos bien o mal a nuestro cuerpo y a sus impulsos para responder a nuestras necesidades nutricionales de una u otra manera. Millones de personas fuman más cuando tienen hambre, o toman café y sodas con cafeína para soportar el impulso que llama a alimentarnos. Este impulso, directamente conectado con las necesidades del organismo para que siga funcionando adecuadamente, surge de un llamado de las hormonas, que envían un mensaje al cerebro. Este mensaje hace que se pongan en acción ciertos

---

[3] Héctor Bourges, "Elementos de nutriología", en Baduí, *Química de los alimentos*, 2ª ed., Alhambra Mexicana, México, 1990, y "Los alimentos y la dieta", en *Nutriología médica*, 2ª ed., Médica Panamericana, México, 2001.

músculos y el estómago, y que el hígado exija glucógeno hepático. El hambre es la campanada que avisa: debes alimentarte, se nos está acabando la gasolina y no quiero robarte la reserva de emergencia. (Que quede claro que no estamos hablando de gula, del deseo de golosinas, sino de hambre tres veces al día, cada siete u ocho horas, o cinco veces ingiriendo raciones menores.)

Hay gente que trabaja tantas horas continuas y que ha adquirido tan malos hábitos dietéticos que deja de sentir hambre. Su alarma de hambre se descompone de tanto ignorarla. De allí que veamos a gran número de personas que aseguran que no sienten apetito, y una vez que tienen enfrente un plato comen como si fuese el último alimento del planeta. Lo contrario sucede con quienes desde temprana edad comen buscando satisfactores emocionales y descomponen su alarma de saciedad. Entonces comen hasta indigestarse una y otra vez, e incluso dejan de sufrir por la indigestión y la convierten en su estado normal, llegando a desarrollar obesidad mórbida. Todas las personas calificadas de obesas mediante una medición clínica tienen desajustes hormonales que, entre otras cosas, les causan reacciones ansiosas, depresivas y de otro tipo relacionadas con el metabolismo, las hormonas y las emociones.

Es mi metabolismo: por eso subo de peso

Efectivamente, el metabolismo de cada persona es distinto, pero en gran medida es nuestra responsabilidad que funcione a nuestro favor. La mayoría de las personas que padecen obesidad mórbida aseguran que el problema es su metabolismo, y si bien esto puede ser cierto, en casi todos los casos fueron ellas, junto con quienes les transmitieron los hábitos alimenticios en la infancia y la juventud, los responsables de ese desfase metabólico. Salvo algunas excepciones clínicamente comprobadas, la mayor parte de las veces los trastornos alimenticios son producto de comportamientos y hábitos sociales que a su vez afectan la fisiología (y no al revés).

Metabolismo nace de la palabra griega *cambio*. Se le llama así al conjunto de reacciones bioquímicas y procesos físico-químicos que ocurren en una célula y en todo el organismo. La metabolización es el proceso por el cual el organismo consigue que las sustancias activas se transformen. Todos los procesos de nuestro cuerpo que convierten o usan energía se llaman metabólicos, desde la respiración que utiliza el oxígeno y desecha el bióxido de carbono, hasta el funcionamiento del cerebro y los nervios, la eliminación de desechos por medio de las heces y la orina, y la contracción muscular; todos son procesos metabólicos, que se dividen en anabólicos —cuando absorben energía— y catabólicos —cuando la liberan—.

Evidentemente, la nutrición es importante a lo largo de toda la vida, pero cuando llegamos a la menopausia o la andropausia es cuando nos percatamos con mayor claridad de lo que esos hábitos han hecho con nuestra salud. Quien es afecto a la comida chatarra, *chatarriza* sus huesos, sus músculos, sus cartílagos. Quien bebe alcohol en demasía, intoxica su hígado e impide que éste lleve a cabo sus funciones metabólicas normales. Hay quienes no culpan a su metabolismo, sino a su vida social y laboral, pero para qué engañarnos: sin importar que comamos a diario fuera o incluso en la oficina, siempre tenemos la opción de pedir, comprar o llevar de casa alimentos sanos y equilibrados.

Suplementos y vitaminas

Con nuevos tiempos llegan nuevos conocimientos y, sin embargo, millones de médicos siguen sin admitir la importancia de ponerse al día en nutrición. Uno de mis entrevistados, empresario de cuarenta y siete años, lo dice claramente:

Soy hipertenso y hasta ahora, luego de años, comprendo lo que significa mi enfermedad. Andaba como judío errante de médico en médico, que sólo me dieron medicina para la presión. Empecé a tener problemas cardiacos, me sentía siempre cansado y muchas veces me dieron palpitaciones. Como soy delgado, desde siempre mi doctor sólo me dijo que hiciera una dieta blanda y dejara la sal. ¿Dieta blanda? Pues mi esposa me hacía carnes asadas y comida muy sana, pero yo seguía empeorando. Jamás me hicieron un estudio de hormonas, y menos me explicaron que no debía comer carne y todo lo que no debe comer una persona hipertensa. ¡Es todo un cambio de alimentación y de vida! Lo supe porque mi esposa me llevó con su ginecóloga y ella me mandó con un cardiólogo que tiene especialidad en nutrición. Me dio una dieta ¡que es un libro completo! Además tomo suplementos especiales y me cuidan mucho mis niveles hormonales. Imagínate, casi pierdo mi función renal por la ignorancia de los mugrosos médicos estos.

Vitaminas: nombre genérico que reciben las sustancias orgánicas, de origen vegetal o animal, indispensables para el desarrollo y el crecimiento. Deben obtenerse a través de la alimentación y, si hace falta, complementar ésta con los componentes necesarios, debidamente procesados para que el cuerpo humano los sintetice.

Cuenta el doctor Michael Colgan que cuando el médico naval inglés James Lind evidenció que una sustancia contenida en los limones curaba el escorbuto (esa enfermedad que diezmaba a los marinos en alta mar), fue ridiculizado por la Real Sociedad Médica. Cuarenta y ocho años después de su descubrimiento se reivindicó el nombre de Lind, y una vez que se reconoció el papel de la vitamina C en la erradicación del escorbuto, todos los marinos la incluyeron en su dieta de altamar, con lo que las muertes por ese mal desaparecieron. Esta sustancia es el ácido ascórbico, y se le llama vitamina porque el cuerpo humano no la produce, es decir, necesita adquirirla con la alimentación. Si no se obtiene la suficiente de frutas y verduras, será necesario tomarla en dosis específicas en forma de suplemento (suple: a cambio de) alimenticio.

El doctor Colgan insiste en que la bioquímica ha avanzado, pero las definiciones en los diccionarios no le han seguido el paso. Esto es muy importante, porque los servicios de salud pública siguen calificando a los aminoácidos de "condicionalmente esenciales" —y la gente que los necesita no tiene acceso a ellos—. Por esto, asegura, el concepto de vitaminas es obsoleto, ya que ahora sabemos que muchas enfermedades se agravan o son causadas por la deficiencia de ciertos aminoácidos, como la carnitina. Colgan dice: "Miles de científicos, entre ellos yo, estamos luchando para convencer a ciertos ancianos que lograron escalar posiciones de poder y desde ellas quieren, a toda costa, mantener en el pasado el dogma de la nutrición".[4]

Mientras usted lee este libro, en las escuelas de medicina del mundo las y los estudiantes siguen aprendiendo las bases de la dieta humana con los paradigmas de las vitaminas y minerales de hace sesenta años. Si esas y esos médicos luego de graduarse no deciden estudiar nutrición y bioquímica por su cuenta, lo más probable es que no sepan diagnosticar adecuadamente los problemas de salud derivados de una nutrición desequilibrada, particularmente en personas mayores de cincuenta años. Claro, siempre es mejor negocio tener que curar a alguien que enseñarle a nutrirse y cuidarse por su cuenta.

El hambre oculta, ese fantasma

La OMS llama hambre oculta a la carencia de vitaminas, aminoácidos y minerales esenciales en la dieta, es decir, los componentes

---

[4] M. Colgan, *La salud hormonal.*

necesarios para potenciar la inmunidad y un desarrollo saludable. Las carencias de vitamina A, zinc, hierro y yodo son motivo de gran preocupación para la salud pública. Cada año mueren medio millón de niños y niñas de menos de cinco años por falta de vitamina A. Todas las vitaminas y minerales interactúan en diferentes niveles con el sistema endocrino. El zinc, por ejemplo, es indispensable para la producción de testosterona, de ahí que a la mayoría de los hombres de más de cuarenta años se les recete en dosis medidas cuando la dieta en realidad nunca va a proporcionar esa dosis. La mayoría de las personas les mienten a sus médicos cuando de explicar hábitos alimenticios se trata; sin embargo, es muy importante recordar que los estudios de sangre revelan lo que en realidad están consumiendo, desde sal hasta grasa, vegetales o alcohol.

Vitaminas, coenzimas y suplementos:

Vitamina A (retinol). Su carencia conduce a la ceguera nocturna y a la detención del crecimiento de los huesos y el esqueleto. Se halla en la manteca, la leche, la yema de huevo, los vegetales verdes y el aceite de hígado de bacalao.

Vitamina B_1 (tiamina, aneurina). Su falta origina el beriberi. Se encuentra en la levadura de cerveza.

Vitamina B_2 (riboflavina o lactoflavina). Su carencia produce dermatitis seborreica y distintos trastornos en las mucosas. La leche la contiene en abundancia.

Vitamina B_6 (piridoxina). Su carencia en el hombre provoca un tipo especial de anemia. Se encuentra en la carne, el pescado, las verduras y la leche.

Vitamina B_{12} (cobalamina). Su déficit origina en el hombre la anemia perniciosa. La contienen los alimentos de origen animal.

Vitamina C (ácido ascórbico). Indispensable para el desarrollo y el crecimiento. Ayuda a que se formen proteínas con las que el organismo produce y sana piel, tendones, ligamentos y vasos sanguíneos. Se requiere en procesos de cicatrización; repara y mantiene cartílagos, huesos y dientes.

Vitamina D (calciferol). Se forma en la piel a partir de provitaminas y por la acción de los rayos ultravioleta. Su falta ocasiona el raquitismo. Se encuentra en el aceite de hígado de pescado.

Vitamina E (tocoferol). Se halla en los vegetales frescos. Su carencia origina trastornos de las funciones sexuales. Ojo: las formas sintéticas de vitamina E son tóxicas.

Vitamina H (biotina). Es un importante componente de enzimas que degradan ciertas sustancias, como grasas y carbohidratos. No existen pruebas de laboratorio que revelen su carencia, se detecta por pérdida de color y adelgazamiento del cabello, enrojecimiento alrededor de ojos y nariz, trastornos del sistema nervioso, incluida la depresión, cosquilleo en manos y pies y descarapelamiento de uñas.

Vitamina K (filoquinona). También llamada antihemorrágica. Actúa en la síntesis de la protrombina y otros factores de la coagulación. Abunda en las plantas verdes.

Ácido fólico. Esencial para la maduración de los glóbulos rojos provenientes de la médula. Se encuentra en verduras de hoja verde, legumbres, brócoli, col de Bruselas, hígado y los cereales del desayuno.

Vitamina B$_5$ (ácido pantoteico). Es un ácido que interviene en la producción de energía. Se encuentra en carnes, verduras, legumbres y huevos. Es parte del complejo de vitamina B y se usa para evitar reacciones de la piel en tratamientos de radiación por cáncer.

Coenzima Q10. Alivia trastornos cardiacos y circulatorios. La poca que existe en el cuerpo desaparece con la edad y por el tabaquismo.

Los indispensables elementos nutricionales para la edad madura:

Ácido lipoico o tiótico. Este antioxidante colabora con la lisina y juega un papel importante en el aprovechamiento de las proteínas y la glucosa acumulada en los músculos (quema azúcar). Tiene una función neuroprotectora (protege el sistema nervioso) y agiliza la actividad del hígado. Previene la glicosilación (depósitos de desechos que se acumulan y favorecen el envejecimiento). Se halla en vísceras de animales, incluido el hígado, así como en la espinaca y otras hojas verdes. Es indispensable para hombres y mujeres mayores de cincuenta años. Se utiliza en tratamientos de VIH/SIDA y cáncer.

Boro. Es necesario para mantener sanos niveles de estradiol y testosterona en mujeres menopáusicas. Potencia los efectos de los estrógenos (sin peligro de toxicidad). En hombres andropáusicos se receta cuando sus niveles estrogénicos son muy bajos. La Clínica Colgan recomienda 3 mg de boro diarios.

Calcio. El cuerpo almacena más de 99% del calcio en huesos y dientes, pero también lo hay en la sangre, en el líquido existente entre las células y en los músculos. Mantiene saludables los neurotransmisores. Hombres y mujeres mayores de cincuenta deben asegurar tenerlo para evitar osteoporosis y para la salud hormonal. Debe ingerirse con vitamina D para su fijación.

Cloro. Equilibra los líquidos y los electrolitos. Es un componente del ácido gástrico y mantiene el ácido base del organismo. Lo encontramos en casi todos los alimentos.

Cromo. Es un mineral esencial para que la hormona insulina se metabolice adecuadamente. El azúcar morena tiene gran cantidad de cromo, pero desaparece al refinarla para hacer azúcar blanca. En los países occidentales (donde más diabéticos encontramos) se detecta un gran déficit de cromo. La recomendación de la OMS es ingerir 400 microgramos de picolinato de cromo al día.

Hierro. Mineral indispensable para producir hemoglobina y mioglobina (proteínas de la sangre). La hemoglobina en los glóbulos rojos y la mioglobina en los músculos trabajan para oxigenar el cuerpo. La baja de hierro puede causar anemia, y en demasía puede ser tóxico y peligroso. Carnes, cereales, legumbres y verduras contienen hierro; se absorbe fácilmente el de las carnes, mientras que la vitamina C ayuda a la absorción del de los otros alimentos.

L-arginina. Es un aminoácido indispensable para el crecimiento de niños y niñas. Es indispensable para la formación de óxido nítrico, que controla la presión sanguínea y la erección del pene así como la circulación en vagina, vulva y clítoris. Por eso en tiendas de vitaminas venden geles vaginales que prometen alertar al punto G y al clítoris, y que son compuestos de este aminoácido que algunos consideran un afrodisiaco. La arginina y los estrógenos trabajan en conjunto para la salud hormonal. En hombres y mujeres incrementa los niveles de la hormona de crecimiento (GH). También inhibe los efectos del cortisol (la hormona del estrés). Las personas que tienen herpes de cualquier tipo no deben tomar L-arginina, pues promueve el crecimiento del herpes porque eleva los niveles de amonio. Si se tiene herpes, en lugar de arginina se puede tomar alfa-cetoglutarato de ornitina (CGO), que es una fuente de ornitina libre de amonio.

L-carnitina. Este aminoácido es indispensable para la salud de los neurotransmisores y para prevenir el envejecimiento del córtex cerebral y del hipotálamo, esa máquina de producción de hormonas de la que tanto hemos hablado. La L-carnitina simple que venden en muchas farmacias no sirve. Debe asegurarse de tomar la receta en forma acetilada (acetil L-carnitina) porque ésta sí llega al cerebro, fortalece el nervio óptico, incrementa la memoria y facilita los procesos emocionales; lo que implica que beneficie a las personas con Alzheimer y demencia senil. Este aminoácido se encuentra en leche, germen de trigo, levadura de cerveza, carnes rojas y pescados. Debe tomarse por las mañanas después de los alimentos.

Magnesio. Si usted está pensando solamente en la leche de magnesia (hidróxido de magnesio) que se utiliza como antiácido y laxante, no sabe cuán vital es este metal para la vida humana. Tranquiliza el sistema nervioso, mitiga dolores de cabeza y migrañas, evita los espasmos musculares y la fatiga, regula los niveles de azúcar en la sangre. Ayuda a producir y transportar energía. Es muy importante en personas mayores de cuarenta años porque mejora la memoria y ayuda a descansar mejor. Generalmente, las mujeres menopáusicas y los andropáusicos tienen bajo el magnesio, que es indispensable para la salud ósea. El citrato de magnesio debe tomarse por la noche. La mitad de la población tiene deficiencia de este mineral, que es importante también para prevenir la disfunción eréctil. Se encuentra en el cacao, las semillas y frutas secas, germen de trigo, levadura de cerveza, legumbres y verduras de hoja, y en particular en el plátano.

Potasio. Nutre al cerebro y al sistema hormonal. Interactúa con el sodio y el cloro para transmitir impulsos nerviosos. La deficiencia de este electrolito reduce los niveles de testosterona y de hormona de crecimiento. Lo mejor es tomar el potasio en alimentos frescos (sin procesar) ricos en este nutriente y evitar los suplementos, a menos que sean recetados por su especialista. Si toma mucho sodio (sal) desestabilizará el potasio y con ello su sistema hormonal. Se encuentra en plátanos, ciruelas, naranjas, espinacas, almendras, frijoles, garbanzos y tomate.

Sodio. Este metal alcalino (sal) es indispensable para la vida y juega un papel central en el metabolismo celular que manda impulsos nerviosos. Digamos que es la pareja del potasio. El sodio es vital para la contracción muscular y la absorción de nutrientes en el cuerpo, pero su exceso es sumamente peligroso. Las personas con diabetes, hipertensión arterial o enfermedades del riñón deben controlar su ingesta. Todos los alimentos contienen sodio natural. Evitar salar los alimentos en exceso es una buena idea.

Zinc. Es un oligoelemento, un actor multifacético que está presente en todas las células del cuerpo. Mantiene el sistema inmunitario (nuestras defensas naturales), ayuda a metabolizar los carbohidratos y facilita la producción de testosterona; favorece la agudeza de gusto y olfato, y la actividad de la insulina. La ausencia de zinc tiene un efecto directo en la caída de la libido tanto en hombres como en mujeres. Este nutriente junto con el citrato de magnesio es indispensable para prevenir la disfunción eréctil. Se encuentra en moluscos, carnes, lácteos, frutos secos y cereales fortificados.

Ácidos grasos

Ahora sabemos que los ácidos grasos son esenciales para el cuerpo humano. Una dieta sin grasas es siempre incompleta. Pero las malas costumbres, particularmente de las mujeres, más propensas que los hombres —en proporción de siete a uno— a ponerse a régimen de adelgazamiento, nos han hecho creer que las grasas son el mismísimo demonio. Mirna, una de mis entrevistadas, se había puesto a régimen durante tres años hasta que terminó con un médico que le ayudó a equilibrar su salud hormonal y con ella su nutrición y su peso ideal. Lo explica:

> Ya sabes cómo es esto. Una empieza con la menopausia y es el tema de las amigas de la edad. Antes todas hablábamos de los maridos maravillosos, después llegamos a la edad de los bebés adorables, más tarde a la de los adolescentes insoportables y pasamos a la de los hijos que se graduaron y empezaron sus vidas. Ahora nos la pasamos compartiendo dietas. Una me dio la de los carbohidratos. Me quitó prácti-

camente todo y durante una semana no hice más que tomar agua de limón y nada más, y bajé como dos kilos. Las siguientes tres semanas sólo carbohidratos. Me sentí fatal pero la seguí, porque según esto mi cuerpo extrañaba las grasas malas y por eso me había puesto mala. El caso es que me fue muy mal. Además, con los bochornos, los dolores de cabeza y el insomnio de la menopausia encima me puse peor. Si hubiera sabido, me ahorro años de mal pasarme con mis dietas de hambre. Por suerte caí con el médico adecuado para equilibrarme, ahora como más (¡hasta aguacate!), y peso menos.

Los ácidos grasos esenciales son necesarios en la dieta y no los produce nuestro organismo; por eso debemos adquirirlos de carnes, vegetales y pescado. La gente vegetariana más sana los encuentra en el aguacate, el aceite de oliva (una cucharada en ayunas), las almendras y las nueces. Los ácidos grasos se dividen en saturados e insaturados. Los saturados están en carne, embutidos, tocino, mayonesas y aceite de coco, entre otros alimentos. Cuando ingerimos demasiados productos con estos ácidos y grasas trans, nuestro hígado produce más lipoproteína LDL (conocida como "colesterol malo"). Entre los insaturados están los mono y los poliinsaturados. El más conocido es el omega-3, un ácido graso esencial que protege la salud cardiaca y además tiene acciones antiinflamatorias y anticoagulantes; baja el colesterol y los triglicéridos, y reduce la presión sanguínea. Lo encontramos en aceite de soya, pescados y mariscos, especialmente en el salmón. Ante la imposibilidad de consumir suficiente omega-3, se debe tomar el suplemento en forma de cápsulas de gel (las hay vegetarianas). Se encuentra en pequeñas cantidades en almendras y nueces, aceite de hígado de bacalao, pescado azul, aceite de girasol, maíz y soya, huevos, aceite de oliva, aguacates y aceitunas, entre otros alimentos.

Antioxidantes

Sí, efectivamente, nuestro cuerpo se oxida. ¿Ha visto cómo se corroe la pieza metálica de su asador? Antes negro y sólido, ahora es de un color cobrizo que se despedaza como hojarasca. Si ha visto un pájaro que ha caído muerto en su jardín y cuya carne ha comenzado a descomponerse a través de un proceso de oxidación celular que lleva a la putrefacción, entiende que todo está en constante interacción y puede oxidarse. Cuando un elemento pierde electrones, otro los gana: eso es la oxidación. El primero es el oxidado y el otro es el oxidante. Apenas hace cuarenta años los científicos obtuvieron pruebas fehacientes de la posibilidad de utilizar mecanismos naturales para detener los procesos de oxidación de las células del cuerpo humano; les llamaron *antioxidantes*. No crea que su cerebro se pudre como el ave del jardín; más bien, a partir de los treinta años un proceso silente se inicia en el cerebro. A los cincuenta usted comienza a olvidar cosas, nombres y lugares, pierde capacidad de concentración y se percata de que ya no puede hacer operaciones matemáticas como antes. Incluso pierde la asertividad, esa maravillosa habilidad para tomar decisiones usando la inteligencia emocional y cognitiva. Sin saberlo usted, su cerebro, que está conformado por grasas y que se nutre de azúcares y oxígeno, está en constante proceso oxidativo. Hemos repetido que el Alzheimer y el mal de Parkinson se deben en gran medida al proceso de oxidación del cerebro (aunque aún hay mucho por descubrir sobre esas enfermedades).

¿Se acuerda que en su infancia le dijeron que no se juntara con fulanito porque era muy mala influencia y lo iba a alejar del buen camino? Los oxidantes son, digamos, unos chicos inestables, muy malas influencias que desestabilizan todo.

Imagine ahora que en su cuerpo hay radicales libres (sin connotación política, por favor). Son unos átomos muy inestables que están buscando emparejarse con un electrón estable. Crean una fuerza electromagnética (hasta los electrones saben seducir) y le roban su electrón a la molécula estable. Ésta, ante el desequilibrio causado, se convierte en radical libre, y como en venganza anda por ahí desestabilizando átomos para oxidar al cuerpo.

Claro, ahora entiende que si no tuviéramos antioxidantes naturales en nuestro organismo, nos diluiríamos —en un abrir y cerrar de ojos— como diente dentro de un vaso de Coca-Cola. Gracias a Denman Harman, el padre de las investigaciones sobre radicales libres, sabemos que los antioxidantes que produce nuestro cuerpo no son suficientes si queremos llegar a la vejez sin oxidarnos el cerebro o las arterias.

¿Recuerda que mencioné que la OMS reporta muertes infantiles por falta de Vitamina A? Pues ésta es un antioxidante natural, pero sin una nutrición adecuada o si no tienen acceso a él por vía de suplementos, los bebés mueren.

Antioxidantes

N-acetil-cisteína (debe combinarse con tres tantos de vitamina C para evitar enfermedades de los riñones por exceso de este compuesto).
L-glutamina.
Vitamina A (palmitato A).
Betacaroteno (es también fuente de vitamina A, cuyo exceso es tóxico).
Vitamina C.
Vitamina E.
Zinc (es co-factor antioxidante).
Selenio (puede ser muy tóxico si se toman más de 800 microgramos al día); se encuentra en varias plantas y en cereales, especialmente en cebada sin cocinar, así como en nuez de la India, langosta, langostino y frutos del mar.

Fuente: Instituto Colgan, San Diego, California.

La menopausia y la andropausia son un alto en el camino. Digamos que una puerta que se abre para entrar a una etapa diferente de la vida. Ese alto no solamente nos permite revisar nuestra historia emocional y laboral, también nos llama, con un puñado de reacciones fisiológicas nuevas para todos, a mirar nuestro cuerpo y sentarnos a trazar un plan de vida para el siguiente lustro. Las personas que enfrentan la menopausia o la andropausia con cambios de vida saludables —conscientes y estratégicos—, sin duda se sienten rejuvenecidas. La salud hormonal no puede mantenerse sin un cambio nutricional específico. Usted decide. Pero antes hágase esta pregunta:

¿Mi médic@ sabe sobre nutrición?

La doctora María Guadarrama es médica especializada en nutrición, tanatología y atención al envejecimiento y gerontología desde 1986. Actualmente es responsable de la coordinación de programas de actualización profesional y titulación en el Centro de Educación Continua del Instituto Politécnico Nacional en la sede de Cancún. Conversé con ella dada su experiencia en la capacitación de expertos/as en salud, ya que, como hemos visto, resulta indispensable saber el lugar que ocupan los conocimientos de nutrición en la población médica.

Son múltiples las implicaciones que tiene para todos el que la mayoría de los profesionales de la medicina no tengan conocimientos extensos sobre nutrición. La doctora Guadarrama habla sobre ellas:

El desconocimiento de la médica o el médico en el área de la nutrición y el metabolismo origina que haya un retraso sustancial en la prevención, diagnóstico, tratamiento y el consecuente mal pronóstico de la mayoría de las enfermedades, ya que en muchas de las etiologías se encuentra como base fundamental la mala nutrición, ya sea por defecto, por exceso o por falta en el cumplimiento de una o varias de las leyes que rigen a la nutrición en el ser humano.

La doctora asegura que una nutrición adecuada es vital para las personas que pasan por la menopausia y la andropausia. Considera que, como en todas las etapas del desarrollo, en la menopausia (última menstruación), el climaterio (cambios alrededor de la menopausia) y la andropausia (cambios dados por la disminución de testosterona y otras hormonas en el varón) la nutrición cumple un papel esencial, entre otras razones porque al dejar de existir algunos efectos protectores que brindan las hormonas sobre los huesos, las articulaciones, las arterias, etc., resulta conveniente hacer cambios puntuales en la alimentación, los que debieran efectuarse desde mucho antes de que se presenten las transformaciones fisiológicas, tanto en la mujer como en el hombre. Por ejemplo, incrementando el consumo de alimentos que contengan calcio desde la adolescencia para evitar la osteoporosis, necesariamente basados en vegetales, que además aportarán fibra, agua, vitaminas y minerales importantes, como zinc y magnesio.

La doctora Guadarrama dedica buena parte de su tiempo a coordinar la capacitación para poner al día a las y los médicos en México; por eso resultó importante preguntarle cómo enfrentar el reto de capacitar a las y los especialistas que durante años se han cultivado en un solo tema, alejándose de la integralidad de la salud.

Esto es un cuestionamiento constante en la educación médica continua, y los mejores resultados que he observado se dan cuando el profesional se compromete tanto a realizar análisis de casos clínicos, como a impartir talleres a pacientes y familiares, porque eso les da la oportunidad de hacer investigación, y comprobar los cambios significativos que se logran con sólo la modificación del estilo de vida (alimentación adecuada e incremento en la actividad física). A decir verdad, los diplomados que se han llevado a cabo durante más de quince años en el IPN siguen esta metodología de la práctica documentada, donde he observado cambios personales en médicos comprometidos que además lograron crear los primeros grupos de autoayuda de pacientes. Es toda una cultura. Éste es un modelo que actualmente han adoptado las instituciones de salud pública como medida de prevención, diagnóstico temprano y limitación del daño por enfermedad.

Según el testimonio de la experta, la educación continua de las y los médicos y el personal hospitalario no solamente les permite modernizar sus conocimientos y cuestionar aquellos que son probadamente obsoletos; además los humaniza, los acerca a sus pacientes y les permite reconocer las características individuales de cada persona que busca atención de la salud.

Para la doctora, el reto más grande de la comunidad médica frente a las nuevas tendencias de la medicina restaurativa y de regulación, que proponen ver a la persona como la experta en su propia salud, radica en la conciencia de quienes elaboran los programas educativos médicos. Cada programa educativo debe centrarse en varios aspectos: el conocimiento científico, la evaluación y la relación entre especialista y paciente, entre otros. Y, por supuesto, asegura Guadarrama, la o el médico debe tener como primer objetivo la prevención, debe salir del consultorio a educar a sus colegas, a discutir y mejorar su práctica. Preferentemente, dice la doctora, la o el médico debe ser paradigma de salud, es decir, debe llevar una buena nutrición, ejercitarse y prevenirse de las enfermedades. Por tanto, reitera, la preparación del profesional de la medicina en el área de nutrición es una condición indispensable en la gestación de esta revolución de la medicina moderna.

Está claro que el autoengaño sobre la nutrición juega un papel clave en nuestras vidas. Si comiésemos cinco veces al día, tres comidas plenas y dos refrigerios, todos equilibrando frutas, verduras, carbohidratos, proteínas, etc., muy probablemente sólo tendríamos que tomar algunos suplementos antioxidantes que no encontraremos en cantidad suficiente en los alimentos. La disciplina es en gran medida la herramienta más importante para tomar el timón en el viaje hacia una madurez sana. No importa si usted decide entrar o no entrar en algún programa de terapia hormonal, de cualquier manera la nutrición adecuada es indispensable para su salud hormonal y para prevenir problemas relacionados con la edad y las hormonas, como Alzheimer, prostatitis, diabetes, hipertensión arterial, etcétera.

Recuerde, además de lo que hemos enlistado arriba, que un hombre de talla promedio de cuarenta años de edad, que practique actividad física al menos treinta minutos diarios, necesita aproximadamente 2 800 calorías diarias. Su equivalente femenina —es decir, una mujer de cuarenta años y talla promedio— necesita 2 000 calorías por día. La alimentación consiste en macronutrientes (grasas, hidratos y proteínas) y los micronutrientes (vitaminas y minerales). La delgadez no es necesariamente síntoma de buena salud, usted puede tener sarcopenia (pérdida de masa muscular y de fuerza en los músculos y huesos). Si lleva una vida sedentaria, tiene baja de calcio y aminoácidos, y no hace ejercicio, debe poner atención. No existen alimentos malos (excepto los contaminados), sólo existen proporciones incorrectas.

He aquí algunas recomendaciones sobre nutrición:

- Reduzca el consumo de grasas saturadas, presentes sobre todo en las carnes rojas y sus derivados.
- Aumente el consumo de grasas insaturadas, como aceite de oliva, aguacate, frutos secos y pescados azules.
- Incluya al menos un alimento de cada grupo en cada comida:
- *a*) Grupo 1: lácteos y derivados (proteínas), siempre bajos en grasas.

b) Grupo 2: carnes, pescados y huevo (proteínas). Tienen aminoácidos indispensables para ensamblar las proteínas en el organismo. La clara de huevo es la forma más concentrada de proteína existente. En las dietas vegetarianas se encuentran alimentos que suplen perfectamente los productos animales (revise el libro *Alimentación Vegana*, de Ruediguer Dahlke, o visite el sitio <www.vegetarianismo.net>).

c) Grupo 3: legumbres, frutos secos y tubérculos (glúcidos, vitaminas y minerales). Frijoles, chícharos, lentejas. Papa, mandioca, camote (si se hierven pierden sus propiedades alimenticias; deben prepararse al vapor, parrilla u horno).

d) Grupo 4: hortalizas y alimentos reguladores.

e) Grupo 5: frutas (vitaminas, minerales y azúcares).

f) Grupo 6: cereales integrales, alimentos energéticos (glúcidos y calorías). Trigo, arroz, maíz, mijo, avena, elote.

g) Grupo 7: aceites (lípidos). De oliva, aguacate y canola son sanos. La margarina carece de nutrientes pero es mejor que la mantequilla para cuidar el colesterol.

h) Líquidos: el agua pura es indispensable para la vida. Evite las bebidas gaseosas que contienen mucho sodio. El ser humano no puede vivir más de cinco días sin agua. Debemos tomar entre dos y tres litros diarios (recuerde que los vegetales son 75% de agua).

i) Fibras: glúcidos de origen vegetal que no nutren pero limpian los intestinos y ayudan a liberar toxinas y evitar el estreñimiento.

Los aminoácidos esenciales son fenilamina, histidina, isoleucina, leucina, lisina, metionina, treonina, triptofano y valina. Los no esenciales pero necesarios en mayores de cincuenta años son alanina, L-arginina, ácido aspártico, cisteína, ácido glutámico, cistina, L-glutamina, glicina, prolina, serina y tirosina.

Los carbohidratos debe consumirlos, pues son el combustible para el organismo. Las células nerviosas necesitan de los carbohidratos para obtener glucosa (azúcar). Cuando comemos más carbohidratos de lo necesario, el organismo los guarda en el hígado y en los músculos ya transformados en glucógenos, pero tenemos poca capacidad de almacenaje, así que los sobrantes se convierten en grasas y se guardan como tejido adiposo (se teje una especie de suéter de grasa dentro del cuerpo, en el abdomen, las piernas, las nalgas y los brazos).

El ejercicio, aunque en todas las edades es recomendable, al llegar a la edad madura se vuelve indispensable porque incrementa:

- circulación sanguínea
- capacidad aeróbica
- capacidad pulmonar
- colesterol bueno
- densidad ósea (fuerza en huesos)
- tejido muscular magro
- fuerza funcional
- estabilidad de articulaciones (contra artritis reumatoide)
- rango de movimiento

A continuación, algunas prácticas recomendadas:

Hacer pesas para prevenir la osteoporosis. Hace cien años difícilmente se encontraba algún hombre con osteoporosis. Y está más que documentado que las mujeres rurales no desnutridas que hacen mucho trabajo físico (en la agricultura, el acarreo de agua, etc.) casi nunca sufren del debilitamiento óseo. Ya hemos dicho en otro capítulo cómo crecen los huesos a lo largo de la vida, y sabemos que sin músculos fuertes los huesos no crecen adecuadamente. De ahí que, por la vida sedentaria que llevamos la mayoría de los hombres y las mujeres de ciudad, sea necesario hacer pesas para proteger nuestros huesos. Si usted las hace en casa no necesita comprarse equipos sofisticados. Bastan un juego de pesas de mancuerna y unas de gel para las piernas. Yo debo confesar que odio los gimnasios. Su ambiente me parece poco saludable, muy centrado en las obsesiones estéticas y poco adecuado para entrar en un estado mental de tranquilidad y salud. Por eso, para mí el yoga y el pilates son las formas ideales de ejercitarse. Hay ejercicios muy específicos para la fortaleza muscular, y con pilates o un par de pesas de mancuerna puede hacer su propia rutina.

Los músculos tardan aproximadamente dos días en generar y eliminar los desechos, y luego dos o tres días más en formar nuevos tejidos. Después de ese momento mantienen su nueva fuerza durante unos tres días más. Por ese motivo debe esperar entre cinco y ocho días para repetir un ejercicio de pesas específico. Es ideal seguir un programa determinado hasta que se aprenda la rutina, por lo que vale la pena conseguir una guía de ejercicios en su iPad, teléfono inteligente o computadora.

Yoga. Esta antigua disciplina tiene múltiples beneficios. Baja la tensión nerviosa (disminuye el cortisol, la hormona del estrés), mejora el enfoque mental y la salud en general. Combate el insomnio, mejora la elasticidad y la flexibilidad (del cuerpo y la actitud), y erradica los dolores articulares causados por el sedentarismo. Nutre los cartílagos para prevenir la artritis degenerativa. Fortalece el sistema linfático, lo que tiene un efecto directo en el sistema inmunológico. Baja la presión arterial y fortalece el sistema nervioso. Lo ideal es comenzar con una clase de yoga para principiantes, y una vez que aprenda a asumir las posturas correctas (un año) puede comenzar a practicarlo diariamente en casa, aunque es bueno que alguien supervise de vez en cuando que no asuma vicios de posturas mal hechas. Si lo prefiere y puede participar en una clase, busque una escuela de yoga auténtico —los gimnasios se concentran en el cuerpo—, pues las escuelas hacen trabajo integral que es probadamente efectivo para paliar muchos síntomas de la menopausia y la andropausia. En internet hay muchos cursos gratuitos de yoga, y también puede comprar rutinas en video para su iPad o su teléfono inteligente. La maestra de yoga española Rosa Cobos asegura que el yoga estabiliza la salud hormonal y mejora la libido.

Pilates. Este método lo inventó a principios del siglo XX el enfermero Joseph H. Pilates. Él unificó sus conocimientos sobre gimnasia, traumatología y yoga para crear este método originalmente utilizado en traumatología (para fortalecer la columna vertebral y prevenir dolores crónicos por accidentes o enfermedades). Es ideal para quienes buscan mejorar su dinamismo, fuerza muscular, respiración, control mental y relajación. Muchos futbolistas, actrices, bailarinas y deportistas de alto rendimiento hacen pilates por su integralidad. Usted puede practicarlo con máquinas especiales en una escuela (las hay por todas partes). También puede hacerlo en casa; no es costoso, necesita comprar tapete de yoga, un aro de resistencia, la banda elástica, pelota de cuerpo, una pelota *bosu* y mancuernas de gel. La mayoría de las tiendas de deportes venden estos materiales.

Libros y sitios web para aprender más y planear su nutrición y ejercicio:

101 tips nutricionales, de Erwin Moller.
La nueva nutrición, una medicina para el próximo milenio, del doctor Michael Colgan.
<www.pilatesencasa.com>.
<www.loderosaymiguel.com> (yoga y menopausia).
Manual de nutrición y comida vegetariana, de Margarita Chávez Martínez.
La buena cocina: cómo preparar los mejores platos y recetas, de Harold McGee (para preparar platillos nutritivos de manera fácil y rápida).

En inglés:

Good Calories, Bad Calories, de Gary Taubes.
The Power Program, de Michael Colgan.

Gourmet Nutrition. The Cookbook for the Fit Food Lover, de John M. Berardi.
Healing with Hole Foods, de Paul Pitchford (para vegetarianos).
Yoga cures: 50 simple routines, de Tara Stiles.
What to Eat, de Marion Nestle (magnífica información sobre lo que sí es orgánico. Todas las preguntas de nutrición que debemos hacernos encuentran respuesta en este libro).

Laura, una amiga mía que es naturista desde hace treinta años, me rebatía sobre la necesidad de tomar ciertos suplementos al llegar a la vida adulta. "Durante siglos la gente ha sobrevivido sin tomar nada que no sea natural. Yo no meteré nada en mi cuerpo que la naturaleza no me provea", aseguró tajante mientras daba un trago a su tequila. Ella hace de vez en vez regímenes de supuesta limpieza: durante una semana solamente come papaya. Prefiere ignorar que lo que hace es abastecer a su organismo de cantidades tremendas de azúcares y fibra, lo cual, sin el equilibrio de proteínas y ácidos grasos, descompensa a su organismo y lo debilita. Como la papaya es natural, asegura que eso no le hará daño. Evidentemente, hay personas que llevan dietas vegetarianas perfectamente equilibradas; sin embargo y por desgracia, la moda *New Age* ha invitado a millones de personas a adoptar el yoga como si fuera un ejercicio de gimnasio, y no una disciplina integral, lo mismo que adoptan ciertas prácticas de medicina ayurvédica (como los lavados colónicos) a la vez que beben mucho alcohol, no saben mezclar adecuadamente los alimentos, comen kilos de ensaladas porque "suena" muy sano, y pocas proteínas y carbohidratos adecuados. En pocas palabras, para llevar una buena nutrición vegetariana, probiótica o cualquier otra, hay que evaluar el estado nutricional. La evaluación del estado nutricional se define como la medición de indicadores alimentarios y nutricionales relacionados con el estado de salud por edad, composición corporal y hábitos de vida cotidiana, que sirve para identificar los posibles desequilibrios:

Método antropométrico: se hacen mediciones de las dimensiones físicas y composición del cuerpo.

Métodos bioquímicos: se miden uno o varios nutrientes y sus metabolitos en la sangre, heces u orina.

Método clínico: se observan los signos y síntomas asociados a la malnutrición o desnutrición, o a los problemas relacionados con ella. Es útil sólo en casos en que ya los problemas nutricionales han presentado efectos visibles (anorexia, bulimia y ciertos tipos de anemia y desnutrición severa).

Por último, si es usted vegetariano y cree que necesita terapia de remplazo hormonal pero teme utilizar algo "no natural", busque un experto en salud que entienda y respete su forma de vida y su vegetarianismo, y que utilice solamente hormonas bioidénticas.

LAS PERSONAS MAYORES EN AMÉRICA LATINA Y EL CARIBE

Se calcula que la cantidad de personas mayores en América Latina y el Caribe se duplicará en 2030, cuando este grupo representará 16.7% de la población. La CEPAL plantea que los países hagan frente al fenómeno del envejecimiento con políticas públicas basadas en un enfoque de derechos.

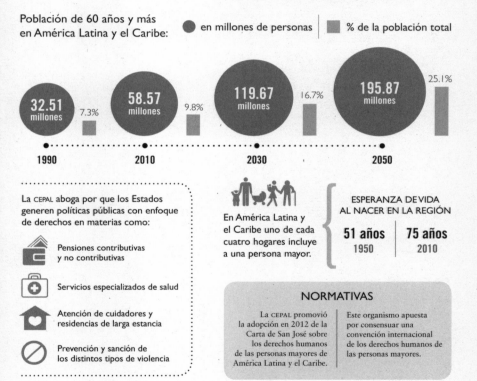

Población de 60 años y más en América Latina y el Caribe:

● en millones de personas   ▓ % de la población total

Año	Millones	%
1990	32.51 millones	7.3%
2010	58.57 millones	9.8%
2030	119.67 millones	16.7%
2050	195.87 millones	25.1%

La CEPAL aboga por que los Estados generen políticas públicas con enfoque de derechos en materias como:

- Pensiones contributivas y no contributivas
- Servicios especializados de salud
- Atención de cuidadores y residencias de larga estancia
- Prevención y sanción de los distintos tipos de violencia

En América Latina y el Caribe uno de cada cuatro hogares incluye a una persona mayor.

ESPERANZA DE VIDA AL NACER EN LA REGIÓN

51 años	75 años
1950	2010

NORMATIVAS

La CEPAL promovió la adopción en 2012 de la Carta de San José sobre los derechos humanos de las personas mayores de América Latina y el Caribe.

Este organismo apuesta por consensuar una convención internacional de los derechos humanos de las personas mayores.

Fuente: Departamento de Asuntos Económicos y Sociales (DESA) de las Naciones Unidas.
Más información en http://www.cepal.org/celade/envejecimiento/.

Carta de los Derechos Generales de las Pacientes y los Pacientes,* que por ley deben respetar médicos/as y hospitales:

1. *Recibir atención médica adecuada.* El y la paciente tienen derecho a que la atención médica se les otorgue por personal preparado de acuerdo con las necesidades de su estado de salud y las circunstancias en que se brinda la atención, así como a ser informados cuando requieran referencia a otro médico.

2. *Recibir trato digno y respetuoso.* El y la paciente tienen derecho a que el médico, la enfermera y el personal que les brinde atención médica se identifiquen y les otorguen un trato digno con respeto a sus convicciones personales y morales, principalmente las relacionadas con las socioculturales, de género, de pudor y de intimidad, cualquiera que sea el padecimiento que presenten, y se haga extensivo a los familiares o acompañantes.

3. *Recibir información suficiente, clara, oportuna y veraz.* Las pacientes y los pacientes, o en su caso la persona responsable, tienen derecho a que la o el médico tratante les brinde información completa sobre el diagnóstico, pronóstico y tratamiento, ésta se exprese siempre en forma clara y comprensible, y se brinde con oportunidad con el fin de favorecer el conocimiento pleno del estado de salud del paciente y sea siempre veraz, ajustada a la realidad.

* Comisión Nacional de Arbitraje Médico (Conamed), Secretaría de Salud.

4. *Decidir libremente sobre su atención*. Las pacientes y los pacientes, o en su caso la persona responsable, tienen derecho a decidir con libertad, de manera personal y sin ninguna forma de presión, aceptar o rechazar cada procedimiento diagnóstico o terapéutico ofrecido, así como el uso de medidas extraordinarias de supervivencia en pacientes terminales.

5. *Otorgar o no otorgar su consentimiento válidamente informado*. Las pacientes y los pacientes, o en su caso la persona responsable, en los supuestos que así lo señale la normativa, tienen derecho a expresar su consentimiento, siempre por escrito, cuando acepten sujetarse, con fines de diagnóstico o terapéuticos, a procedimientos que impliquen un riesgo, para lo cual se les deberá informar en forma amplia y completa en qué consisten los beneficios que se esperan, así como de las complicaciones o eventos negativos que pudieran presentarse a consecuencia del acto médico. Lo anterior incluye las situaciones en las cuales la o el paciente decida participar en estudios de investigación o en el caso de donación de órganos.

6. *Ser tratados con confidencialidad*. Las pacientes y los pacientes tienen derecho a que toda la información que expresen a su médico/a, se maneje con estricta confidencialidad y no se divulgue más que con la autorización expresa de su parte, incluso la que derive de un estudio de investigación al cual se haya sujetado de manera voluntaria, lo cual no limita la obligación del médico de informar a la autoridad en los casos previstos por la ley.

7. *Contar con facilidades para obtener una segunda opinión*. La y el paciente tienen derecho a recibir por escrito la información necesaria para obtener una segunda opinión sobre el diagnóstico, pronóstico o tratamiento relacionados con su estado de salud.

8. *Recibir atención médica en caso de urgencia*. Cuando está en peligro la vida, un órgano o una función, la y el paciente tienen derecho a recibir atención de urgencia por personal médico en cualquier

establecimiento de salud, sea público o privado, con el propósito de estabilizar sus condiciones.

9. *Contar con un expediente clínico.* Tienen derecho a que el conjunto de los datos relacionados con la atención médica que reciban sean asentados en forma veraz, clara, precisa, legible y completa en un expediente que deberá cumplir con la normativa aplicable y, cuando lo soliciten, obtener por escrito un resumen clínico veraz de acuerdo con el fin requerido.

10. *Ser atendidos cuando se inconformen con la atención médica recibida.* Tienen derecho a ser escuchados y recibir respuesta de la instancia correspondiente cuando se inconformen con la atención médica recibida de servidores públicos o privados. Asimismo, tienen derecho a disponer de vías alternas a las judiciales para tratar de resolver un conflicto con el personal de salud.

Cuestionario para mujeres

(El nombre real se mantendrá en confidencialidad; se usarán nombres diferentes sin apellidos.)

Instrucciones: para contestar SÍ, NO o NO SÉ, pon una cruz en cualquiera de esas respuestas y en las preguntas de opciones múltiples, pon una cruz en tantas casillas como consideres necesario para describir lo que observas o piensas.

Edad: _____ años.

Estado civil:

- ☐ casada
- ☐ soltera
- ☐ pareja de hecho
- ☐ poliamorosa

- ☐ comprometida
- ☐ divorciada
- ☐ separada

¿Has estado casada?

	SÍ	NO
Una vez	☐	☐
más de una vez	☐	☐
más de tres veces	☐	☐

¿Tienes hijos? ☐ ☐

Profesión u ocupación: _____

_____.

¿Tienes pareja actualmente?   SÍ   NO
□   □

¿Cuántos años llevan juntos?: _____.

Tu vida erótica es:
□ heterosexual   □ bisexual
□ lésbica   □ poliamorosa
□ no le pongo etiquetas

¿Has reflexionado o leído sobre la menopausia?
SÍ   NO
□   □

¿Cuándo? _____
_____.

Recuerdas cómo vivieron la menopausia:

□ tu madre   □ tu abuela   □ tus tías

¿Te hablaron abiertamente de ella?   SÍ   NO
□   □

¿Qué adjetivos usaban las mujeres adultas de tu entorno para referirse a la
menopausia? _____
_____
_____.

¿Escuchaste a los hombres adultos de tu entorno hablar sobre la menopausia?
SÍ   NO
□   □

Si hablaban de ella lo hacían con:

□ eufemismos   □ burlas
□ preocupación   □ descalificación

¿Puedes dar algunos ejemplos?: _____
_____
_____ .

¿A qué edad fuiste por primera vez al ginecólogo?: _____ años.

¿Te has hecho estudios hormonales?

SÍ   NO
☐   ☐

¿Desde qué edad?: _____ años.

¿Te han afectado algunos de los siguientes signos perimenopausicos o menopáusicos?:

☐ canas
☐ pérdida de cabello
☐ cambios en la piel
☐ aumento de peso
☐ ansiedad
☐ insomnio
☐ resequedad vaginal
    con dolor
☐ fatiga
☐ osteopenia (principios
    de osteoporosis)

☐ arrugas
☐ cambios en tus genitales
☐ disminución de la libido
☐ depresión
☐ irritabilidad
☐ sudores
☐ pérdida de fuerza física
☐ pérdida de memoria
    y concentración
☐ problemas cardiovasculares
    que nunca antes tuviste

☐ enfermedades autoinmunes que nunca antes tuviste

Otros (especifica) _____
_____ .

¿Alguien te habló de la menopausia y sus efectos físicos?

SÍ   NO
☐   ☐

¿Y de sus efectos emocionales?

SÍ   NO
☐   ☐

En caso afirmativo, ¿quién fue?:

☐ amiga   ☐ madre
☐ hermana   ☐ pareja
☐ médico

Otro (especifica) _____ .

¿Has discutido con tus amigas cómo les afectan los cambios hormonales por la edad?

SÍ   NO
☐   ☐

¿Crees que tus amigas entienden plenamente lo que es la menopausia?

SÍ   NO
☐   ☐

¿Sabes algo sobre la andropausia?

SÍ   NO
☐   ☐

¿Puedes enlistar sus aspectos más importantes?: _____
_____
_____ .

¿Alguna vez tu médica/o te recomendó antes de los 30 años prevenir los problemas causados por la menopausia?

SÍ   NO
☐   ☐

¿Qué te dijo?: _____
_____
_____ .

¿Has pensado o piensas que la menopausia se relaciona con la pérdida de la feminidad? (que eres menos mujer si no puedes tener hijos):

☐ alguna vez   ☐ muchas veces   ☐ nunca

¿Te da miedo entrar en la menopausia?

SÍ ☐   NO ☐

¿Por qué?: _____
_____
_____
_____.

¿Te han hecho una histerectomía?

SÍ ☐   NO ☐

En caso afirmativo, ¿te quitaron los ovarios?

SÍ ☐   NO ☐

¿Qué efectos tuvo en ti?: _____
_____
_____
_____.

¿Recibes terapia de remplazo hormonal?

SÍ ☐   NO ☐

En caso afirmativo, ¿sabes si esas hormonas son sintéticas o bioidénticas?

SÍ ☐   NO ☐

¿Desde cuando las tomas?:

☐ hace 1 año   ☐ entre 1 y 3 años
☐ entre 3 y 4 años   ☐ entre 4 y 6 años
☐ más de 6 años

¿Conoces el nombre de las hormonas que tomas en tu terapia de remplazo?

SÍ   NO
☐   ☐

En caso afirmativo, ¿puedes nombrarlas?: _____

_____

_____

_____ .

¿Has pensado acudir a especialistas de salud para prevenir el desgaste psicoemocional por los cambios hormonales?

SÍ   NO
☐   ☐

En caso afirmativo, ¿por qué?:

☐ porque estoy desesperada
☐ porque no me gusta estar así
☐ porque me siento enferma
☐ porque es natural y no tengo por qué tomarlo como algo malo
☐ porque no estoy enferma, ya pasará
☐ porque a mi madre le fue muy mal y me da miedo
☐ porque no me afecta tanto como para arriesgarme a tomar hormonas
☐ porque no creo en las hormonas
☐ porque a mis amigas les ha ido muy bien con el remplazo
☐ porque te rejuvenece
☐ porque a mis amigas les ha ido muy mal con las hormonas

¿Hay historial de cáncer de mama, ovárico o cervicouterino en las mujeres de
tu familia que desaconseje el remplazo hormonal?

SÍ   NO
☐   ☐

¿Aun así te arriesgarías a tomar hormonas?

SÍ   NO
☐   ☐

¿Te has hecho o te harías un estudio genético para saber si tienes predisposición al cáncer?

SÍ ☐   NO ☐

¿Has probado o probarías medicina alternativa y herbolaria antes que el remplazo hormonal bioidéntico?

SÍ ☐   NO ☐

¿Por qué?: _____

_____

_____

_____ .

Crees que la baja de libido por edad es:

☐ sólo un problema físico (hormonal) que se resuelve con hormonas
☐ un problema emocional que necesita atención
☐ ambos
☐ ninguno, es parte de la vida natural de las mujeres
☐ no lo sé

¿Hablaste o hablas con tu pareja respecto a tus cambios emocionales, físicos y hormonales y sus consecuencias?

SÍ ☐   NO ☐

¿Te sientes escuchada y comprendida?

SÍ ☐   NO ☐

¿Tienes miedo a envejecer?

SÍ ☐   NO ☐

¿A qué le tienes miedo respecto a la edad y la menopausia?:

- ☐ disminución o desaparición de la libido
- ☐ desinterés de mi pareja por el contacto físico
- ☐ pérdida de intimidad
- ☐ tener problemas de sequedad vaginal
- ☐ quedarme sola
- ☐ que mi pareja se vaya con alguien más joven
- ☐ deprimirme
- ☐ no sentirme atractiva
- ☐ me asusta la decrepitud

Otro (especifica) _____

_____

_____.

Ser mujer para ti es:

- ☐ algo con lo que se nace; se es mujer o no se es
- ☐ una construcción cultural basada en qué genitales tenemos
- ☐ las dos cosas

Otra (especifica) _____

_____

_____.

¿Crees que la concepción de feminidad cambia con la menopausia?

SÍ ☐   NO ☐

¿Cómo?: _____

_____

_____

_____.

¿Crees que muchas mujeres definen qué tan femeninas son en la medida en que tienen una buena vida sexual y pueden reproducirse?

SÍ ☐   NO ☐

¿Tú coincides con esa definición?

SÍ   NO

☐   ☐

¿Por qué?: _____

_____

_____

_____

_____.

¿Conoces a mujeres que hayan sufrido con la menopausia?

SÍ   NO

☐   ☐

¿A cuántas?: _____.

¿Tú sufres o sufriste con la menopausia?

SÍ   NO

☐   ☐

En caso afirmativo, ¿cómo?: _____

_____

_____

_____

_____.

¿Conoces a mujeres cercanas que se hayan hecho intervenciones (Botox o rellenos faciales) o cirugías plásticas?

SÍ   NO

☐   ☐

Crees que si una mujer acude a las intervenciones estéticas es:

☐ normal   ☐ ridícula

☐ necesita ayuda psicológica   ☐ está en su derecho y no le veo

☐ es víctima de la mercadotecnia   nada de malo

¿Qué harías para sentirte mejor después de los 40 o 50 años?:

☐ tinte en el cabello
☐ cirugía plástica
☐ vaginoplastia
☐ depilación de genitales para
   quitar canas
☐ tomar suplementos para
   sentirme mejor

☐ Botox o rellenos faciales
☐ implantes mamarios
☐ blanqueamiento vaginal
   (aclaramiento de piel)
☐ ejercicio
☐ cambiaría mis hábitos alimentarios
☐ nada, me gusta ser natural

¿Sabías que cada vez más mujeres aceptan inyecciones o injertos (*pellets*) de testosterona controlada para mejorar su libido?

SÍ ☐   NO ☐

¿Tú los usarías?

SÍ ☐   NO ☐

¿Has sentido depresión a partir de los 40 años?

SÍ ☐   NO ☐

Si te deprimieras decidirías:

☐ ir a terapia psicológica
☐ ambas cosas
☐ terapias alternativas

☐ tomar antidepresivos
☐ aguantarme, ya me pasará

Otro (especifica) _____ .

¿Tomas o has tomado medicamentos o remedios para el insomnio?

SÍ ☐   NO ☐

En caso afirmativo:

☐ alopáticos   ☐ naturistas

¿Los hombres saben acompañar a las mujeres en la menopausia?:

☐ muchos ☐ algunos
☐ casi ninguno ☐ ninguno
☐ no lo sé

¿Crees que a las adolescentes les deberían hablar de la menopausia como parte de su educación sexual y reproductiva?

SÍ ☐ NO ☐

¿Crees que hay algo de malo en que una mujer tenga relaciones (casuales o estables) con hombres adultos 15 o 20 años menores que ellas?

SÍ ☐ NO ☐

¿Y un hombre con una mujer 15 o 20 años menor que él?

SÍ ☐ NO ☐

¿Crees que las mujeres en la actualidad viven la menopausia de forma diferente que hace 20 años?

SÍ ☐ NO ☐ NO SÉ ☐

En caso afirmativo, ¿cómo?: _____
_____
_____

¿Te molesta alguna actitud de los hombres o las mujeres sobre la sexualidad desde que vives cambios perimenopáusicos o menopáusicos?

SÍ ☐ NO ☐

En caso afirmativo, descríbela: _____
_____
_____

Cuando te sientes deprimida o triste lo platicas con:

☐ mi pareja
☐ mi mejor amiga
☐ mi madre
☐ con nadie

☐ mi mejor amigo
☐ mi terapeuta
☐ mi padre

¿Has estado o estás enamorada?

SÍ   NO
☐   ☐

Crees que estar enamorada es:

☐ lo mejor que me puede
   suceder
☐ una realización personal
☐ lo que me hace feliz
☐ un dolor de cabeza

☐ una buena manera de no
   estar sola
☐ la mejor manera de vivir
☐ una necesidad de todo ser humano
☐ ya no creo en el amor

Tu vida sexual es:

☐ excelente
☐ regular
☐ no tengo vida sexual

☐ buena
☐ mala

☐ estable
☐ pésima

¿Alguna amiga te ha recomendado que uses hormonas que se venden en farmacia sin receta?

SÍ   NO
☐   ☐

En caso afirmativo, fue para:

☐ mejorar mi cuerpo y bajar de peso
☐ recuperar la energía
☐ quitarme el dolor de la resequedad vaginal

☐ quitarme los bochornos
☐ recuperar mi libido

¿Has utilizado hormonas sin receta médica?

SÍ   NO
☐   ☐

En caso afirmativo, te la recomendó:

☐ una amiga   ☐ mi pareja
☐ un comercial de TV o revista

Otro (especifica) _____

_____.

¿Tienes o has tenido fantasías eróticas con personas de tu mismo sexo?

SÍ   NO
☐   ☐

¿Llevarías a cabo esas fantasías en la vida real si pudieras?

SÍ   NO   NO SÉ
☐   ☐   ☐

Califica en orden de importancia para ti los siguientes aspectos de la vida de pareja (1 es poco importante y 10 es lo más importante):

_____ amor   _____ sexo

_____ comunicación   _____ amistad

_____ compañerismo   _____ sentido del humor

_____ empatía   _____ confianza

_____ fidelidad sexual   _____ destreza erótica

_____ atractivo físico   _____ cultura

_____ intereses comunes

¿Tienes miedo a la vejez?

SÍ   NO
☐   ☐

En caso afirmativo, ¿qué es lo que más te preocupa?:

☐ enfermar   ☐ perder el trabajo
☐ sentirme inútil   ☐ perder la memoria
☐ perder el atractivo físico ☐ perder la libido
☐ quedarme sola   ☐ perder la fuerza física
☐ terminar en un asilo

¿En tu familia hay antecedentes de Alzheimer?

SÍ   NO
☐   ☐

¿Sabes si es hereditario?

SÍ   NO
☐   ☐

Si has convivido o conviviste con tu padre siendo él adulto, ¿notaste algunos cambios en él después de que cumplió 40 años?:

☐ cambio de carácter
☐ ansiedad inexplicable
☐ tendencias suicidas
☐ subida de peso
☐ cometió infidelidades
☐ se hizo intervenciones
   estéticas
☐ le dio insomnio
☐ se volvió gruñón
☐ comenzó a enfermar fácilmente

☐ irritabilidad
☐ depresión
☐ agresividad anormal
☐ se volvió cariñoso o afectivo
☐ se divorció para irse con una mujer
   más joven
☐ se pintó el pelo
☐ se acaloraba fácilmente
   (bochornos)

Otro (especifica) _____ .

¿Consideras que cuidas tu salud y previenes enfermedades previsibles?

SÍ   NO
☐   ☐

¿Crees que la disfunción eréctil por edad es como la pintan los comerciales de TV?

SÍ   NO
☐   ☐

Creo que:

☐ sólo es un problema físico que se resuelve con una pastilla
☐ es un problema emocional que necesita atención
☐ ambos
☐ ninguno
☐ puede ser un problema de salud importante
☐ es producto de la presión social
☐ no sé

¿Puedes referir una anécdota de cuando te percataste de cambios propios de la edad que te llegaron inesperadamente? ¿O un aspecto de la llegada de la menopausia que te afectó de manera especial? (si puedes, narra el momento y las circunstancias en que sucedió):

_____
_____
_____
_____
_____
_____
_____
_____
_____
_____
_____
_____
_____
_____
_____
_____
_____
_____
_____
_____
_____
_____
_____
_____

Cuestionario para hombres

(El nombre real se mantendrá en confidencialidad; se usarán nombres diferentes sin apellidos.)

Instrucciones: para contestar SÍ, NO o NO SÉ, pon una cruz en cualquiera de esas respuestas y en las preguntas de opciones múltiples, pon una cruz en tantas casillas como consideres necesario para describir lo que observas o piensas.

Edad: _____ años.

Estado civil:

☐ casado ☐ comprometido
☐ soltero ☐ divorciado
☐ pareja de hecho ☐ separado
☐ poliamoroso

¿Has estado casado?	SÍ	NO
Una vez	☐	☐
más de una vez	☐	☐
más de tres veces	☐	☐

¿Tienes hij@s? ☐ ☐

Profesión: _____
_____.

¿Tienes pareja actualmente?

SÍ   NO

☐   ☐

¿Cuántos años llevan juntos? _____.

Tu vida erótica es:

☐ heterosexual   ☐ bisexual

☐ homosexual   ☐ poliamorosa

☐ no le pongo etiquetas

¿Has reflexionado o leído sobre la andropausia?:

SÍ   NO

☐   ☐

¿Cuándo? _____.

¿Te has hecho estudios de próstata?

SÍ   NO

☐   ☐

¿Desde qué edad?_____.

¿Cuántas veces te los has hecho?:

☐ una vez al año   ☐ una sola vez

☐ una cada dos años

Otra _____.

¿Te han afectado algunos de los siguientes signos de la edad?:

☐ canas   ☐ arrugas

☐ cambios en tus genitales   ☐ subida de peso

☐ disminución de libido   ☐ depresión

☐ insomnio   ☐ intolerancia al calor (bochornos)

☐ disminución de fuerza física   ☐ pérdida de memoria

☐ cambios de carácter inesperados, como irritabilidad y ansiedad

☐ enfermedades cardiovasculares que nunca antes tuviste

☐ problemas de presión arterial que nunca antes tuviste

¿Alguien te habló de la andropausia y sus efectos físicos?

SÍ ☐   NO ☐

¿Y de sus efectos emocionales?

SÍ ☐   NO ☐

En caso afirmativo, ¿quién fue?:

☐ amigo   ☐ padre

☐ hermano   ☐ pareja

☐ médico   ☐ otro

☐ lo leí buscando información

¿Has discutido con tus amigos cómo les afectan los cambios hormonales por la edad?

SÍ ☐   NO ☐

¿Crees que tus amigos entienden lo que es la andropausia?

SÍ ☐   NO ☐

¿Sabes algo sobre la menopausia?

SÍ ☐   NO ☐

¿Puedes enlistar los aspectos más importantes? _____

_____

_____.

¿Alguna vez tu médico te recomendó prevenir problemas causados por la andropausia?

SÍ   NO

☐   ☐

En tal caso, ¿cómo sería la prevención? _____

_____ .

¿Has pensado en ver a un médico para prevenir el desgaste psicoemocional por los cambios hormonales?

SÍ   NO

☐   ☐

¿Por qué? _____

_____

_____ .

¿Crees que existe la crisis del hombre maduro?

SÍ   NO   NO SÉ

☐   ☐   ☐

¿Has probado Viagra o Cialis?

SÍ   NO

☐   ☐

¿Cuántas veces?:

☐ entre 1 y 3   ☐ entre 3 y 10

☐ entre 10 y 20   ☐ lo uso constantemente

¿Además de la erección, te causó otros efectos colaterales?:

☐ ansiedad   ☐ insomnio

☐ dolor de cabeza   ☐ depresión

☐ resequedad de boca   ☐ mareos

☐ otro

¿Efectos emocionales? _____ .

¿Crees que la disfunción eréctil causada por edad es como la pintan los comerciales de TV?

SÍ ☐   NO ☐

☐ sólo es un problema físico que se resuelve con una pastilla
☐ es un problema emocional que necesita atención
☐ ambos
☐ ninguno
☐ puede ser un problema de salud importante
☐ es producto de la presión social

¿Hablas con tu pareja respecto a tus cambios emocionales/hormonales y sus consecuencias?

SÍ ☐   NO ☐

¿Te sientes escuchado y comprendido?

SÍ ☐   NO ☐

¿Tienes miedo a envejecer?

SÍ ☐   NO ☐

¿A qué le tienes miedo respecto a la edad?:

☐ a la baja o desaparición   ☐ al desinterés de mi pareja por el
   de la libido   contacto físico
☐ a la pérdida de la intimidad   ☐ a tener problemas de la próstata
☐ a quedarme solo   ☐ a deprimirme
☐ a no sentirme atractivo   ☐ me asusta la decrepitud

La masculinidad para ti es:

☐ algo con lo que se nace; se es hombre o no se es
☐ es una construcción cultural basada en qué genitales tenemos
☐ las dos cosas

Otra _____
_____.

¿Crees que a tu pareja o ex parejas les ha importado el tamaño de tu pene?

SÍ   NO
☐   ☐

¿Qué tan importante crees que es el tamaño del pene para tener una vida sexual satisfactoria?:

☐ absolutamente importante
☐ es importante pero no lo único
☐ no importa el tamaño, sino cómo hago el amor

¿Te revisas los testículos como medida de prevención de cáncer?:

SÍ   NO
☐   ☐

¿Desde cuándo lo haces?

☐ desde siempre   ☐ desde que cumplí 45 años
☐ desde que a un conocido   ☐ desde que leí al respecto
   le dio cáncer testicular

¿Crees que muchos hombres definen qué tan masculinos son en la medida en que tienen una buena vida sexual y unos genitales potentes y adecuados?

SÍ   NO
☐   ☐

¿Por qué? _____
_____
_____.

¿Conoces a hombres a quienes les haya dado cáncer prostático?

SÍ   NO

☐   ☐

¿Cuántos? _____ .

¿Qué sentiste cuando te enteraste?:

☐ miedo   ☐ preocupación

☐ empatía   ☐ enojo

☐ angustia

¿Conoces a hombres cercanos que se hayan hecho intervenciones (Botox o rellenos faciales) o cirugías plásticas?

SÍ   NO

☐   ☐

Crees que si un hombre acude a las intervenciones estéticas es:

☐ normal   ☐ ridículo

☐ necesita ayuda psicológica   ☐ está en su derecho y no le ves nada de malo

¿Qué harías para sentirte mejor después de los 45?:

☐ tinte en el cabello   ☐ Botox o rellenos faciales

☐ cirugía plástica   ☐ implantes de pene

☐ levantamiento testicular por cirugía   ☐ depilación de genitales para quitar canas

☐ blanqueamiento anal   ☐ nada, me gusta ser natural

¿Has sentido depresión a partir de los 40?

SÍ   NO

☐   ☐

Si te deprimieras decidirías:

☐ ir a terapia psicológica ☐ tomar antidepresivos
☐ ambas cosas ☐ terapias alternativas
☐ aguantarme, ya se pasará ☐ cambiaría mis hábitos alimenticios
y haría ejercicio

Cuando te sientes deprimido o triste lo platicas con:

☐ mi pareja ☐ mi mejor amigo
☐ mi mejor amiga ☐ mi terapeuta
☐ mi madre ☐ con nadie

¿Has estado o estás enamorado?

SÍ NO
☐ ☐

Crees que estar enamorado es:

☐ lo mejor que me puede ☐ una buena manera de no
suceder estar solo
☐ una realización personal ☐ la mejor manera de vivir
☐ lo que me hace feliz ☐ una necesidad de todo ser humano
☐ un dolor de cabeza ☐ ya no creo en el amor

Tu vida sexual es:

☐ excelente ☐ buena
☐ estable ☐ regular
☐ mala ☐ pésima
☐ no tengo vida sexual

¿Algún amigo te ha recomendado que uses gel de testosterona?

SÍ NO
☐ ☐

En tal caso fue para:

- ☐ mejorar mi cuerpo y bajar de peso
- ☐ para recuperar la energía
- ☐ para fortalecer mis músculos en el gimnasio
- ☐ para recuperar mi libido

¿Has utilizado testosterona en gel?

SÍ ☐ NO ☐

En tal caso:

- ☐ te la recetó el médico
- ☐ mi pareja
- ☐ un amigo
- ☐ un comercial de TV o revista

¿Tienes o has tenido fantasías eróticas con personas de tu mismo sexo?

SÍ ☐ NO ☐

¿Llevarías a cabo esas fantasías en la vida real si pudieras?

SÍ ☐ NO ☐ NO SÉ ☐

Califica en orden de importancia para ti los siguientes aspectos de la vida de pareja (1 es poco importante y 10 es lo más importante):

- _____ amor
- _____ comunicación
- _____ compañerismo
- _____ empatía
- _____ fidelidad sexual
- _____ atractivo físico
- _____ intereses comunes
- _____ sexo
- _____ amistad
- _____ sentido del humor
- _____ confianza
- _____ destreza erótica
- _____ cultura

¿Tienes miedo a la vejez?

SÍ ☐ NO ☐

En tal caso, ¿qué es lo que más te preocupa?:

☐ enfermar   ☐ perder el trabajo
☐ sentirme inútil   ☐ perder la memoria
☐ perder el atractivo físico   ☐ perder la libido
☐ quedarme solo   ☐ perder la fuerza física
☐ terminar en un asilo

Si tuvieras que describir cómo son las mujeres menopáusicas, ¿qué dirías?:

☐ están en crisis   ☐ son inestable
☐ se ponen como locas   ☐ son insoportables
☐ están amargadas   ☐ se avejentan rápido
☐ se quedan sin hormonas   ☐ se deprimen mucho
☐ se vuelven gruñonas   ☐ pierden la libido
☐ engordan   ☐ les puede dar cáncer
☐ se sienten inseguras   ☐ se deprimen y necesitan ayuda
☐ sólo pasan por un cambio   ☐ depende de cada mujer
   hormonal, pero eso es normal ☐ no sé qué decir

¿En tu familia hay antecedentes de Alzheimer?

SÍ   NO
☐   ☐

¿Sabes si es hereditario?

SÍ   NO
☐   ☐

¿En los hombres de tu familia hay antecedentes de cáncer de próstata, testicular, de mama o de otro tipo?

SÍ   NO
☐   ☐

¿Sabes si es hereditario?

SÍ   NO
☐   ☐

¿Te harías estudios para saber si tienes probabilidades de desarrollar esa enfermedad?

SÍ ☐   NO ☐

¿Por qué? _____
_____
_____.

Si has convivido o conviviste con tu padre siendo él adulto, ¿notaste algunos cambios después de que cumplió 40 años?:

☐ cambio de carácter
☐ ansiedad inexplicable
☐ tendencias suicidas
☐ subida de peso
☐ cometió infidelidades
☐ se hizo intervenciones estéticas
☐ se pintó el pelo
☐ se acaloraba fácilmente (bochornos)

☐ irritabilidad
☐ depresión
☐ agresividad anormal
☐ se volvió cariñoso o afectivo
☐ se divorció para irse con una mujer más joven
☐ le dio insomnio
☐ se volvió gruñón
☐ comenzó a enfermar fácilmente

Otro _____ .

¿Crees que a los adolescentes les deberían hablar sobre la andropausia?

SÍ ☐   NO ☐

¿Por qué? _____
_____
_____
_____.

¿Crees que tiene algo de malo que una mujer tenga relaciones casuales o estables con hombres adultos 15 o 20 años menores que ella?

SÍ ☐   NO ☐

¿Por qué? _____ .

¿Y un hombre con una persona igualmente menor que él?

SÍ ☐   NO ☐

¿Por qué? _____
_____
_____ .

Si ves a una mujer con un hombre más joven piensas:

☐ ojalá sea feliz
☐ debería buscarse uno
   de su edad

☐ qué ridícula se ve
☐ no es mi problema, ella es libre de
   hacer lo que le plazca

¿Te molesta alguna actitud de las mujeres sobre la sexualidad desde que vives cambios? (que se enfoquen sólo en la potencia sexual, etc.)

SÍ ☐   NO ☐

¿Qué te molesta? _____
_____
_____
_____ .

¿Estás familiarizado con el concepto de hombre metrosexual?

SÍ ☐   NO ☐

¿Qué opinas sobre los hombres que dedican mucho tiempo a cuidar su apariencia?:

☐ está bien
☐ no me interesa
☐ son buenos modelos a seguir

☐ son ridículos
☐ no le veo nada de malo

Te parece que los metrosexuales son:

☐ hombres normales   ☐ afeminados
☐ raros   ☐ los hombres posmodernos
☐ producto de la mercadotecnia perfectos

Otro (especifica) _____

_____
_____
_____ .

¿Puedes referir una anécdota de cuando te percataste de cambios propios de
la edad que te llegaron inesperadamente? Si puedes, narra el momento y
circunstancias en que sucedió:

_____
_____
_____
_____
_____
_____
_____
_____
_____
_____
_____
_____
_____
_____
_____
_____
_____
_____
_____
_____
_____
_____
_____
_____ .

Agradecimientos

Mi más sincero agradecimiento a todas las personas que desinteresadamente participaron en esta investigación, no solamente revelando la presencia o ausencia de síntomas físicos por los cambios de la edad, sino compartiendo sus sentimientos, angustias, alegrías, opiniones, descubrimientos y necesidades a fin de que otras personas sepan que no están solas en esta aventura de llegar a la edad madura y enfrentar crisis de diversa índole. Ya que algunas de ellas me pidieron que no mencionara su nombre real por razones de privacidad, decidí usar nombres ficticios en todos los casos excepto en aquellos en que expresamente me pidieron que sí las nombrara.

Gracias a los médicos e investigadores científicos —mujeres y hombres— que pacientemente soportaron mis interrogatorios y preguntas persistentes. También a aquellos que me cerraron la puerta en las narices, porque me impulsaron a buscar las más recientes publicaciones científicas para comprender el porqué de su ocultamiento, molestia y connivencia con la industria farmacéutica.

Este libro, como todos los que he publicado, tomó vida y fuerza gracias a los seres amados que están presentes en mi vida en todo momento; entre ellos mi querido compañero del alma Trisna Tesna, quien me acompañó incondicionalmente y me recordó siempre cuán necesario es el amor para seguir adelante. A mi padre Óscar por su cariño solidario, a mis hermanos José, Óscar y Alfredo por su preocupación y solidaridad; a mi hermana Myriam por su sabiduría y sus importantes aportaciones desde la psicología y la medicina holística. A Rocío Díaz por su persistencia en que permita que me cuiden y protejan cuando lo necesito. A María Guadarrama, mi doctora de cabecera. A mis amigos de la mesa alfa: Guillermo, Rubén, Pedro, Javier, Jesús y Fernando, ese grupo de hombres entrañables que durante horas compartieron sus historias, alegrías y dudas con gran generosidad, animando a otros hombres a hablar conmigo sin cortapisas. Al genial Trino que tan generosamente me hizo el honor de ilustrar la puerta de entrada de este trabajo y a Fernanda Álvarez, editora de Penguin Random House.

Mi máxima gratitud a mi amigo del alma, el maestro, biólogo, editor y escritor Eduardo Suárez Díaz Barriga, quien con toda paciencia llevó a cabo una lectura acuciosa de mi manuscrito, contribuyendo con importantes consideraciones, críticas y celebraciones de los aciertos. Su sentido del humor me ayudó a impulsar el mío para que este libro no perdiese la ligereza necesaria. Las múltiples discusiones que mantuvimos sobre los temas aquí tratados me permitieron ahondar en ciertas cuestiones de gran importancia, como la necesidad de promover la perspectiva de género en el análisis de la salud y la medicina.

Agradezco a Paola Munayer su gentileza al diseñar los formatos para trabajar los resultados de mis encuestas; a la siempre efectiva Andrea Montejo, mi agente literaria que nunca permite que se me escapen las buenas ideas; a Karla Peralta, mi asistente, quien pone orden a todo y hace posible mis encierros para escribir y estudiar. A mis maravillosas amigas y amigos que compartieron la encuesta inicial como una cadena en sus redes amistosas, lo cual me permitió llegar a gente de todos los ámbitos; en particular a mi maestra y amiga Mónica Díaz de Rivera. A la periodista Lucía Lagunes, quien persiste en hacer periodismo con perspectiva de género en un país que se niega a entender su importancia. A las Reinas Chulas y a Regina Orozco por su ejemplo, cariño y congruencia para trabajar por una cultura respetuosa de la diversidad. Al doctor Miguel

Lorente Acosta, aliado y amigo querido que persiste en ayudar a los hombres a mirarse al espejo, aunque revisar la masculinidad sea doloroso. A la doctora Fina Sanz por su inagotable sabiduría; a Eduard y Elsa Punset por enseñarnos que la ciencia puede ser divertida y útil a cualquier edad. A todas las autoras y los autores de libros científicos que en estos años me han enriquecido, en especial al escritor y doctor Ben Goldacre, adalid de la transparencia en el mundo de la medicina. A la doctora Beatriz Vanda por acercarme a los diálogos del equipo del Programa de Bioética de la Universidad Nacional Autónoma de México (UNAM), quienes logran educarnos para hacer mejor periodismo de divulgación. A los médicos y científicos que defienden la ética de los cuidados de la salud, y a quienes nos enseñan cada día que todo avance científico debe ir de la mano de una reflexión sobre la vida y los valores.

A mi madre, Paulette, que se hace siempre presente en mi vida; por haberme enseñado a ver el cuerpo, la sexualidad, el placer, el amor y su diversidad como algo gratificante, alegre y natural que nos interconecta, pero sobre todo por educarme para ser una mujer sentipensante y libre.

Glosario

Acetilcolina: neurotransmisor de las neuronas motoras. Abunda en el sistema nervioso central.

Ácido aspártico: también conocido como aspartato, es un neurotransmisor del tallo cerebral y la médula espinal.

Ácidos grasos trans: tipo de ácido graso que se utiliza en la elaboración de pan industrial, platos fritos y margarina. Estos ácidos aumentan la concentración del "colesterol malo" (LDL) y de triglicéridos en la sangre, disminuyendo así el "colesterol bueno" (HDL). Incrementan el riesgo de padecer enfermedades cardiovasculares y provocan obesidad y resistencia a la insulina.

Adenohipófisis: parte frontal de la glándula hipófisis, la cual produce hormonas que regulan a otras glándulas endocrinas del cuerpo, como la tiroides, las suprarrenales y los testículos. También produce hormonas de acción directa como la hormona del crecimiento y la prolactina.

Adrenal: glándulas situadas cada una al lado del riñón y en contacto con él. Están compuestas de dos partes: la corteza, que segrega corticoides, y la médula, que produce adrenalina.

Adrenalina: también conocida como epinefrina, es una hormona y un neurotransmisor que incrementa la frecuencia cardiaca y participa en la reacción de luchar o huir del sistema nervioso simpático. Sólo la producen las glándulas suprarrenales a partir de los aminoácidos fenilalanina y tirosina.

Afrodisiaco: sustancia química que estimula el apetito sexual; se encuentra en productos como guaraná, jengibre, damiana y gingseng.

Aldosterona: hormona esteroide producida por la corteza de la glándula adrenal que ayuda a controlar el equilibrio de agua y sales en el riñón, al mantener el sodio y liberar el potasio del cuerpo. Demasiada aldosterona puede causar hipertensión arterial y retención de líquidos.

Alfa reductasa: la 5 alfa reductasa es una enzima que convierte la testosterona en dihidrotestosterona (DHT), más potente.

Alopecia: pérdida del cabello por razones hereditarias, hormonales, infecciosas o por tratamientos de quimioterapia que debilitan los folículos pilosos.

Alopatía o medicina convencional: medicina de bases científicas que usa remedios que producen efectos contrarios a los de la enfermedad. La alopatía lucha contra la enfermedad.

Alprostadil: comercialmente conocido como Caverjet, es una sustancia química que se inyecta directamente en el pene para mantener erecciones parciales. Se ha demostrado que causa insensibilidad en el pene y lo deja erguido "como una salchicha en el congelador". Está aprobado en varios países para uso médico.

Alzheimer: también llamada demencia senil, es una enfermedad que se caracteriza por la pérdida general de capacidades intelectuales: memoria, juicio y pensamiento abstracto. Los síntomas pueden incluir pérdida del lenguaje, cambios de personalidad, desorientación y apatía. Se puede detectar la propensión a esta enfermedad a través de estudios de genética en laboratorio.

Amígdala cerebral: conjunto de núcleos neuronales situados en los lóbulos temporales del cerebro. Forma parte del sistema límbico y su función principal es participar en la activación y gestión de las emociones.

Aminoácidos: son los componentes fundamentales de las proteínas. Una proteína está formada por una cadena de aminoácidos. Cuando nos alimentamos digerimos las proteínas para absorber sus aminoácidos. Los aminoácidos del cuerpo humanos son alanina, arginina, asparagina, ácido aspártico, cisteína, cistina, ácido glutámico, glicina, histidina, isoleucina, leucina, lisina, metionina, fenilalanina, prolina, serina, treonina, triptofano, tirosina y valina.

Amor: sentimiento hacia otra persona que naturalmente nos atrae y que, procurando reciprocidad en el deseo de unión, nos alegra y da energía para convivir, comunicarnos y crear.

Anabólico esteroide: nombre familiar para las variantes sintéticas de la testosterona. Su nombre correcto es esteroides anabólicos androgénicos (EAA). Esta sustancia promueve el crecimiento muscular. Se puede recetar cuando hay deficiencias de crecimiento en la pubertad o para tratar enfermedades que causan pérdida de músculo, como el sida y el cáncer. Es ilegal usarla para mejorar el rendimiento atlético. Puede ser adictiva.

Análisis sanguíneo: prueba de laboratorio en que se extrae sangre de la vena usando una aguja. Su finalidad es dar lectura a los niveles químicos de ciertos elementos en la sangre: hormonas, minerales, etcétera.

Anatomía humana: ciencia de carácter práctico y morfológico principalmente dedicada al estudio de las formas y estructuras del cuerpo humano.

Androcentrismo: organización del mundo culturalmente construida. Es la visión del mundo y de las relaciones sociales a partir del punto de vista masculino. Sus estructuras económicas y socioculturales se han formulado a partir de la imagen del hombre, percibido fundamentalmente como lo masculino por sobre lo femenino.

Andrógeno: hormona esteroide, como la testosterona o androesterona, que promueve ciertas características masculinas. Las mujeres la producen durante la ovulación.

Andropausia o viripausia: equivalente masculino de la menopausia. Conlleva cambios físicos y emocionales relacionados con el desequilibrio hormonal. A esta etapa también se le llama viripausia porque disminuyen las características de virilidad, como la fertilidad, la masa muscular y la fuerza física. Se caracteriza por la pérdida fisiológica de la función testicular, cuya consecuencia son los desequilibrios hormonales. En ella hay cambios de carácter, irritabilidad, insomnio, depresión, pérdida de masa muscular, riesgos de osteoporosis y enfermedades cardiovasculares, entre otras.

Anemia: condición marcada por la deficiencia de glóbulos rojos o hemoglobina y trae como resultado debilidad y palidez. La anemia aplásica se da cuando la médula ósea es incapaz de producir células sanguíneas.

Anfetaminas: grupo de drogas que estimula el sistema nervioso central. Sus efectos son elevación de la presión sanguínea, del ritmo cardiaco y de otras funciones metabólicas.

Angina de pecho: se produce cuando las necesidades de riego sanguíneo al corazón no son cubiertas por las arterias coronarias. Causa dolor torácico que irradia al brazo izquierdo y da sensación de ahogo. Esto es común en personas menopáusicas y andropáusicas que tienen las arterias del corazón parcialmente obstruidas o endurecidas por la arteriosclerosis y otros problemas de salud.

Anorexia: trastorno de la alimentación caracterizado por una intensa pérdida de peso autoinducida y un profundo miedo a engordar. Es un trastorno psicológico del tipo afectivo o emocional. Lo sufren tanto mujeres como hombres.

Anorgasmia: falta de orgasmo durante el acto sexual. Sucede en hombres y mujeres y puede tener orígenes tanto fisiológicos (anatómicos) como hormonales y psicológicos. La **anafrodisia** es la falta de deseo sexual.

Ansiedad: angustia, aprehensión o inquietud mental ocasionada por miedo al peligro o a la desgracia real o imaginaria. Sus respuestas fisiológicas suelen ser tensión, dificultad respiratoria, aumento de sudoración, taquicardia, temblores, agitación y conductas evasivas.

Antidepresivo: fármaco que se utiliza para combatir la depresión. Hay más de treinta de éstos en el mercado. Los más utilizados son los ISRS (leves) y los antidepresivos tricíclicos (moderadas y graves), y los IMAO (para quienes no responden a los anteriores). Los ISRS sirven para ansiedad y depresión al inhibir la recaptación de serotonina; los tricíclicos aumentan la producción de los neurotransmisores serotonina y noreprinefrina, mientras que el IMAO inhibe la degradación de estos mismos neurotransmisores. Todos ellos tienen efectos secundarios de inhibición de la libido, y algunos son sedantes y pueden afectar el sistema cardiovascular.

Aromatasa: enzima o complejo de enzimas que promueven la conversión de testosterona en estrógeno (como el estradiol).

Arteriosclerosis: endurecimiento en la pared de las arterias, con proliferación de placas de ateroma que son cúmulos de grasa, colesterol y otras sustancias, como metales pesados. Dificulta la circulación sanguínea y predispone a trombosis, angina de pecho, infarto, apoplejía, isquemia de arterias de extremidades, etcétera.

Autoinmunidad: las enfermedades autoinmunes son aquellas en que el cuerpo no reconoce sus propios tejidos y los ataca como una respuesta inmunitaria. De la población con enfermedades autoinmunes, 75% son mujeres. Estas enfermedades pueden estar en cualquier sistema orgánico: el sistema nervioso, endocrino, gastrointestinal, hepático, de tejidos y sangre.

Axón: prolongación larga de una neurona que transmite el impulso nervioso hacia su extremo. Se conecta con las dendritas de las neuronas receptoras mediante sinapsis.

Balanitis: inflamación de la piel que cubre la punta del pene (bálano). Es causada por falta de higiene o por relaciones sexuales anales sin condón; puede ser por bacterias, virus u hongos. Síntomas: dolor y enrojecimiento del prepucio, erupciones en el glande, secreción y olor fétido. **Diabética**: cuando la inflamación es causada por exceso de azúcares en la orina de una persona con diabetes.

Bartolino, glándulas de: son dos pequeñas glándulas situadas en los laterales de la entrada de la vagina. Su función es secretar lubricante durante la excitación para facilitar la penetración o el goce orgásmico al tacto con el punto G. Incrementa su secreción en ciertas fases del ciclo menstrual y cuando hay tocamientos adecuados durante el escarceo previo al coito.

Bilirrubina: sustancia que proviene principalmente de la degradación de la hemoglobina de los glóbulos rojos una vez que han logrado su función. El hígado es el encargado de eliminar la bilirrubina a través de la bilis (líquido amarillento) que llega al intestino delgado y es secretada en las heces. Cuando ésta se acumula en el cuerpo causa **ictericia** o amarillamiento de la piel y las mucosas.

Bioética: rama ético-filosófica de las ciencias médicas que se ocupa de promulgar los principios que debería observar la conducta de los individuos en el campo de la investigación y la práctica médicas. Es una disciplina que por definición unifica la vida y los valores. Su objeto de estudio y atención se extiende hacia los problemas morales (laicos) que presenta la interacción con los animales y el medio ambiente.

Bioidéntica: se llama hormonas bioidénticas a las sustancias que tienen la misma estructura molecular que aquellas producidas por el cuerpo de forma natural y que generan exactamente las mismas respuestas fisiológicas que las hormonas naturales. Deben dosificarse con precisión y luego de estudios individuales.

Biología molecular: área de la biología que estudia los procesos biológicos, la estructura y las funciones de los seres vivos a nivel macromoléculas celulares. Es una disciplina híbrida entre la bioquímica y la genética.

Biomedicina: especialidad cuyo objetivo fundamental es investigar los mecanismos moleculares, bioquímicos, celulares y genéticos de las enfermedades humanas.

Bioquímica: área de la biología que estudia la composición química de los organismos vivos y las reacciones químicas que se producen en ellos.

Botox o toxina botulínica: neurotoxina producida por la bacteria *Clostridum botulinum*. Actúa inhibiendo la transmisión neuromuscular en las sinapsis nerviosas. En medicina se utiliza para tratar enfermedades neurológicas (como las distonías focales). En tratamientos estéticos se usa temporalmente contra las arrugas de frente y ojos, así como contra la sudoración excesiva de pies y manos.

Bulimia: trastorno alimentario compulsivo que impulsa a comer grandes cantidades de comida sin tener apetito. Va acompañada por ataques de náuseas y vómitos por indigestión o inducidos manualmente. La persona con bulimia frecuentemente está necesitada de afecto y tiene dificultad para enfrentar situaciones difíciles. Se presenta en hombres y mujeres.

Calcio: es el mineral más abundante en el cuerpo. Aunque 99% se encuentra en los huesos también interviene en forma de ion ($Ca2+$) en funciones importantes: participa en el buen funcionamiento de los músculos, regula el tránsito de nutrientes en las membranas celulares y es necesario para que se produzca una correcta coagulación sanguínea. Las personas con menopausia y andropausia pierden calcio, lo que tiene efectos negativos en todo el organismo.

Cáncer: multiplicación acelerada y descontrolada de un grupo de células de una parte del organismo. Al proliferar, las células cancerígenas forman un tumor que acaba invadiendo y desplazando a otros tejidos sanos del cuerpo, llegando a causar la muerte si no se trata a tiempo.

Cardiopatía: enfermedad del corazón.

Carga genética: número medio de genes alterados en un grupo de personas. Incluye los genes heredados de antepasados así como los genes mutados en la última generación.

Catecolamina: compuesto químico constituido por una molécula de catecol y una porción de grasa de una amina. El cuerpo fabrica unas catecolaminas cuya función como neurotransmisores es fundamental: dopamina, epinefrina y norepinefrina.

Célula: unidad básica estructural de todos los organismos vivos.

Células de sangre: los glóbulos blancos se llaman leucocitos, los glóbulos rojos eritrocitos. Las plaquetas son pedazos diminutos de célula que se produce cuando se rompe una célula grande de la médula ósea. Las plaquetas ayudan a formar coágulos en la sangre para hacer más lento o impedir el sangrado.

Cerebro: es la parte más evolucionada y grande del encéfalo. En el cerebro se dan la cognición, el pensamiento y las emociones; también la memoria y el lenguaje. Tiene dos hemisferios, cada uno con cuatro lóbulos: frontal, temporal, parietal y occipital. El hemisferio izquierdo aloja las funciones analíticas y lógicas, y es utilizado para resolver problemas que requieren procesamientos secuenciales. El derecho es intuitivo y espontáneo, y se usa para resolver problemas que requieren de comprensión global.

Cialis: fármaco que produce la erección en el hombre. Su principio activo es el tadalafil. Se diferencia del **Viagra** en que su efecto es más prolongado y puede funcionar hasta durante 36 horas después de haberlo tomado. Ambos aumentan el flujo sanguíneo del pene mediante la relajación de las arterias de éste y de la musculatura lisa del cuerpo cavernoso. No sirve para quienes han perdido la libido ni para las mujeres. **Levitra** es el tercer fármaco de este tipo, cuyo activo es el vardenafilo; su acción es más rápida que la de los anteriores. Ninguno puede tomarse en caso de enfermedades cardiovasculares ni tiene utilidad para las mujeres. Debe tomarse bajo supervisión médica.

Circulación linfática: el sistema linfático es una especie de carretera que sube y baja por el cuerpo a manera de telaraña, conformada por ganglios y un conjunto de capilares y conductos muy finos que salen de los tejidos y desembocan en los vasos linfáticos. La linfa limpia las sustancias de desecho, o tóxicas, atrapadas en los tejidos. Los masajes de drenaje linfático, para un desecho más rápido, tienen como propósito ayudar a la linfa a salir junto con las toxinas a las venas subclavias, que las llevan al torrente sanguíneo.

Cistocele: trastorno consistente en que la vejiga urinaria sufre una protrusión o hernia y se mueve hacia la pared anterior de la vagina; se debilitan los tejidos y las fascias que sostienen la vejiga, lo que hace que ésta se desplace o "caiga" hacia abajo. Es un trastorno frecuente en mujeres con muchos partos, de más de cuarenta años o como consecuencia de la menopausia. También se dan los cistoceles en varones, cuando una vena varicosa en el interior de la bolsa testicular se hernia y es estrangulada; pueden ser muy dolorosos y suceden más en hombres andropáusicos.

Climaterio: clínicamente se denomina así al periodo que va del momento en que la mujer ha dejado de menstruar y su adaptación a la ausencia de producción de hormonas. Las fases son: *1.* Perimenopausia; *2.* Menopausia; *3.* Climaterio, y *4.* Posmenopausia. Sin embargo, popularmente se utiliza la palabra menopausia para designar el periodo general que va del fin de las menstruaciones a la posmenopausia.

Clítoris: órgano sexual pequeño, carnoso y eréctil situado en la parte superior de la vulva. Su función es proporcionar placer sexual a la mujer mediante sus más de ocho mil terminaciones nerviosas. El clítoris está unido a los labios menores de la vulva, que lo recubren parcialmente; es extremadamente sensible a la estimulación directa, y cuando se excita puede adquirir hasta tres veces su tamaño.

Colágeno: proteína gelatinosa formada por pequeñas fibrillas. Tenemos colágeno en los tendones, ligamentos y fascias, así como en piel, uñas y huesos. El colágeno es secretado por unas células llamadas fibroblastos. Con la edad perdemos producción natural de colágeno, y sus consecuencias son dolores articulares, resequedad de uñas y piel, así como pérdida de elasticidad en la piel de todo el cuerpo.

Cortisol: hormona esteroide producida por la glándula adrenal. Se libera como respuesta al estrés. Sus funciones principales son incrementar el nivel de azúcar en la sangre y metabolizar grasas, proteínas y carbohidratos; mantiene la presión sanguínea. También se le conoce como hidrocortisona.

Crisis de la edad madura o mediana edad: periodo de estrés psicológico y cambios fisiológicos que ocurre en la mediana edad; puede ser desatada por la menopausia o la andropausia.

Da-huang: raíz de la planta del mismo nombre que se utiliza por sus efectos anticancerosos y antiinflamatorios. También se le llama ruibarbo.

Daidzeína: isoflavona que se encuentra en los productos de la soya. El Instituto Nacional del Cáncer de Estados Unidos lleva a cabo pruebas para utilizarlo en la prevención del cáncer.

Danazol: hormona sintética que es un tipo de andrógeno; se utiliza para tratar la endometriosis. Está en avaluación para tratar cáncer de endometrio.

Degenerativo: los procesos degenerativos causan 90% de las enfermedades en personas adultas, entre ellas enfermedades del corazón, la mayoría de los cánceres, diabetes de la edad adulta, embolias, hipertensión arterial, osteoporosis, glaucoma, osteoartritis y trastornos autoinmunes.

Densidad mineral ósea (DMO): medida de la cantidad de minerales (calcio y fósforo) que contienen los huesos. El estudio de densitometría ósea se debe llevar a cabo en mujeres y hombres para diagnosticar osteoporosis, determinar si los tratamientos contra la pérdida ósea son efectivos y calcular la probabilidad de que los huesos se quiebren.

Depresión: estado mental que se caracteriza por sentimientos permanentes de tristeza, desesperación, pérdida de energía, sentimientos de inutilidad, pérdida de la capacidad para disfrutar y sentir placer, y dificultad para desenvolverse en la vida cotidiana normal.

Dermoabrasión: tratamiento que se emplea para suavizar la piel y mejorar el aspecto de cicatrices profundas y arrugas. Se adormece la piel y se aplica una lija de alta velocidad (microdermoabrasión) que pule la piel extrayendo la capa superior de ésta.

Deshidrogenasa láctica (LDH): pertenece al grupo de enzimas que se encuentran en la sangre y otros tejidos del cuerpo y que participan en la producción de energía en las células. Su cantidad elevada en la sangre puede ser signo de daño en tejidos y de algunos tipos de cáncer y otras enfermedades.

Deslorelina: sustancia que está en estudio para el tratamiento de cáncer. Bloquea las hormonas sexuales elaboradas por los ovarios y los testículos. Es un tipo análogo a la hormona liberadora de gonadotropina.

Desnutrición: afección que se presenta cuando no se obtienen calorías suficientes y la cantidad adecuada de nutrientes principales, como vitaminas y minerales que se necesitan para una buena salud. Una mala alimentación, los trastornos alimentarios y los tratamientos de cáncer pueden causar desnutrición.

Desequilibrio hormonal: exceso o escasez de una o varias hormonas que ayudan al cuerpo a funcionar como debe. Un desequilibrio desatendido puede causar enfermedades y síntomas físicos y emocionales.

Dexametasona: esteroide sintético (similar a hormonas esteroides producidas naturalmente por la glándula suprarrenal); se usa para tratar la leucemia y el linfoma y puede emplearse en tratamientos de otros cánceres.

DHEA **(dehidroepiandrosterona)**: hormona natural producida por las glándulas suprarrenales; a partir de la DHEA el cuerpo produce testosterona y estrógenos. Durante el orgasmo el nivel de esta hormona es hasta cinco veces mayor de lo normal. Se ha puesto de moda porque se relaciona con la juventud, el incremento de la masa ósea y el aumento del apetito sexual. En algunos países se considera fármaco y en otros suplemento alimenticio. Se mide en estudios de sangre para saber cómo funcionan las suprarrenales.

DHT **(dihidrotestosterona)**: hormona elaborada con la testosterona de la próstata, los testículos y otros tejidos. Es necesaria para desarrollar y mantener las características masculinas, como vello facial, voz profunda y ciertos músculos. Las concentraciones altas de DHT pueden

aumentar el crecimiento del cáncer de próstata y hacer que su tratamiento sea más difícil.

Diabetes: cualquiera de las distintas enfermedades por las que los riñones elaboran una gran cantidad de orina. Por lo general se refiere a la
diabetes mellitus, por la que hay también una concentración alta de
glucosa (un tipo de azúcar) en la sangre porque el cuerpo no produce
suficiente insulina o no la consume de la forma adecuada. La diabetes insípida central se debe a un trastorno en la glándula hipófisis. La
diabetes mellitus es una enfermedad hereditaria, causada por un gen
recesivo que impide que el páncreas produzca suficiente hormona
insulina.

Diagnóstico: proceso por el cual se identifica una enfermedad o trastorno
por sus signos y síntomas.

Diálisis: proceso mediante el cual se filtra la sangre de forma artificial
debido a que los riñones no pueden hacerlo naturalmente.

Dieta blanda: dieta que consta de alimentos que al cocinarlos se tornan
blandos y pueden hacerse papilla fácilmente. Carece de grasas y es-
pecias.

Dietilestilbestrol (DES): forma sintética de hormona estrógeno que se recetó a las mujeres embarazadas para prevenir abortos espontáneos
entre 1940 y 1971. Puede aumentar el riesgo de cáncer de útero, ovarios y mama. También se ha relacionado con un aumento del riesgo
de contraer carcinoma de células de la vagina y el cuello uterino en las
mujeres que fueron expuestas al DES en el útero materno.

Dietista: profesional de la salud que se especializa en nutrición y que
ayuda en la elección de la dieta alimentaria adecuada para cada persona. También se le llama nutricionista.

Digestión: proceso de descomponer y transformar los alimentos en sustancias que el cuerpo usa para disponer de energía, para el crecimiento de los tejidos y su reparación.

Diindolimetano (DIM): sustancia que se utiliza para el tratamiento de
cáncer de próstata y la prevención del cáncer de cuello uterino. Se
encuentra en las verduras crucíferas: brócoli, coles de Bruselas, coliflor
y col morada.

Discriminación de género: toda distinción, exclusión o restricción basada en el sexo que tenga por objeto menoscabar o anular el reconocimiento, goce o ejercicio de derechos por parte de la mujer o del hombre sólo por ser mujer u hombre. Debido al androcentrismo, la discriminación de género es más común contra las mujeres.

Disfunción: estado anormal del funcionamiento. **Eréctil**: dificultad en alcanzar o mantener la erección del pene.

Displasia: células que parecen anormales bajo el microscopio pero que no son cancerosas.

Dolor: sensación molesta y aflictiva de una parte del cuerpo por causa interior o exterior que causa estrés, incomodidad, angustia e incluso agonía. Es un mecanismo protector que induce a la persona que lo sufre a remover o frenar la fuente del malestar.

Dopamina: neurotransmisor del sistema nervioso central. Juega un papel importante en dar recompensas de placer, gozo y refuerzo de ciertas conductas (relacionadas con adicciones y emociones), en la memoria y el control motor. Es un precursor de la noradrenalina y de la adrenalina. Su producción es vital en los patrones de sueño, el aprendizaje, la capacidad de atención, el humor y la motivación. Es el principal regulador de la secreción de prolactina. Participa en experiencias naturalmente gratificantes, como la alimentación y el sexo. Cocaína, nicotina y anfetaminas incrementan la producción de dopamina en el cerebro.

Doxazosina: medicamento para tratar la presión arterial alta y los problemas urinarios causados por la próstata agrandada. Relaja el tejido muscular de los vasos sanguíneos y la próstata.

Dula: la palabra griega original significa *mujer que sirve*. Se le conoce como asistente de parto. Su labor es proveer apoyo emocional a las mujeres embarazadas y parturientas así como a su familia, siempre guiada por la partera o el médico. En algunos países se certifican y cada vez son más reconocidas.

Ecografía: procedimiento en el que se usan ondas de sonido de alta energía para observar los tejidos y órganos del cuerpo.

EDTA **(ácido etilendiaminotetraacético)**: es un aminoácido, sustancia química que se adhiere a los iones de ciertos metales, como calcio, hierro, magnesio y plomo. Se inyecta en un suero para llevar a cabo una quelación, a fin de desechar metales tóxicos que no pueden ser metabolizados por el cuerpo. La quelación con EDTA previene coágulos de sangre y quita síntomas de artritis reumatoide.

Emoción: unidad de información alojada en el cerebro. Produce estados afectivos que aparecen en forma súbita y que van acompañados de cambios conductuales, fisiológicos y hormonales. Las emociones tienen origen innato (nacemos con ellas) pero están influidas por el contexto y la experiencia personal. Se llama **cerebro emocional** a la zona compuesta por el sistema límbico, el cual se activa con rapidez ante los estímulos; sigue la lógica asociativa y un pensamiento categórico. Su correlato es el **cerebro racional**, que establece vínculos entre causas y efectos, reevalúa las situaciones y cambia sus conclusiones para hacernos tomar decisiones.

Endocrino: perteneciente o relativo a las hormonas y secreciones internas. Las glándulas endocrinas son órganos que elaboran y procesan hormonas y las vierten directamente en la sangre para que lleguen a otro órgano o tejido y así excitar o inhibir su desarrollo y funcionamiento.

Endometriosis: presencia del revestimiento uterino en otros órganos pélvicos, especialmente caracterizado por la formación de quistes y adherencias con cólicos.

Enfermedad de Addison: patología en que las glándulas adrenales no funcionan adecuadamente; entre otros efectos, produce una inestabilidad del sistema hormonal.

Envejecimiento: proceso multidimensional de cambio físico, psicológico y social que se da por el transcurso del tiempo. Pérdida progresiva de propiedades y funciones de diversos órganos y tejidos; conduce a la muerte.

Equidad: la igualdad legal que respeta las diferencias biológicas.

Estradiol: la hormona femenina más poderosa que se produce de forma natural. Es una hormona estrogénica secretada por los ovarios que es utilizada en tratar las deficiencias de ciertas condiciones de la menopausia y posmenopausia.

Estriol: hormona estrogénica que se hace presente en la orina durante el embarazo.

Estrógeno: una de las distintas hormonas esteroides producidas principalmente por los ovarios, encargadas del desarrollo y mantenimiento de las características sexuales secundarias. Lo producen y necesitan los hombres también.

Estrona: hormona estrogénica producida por los folículos ováricos.

Fatiga adrenal: trastorno de salud en el cual las glándulas adrenales están exhaustas y son incapaces de producir las cantidades adecuadas de hormonas. También se le denomina insuficiencia adrenal.

Feminismo: vocablo proveniente del francés, establecido a principios del siglo XIX para designar a quienes defendían los derechos de la mujer. Es un concepto con variadas acepciones, que básicamente aluden a la opción y acción política para cambiar la condición de subordinación y discriminación de la mujer, como requisito ineludible para el desarrollo pleno de sus potencialidades y el logro de la equidad y la igualdad entre los sexos.

Feromonas: sustancias químicas comunicantes de carácter hormonal que al transportarse por el aire desencadenan reacciones y conductas de tipo sexual. Las feromonas son un medio de comunicación muy importante entre los insectos y, según algunos científicos, tienen gran impacto entre los seres humanos.

Fisiología humana: rama de la medicina que explica los factores físicos y químicos responsables del origen, el desarrollo y la progresión de la vida.

Fitoestrógenos: grupo de sustancias químicas que se encuentran en los vegetales y que son similares a los estrógenos humanos. Su presencia directa en las plantas es mínima —excepto en la soya— y se requieren grandes cantidades procesadas para aplicar con ellos tratamiento estrogénico.

Fitoterapia: terapia para abatir algunos síntomas de la perimenopausia y la menopausia, que consiste en la ingesta de estrógenos naturales e isoflavonas (estrógenos de la soya), plantas medicinales como la cimífuga (*cohosh negra*), efectiva en aminorar síntomas como sofocos, depresión y dolencias reumáticas. Muchos suplementos "para la mujer" contienen capsulas de cimífuga y soya. En el caso de la raíz de *wild yam* o camote silvestre, se requiere un procesamiento químico para que el cuerpo humano la pueda asimilar como estrógenos.

Ganglios: agrupación de células que forman un ovillo. Tenemos: *1*. Ganglios nerviosos, que forman parte del sistema nervioso periférico, y *2*. Ganglios linfáticos, que filtran la linfa y participan en el sistema inmunológico.

Gen: unidad funcional de ADN (ácido desoxirribonucleico, que contiene instrucciones genéticas usadas en el desarrollo y funcionamiento de todos los organismos vivos), encargado de codificar el ARN (ácido ribonucleico), responsable a su vez de las etapas intermedias para fabricar proteínas. El gen es una unidad de información dentro del genoma humano.

Género: conjunto de rasgos asignados a hombres y mujeres que son adquiridos en el proceso de socialización. Son las responsabilidades, pautas y comportamientos, gustos, expectativas, temores y actividades que la cultura asigna en forma diferenciada a hombres y mujeres, es el *modo cultural* de ser femenina o ser masculino.

Genética: rama de la biología que estudia la herencia biológica que se transmite de generación en generación.

Genoma humano, proyecto del: proyecto tecnocientífico fundado en 1990 con duración de quince años. Contó con una inversión inicial de 3 000 millones de dólares y la participación de científicos de diferentes países. El genoma humano está compuesto por aproximadamente 25 000 genes distintos; cada uno contiene códigos de información para la síntesis de una o varias proteínas. El genoma de cualquier persona (excepto el de gemelos idénticos) es único.

Geriatría: estudio de la vejez y terapia de sus enfermedades. Los geriatras atienden a personas ancianas que necesitan asistencia médica especializada.

Ginecomastia: agrandamiento anormal de una o las dos mamas en el hombre. Es un trastorno que puede ser causado por exceso de prolactina en la sangre, un desequilibrio hormonal, un tumor hipofisiario o testicular o un tratamiento con estrógenos.

Ginkgo biloba: planta medicinal que se usa para trastornos ligados al proceso de envejecimiento, arteriosclerosis, déficit de memoria, várices, disminución del riego cerebral, etc. Sus ginkgoflavonoides son eficaces para potenciar la circulación sanguínea periférica, en especial la cerebral. Se puede consumir en extracto, pastillas o polvo.

Ginseng: planta cuya raíz se utiliza en medicina china para insuflar energía y vitalidad. Popularmente se le considera un afrodisiaco. Se consume para aliviar agotamiento físico y mental, estrés e infecciones virales. Es un estimulante circulatorio que vigoriza el sistema reproductor.

Glándula: órgano del cuerpo cuya función es sintetizar sustancias para después secretarlas; la liberación de estas sustancias puede ser dentro del torrente sanguíneo o en el interior de alguna cavidad corporal. Las glándulas endocrinas secretan sustancias a la sangre (páncreas, tiroides, hipotálamo, hipófisis, ovarios, etc.). Las glándulas exocrinas secretan sustancias a la superficie del cuerpo o hacia la cavidad de un órgano (glándulas cebáceas, sudoríparas de la piel, etcétera).

Glucemia: la hiperglucemia es cuando hay exceso de concentración de azúcar en la sangre, síntoma característico de la diabetes. La hipoglucemia es la disminución de glucosa en la sangre debido generalmente a una alimentación desordenada.

Glucosa: azúcar simple que el cuerpo humano y otros seres vivos usan como fuente principal de energía para las células.

Hemorroides: várices situadas en el esfínter anal. Son dilataciones venosas en el ano que provocan dolor, ardor, escozor y picor al evacuar, acompañados a veces de sangrado. Pueden ser internas o externas. Empeoran con la edad por trastornos digestivos, estreñimiento, sobrepeso y problemas circulatorios.

Hidrocele: acumulación de suero en el interior de una cavidad o conducto del cuerpo, formando un pequeño globo de líquido. El *hidrocele testis* es la acumulación excesiva de fluido en la túnica del testículo o el cordón espermático.

Hiperplasia prostática benigna (BPH, por sus siglas en inglés): también conocida como hiperplasia nodular, es el incremento del tamaño de la próstata en los hombres de mediana edad. La inflamación causa deseos de orinar constantemente, baja presión de chorro, incontinencia y goteo de orina, así como molestias durante la eyaculación o erecciones débiles. También se le llama adenoma de próstata.

Hipertensión arterial: se da cuando la sangre circula por las arterias a una presión mayor que la considerada normal y apropiada para la salud. Es peligrosa porque, aunque no presenta síntomas a largo plazo, perjudica el sistema cardiovascular y órganos del cuerpo, como los riñones. Las arterias se vuelven más rígidas y el corazón trabaja cada vez más forzado. Es más común después de los cuarenta años y si no se atiende puede terminar en infarto cardiaco, ceguera, pérdida de las funciones del riñón y accidentes cerebro-vasculares.

Hipertiroidismo: producción patológicamente excesiva de hormona tiroidea.

Hipocampo: órgano del cerebro relacionado con la consolidación de la memoria a corto plazo en memoria de largo plazo. También se lo vincula con la memoria de las relaciones espaciales del entorno. Forma parte del sistema límbico.

Hipófisis: glándula endocrina situada en la base del cerebro, conectada al hipotálamo. Tiene importantes funciones reguladoras; controla el desarrollo del cuerpo, el funcionamiento de órganos y otras glándulas endocrinas. Produce hormonas que regulan a otras glándulas así como la prolactina, la hormona de crecimiento, la vasopresina y la oxitocina, entre otras.

Hipotálamo: glándula hormonal del tamaño de un guisante que se encuentra en el centro del cerebro. Controla y regula a las demás glándulas. Regula los niveles de energía del cuerpo, los ciclos del sueño, la temperatura, la presión sanguínea, la función muscular, el sistema inmunológico, el comportamiento sexual y el hambre.

Hipotiroidismo: actividad deficiente o débil de la glándula tiroidea.

Histerectomía: extracción quirúrgica de una parte o de todo el útero.

Holístico: perteneciente o relativo a un todo, al conjunto de algo. Por ejemplo, la medicina holística, que considera la capacidad de sanación del organismo en su conjunto (psiconeuroinmunológico, ambiental y orgánico).

Homotoxicología: ciencia que estudia las enfermedades y el tratamiento biológico de las mismas a partir de los principios fundamentales de la homeopatía. Es una rama de la medicina natural y de la medicina biológica; utiliza medicamentos homeopáticos y toxinas endógenas.

Hormona de crecimiento (GH): es segregada por la glándula pituitaria. Se encarga del crecimiento, la reparación del cuerpo y activa el sistema inmunológico. Cuando baja la producción de esta hormona se reducen las defensas inmunitarias y es más fácil enfermar.

Hormona foliculoestimulante: hormona gonadotrópica de la glándula pituitaria que estimula los folículos en los ovarios e induce la formación de esperma en los testículos.

Hormona gonadotropina: grupo de hormonas secretadas por la hipófisis que estimulan la función de las gónadas (testículos y ovarios).

Hormona luteinizante: producida por el lóbulo interior de la glándula pituitaria, estimula el desarrollo del cuerpo lúteo en la mujer y la producción de testosterona en los testículos masculinos.

Hormonas: son sistemas de soporte químico, sustancias de acción especializada o mensajeros químicos secretados por glándulas que se encuentran a lo largo de nuestro cuerpo. Las hormonas secretadas por el sistema endocrino son poderosas herramientas para mantener la salud y contribuyen a todos los procesos del cuerpo, incluyendo la reparación celular, el metabolismo, el deseo sexual y la adaptación al estrés. Fortalecen las funciones del sistema inmunológico y las funciones mentales (memoria, concentración, etc.), y son vitales para que el cuerpo produzca energía. Las hormonas se dividen químicamente en tres grupos: fenólico (adrenalina y tiroxina), esteroide (hormonas suprarrenales y genitales) y proteico (hormonas hipofisiarias, pancréatica y paratifoidea).

Hueso: cada una de las piezas duras y resistentes que conforman el esqueleto de los animales vertebrados. Los huesos están formados por tejido conectivo duro, denso y ligeramente elástico. En el interior de los huesos hay un tejido esponjoso con vasos sanguíneos y nervios.

Imagen corporal: representación mental, ya sea real o irreal, del propio cuerpo. Se construye a partir de la percepción de uno mismo, de la interacción con los demás, de los estereotipos sociales y de las interacciones de emociones, actitudes, experiencias, recuerdos y fantasías.

Impotencia: incapacidad de un varón adulto para conseguir una erección. La impotencia anatómica se debe a un defecto físico en el pene; la atónica a un trastorno neuromuscular; la funcional a causas psicológicas, y la hormonal a trastornos endocrinos.

Impulso sexual: necesidad fisiológica de tener actividad sexual.

Índice de masa corporal (IMC): fórmula para comprobar si se tiene o no se tiene el peso correcto. Se obtiene dividiendo el cuadrado de la estatura en metros entre el peso (masa) en kilogramos. Un IMC menor de 18.5 indica un peso inferior al recomendado, y uno de entre 18.5 y 25, peso normal. Un IMC de entre 25 y 30 indica sobrepeso de primer grado; entre 30 y 40, sobrepeso de segundo grado, y mayor de 40 obesidad mórbida.

Infarto cerebral: muerte y destrucción de una zona del tejido cerebral a causa de una interrupción en el riego sanguíneo de esa zona. Puede ir acompañado de hemorragia. La causa más frecuente es una embolia, una trombosis o un vasoespasmo. Es más común después de la andropausia o la menopausia.

Inmunodeficiencia: estado patológico del sistema inmunológico que lo hace disfuncional. Por alteraciones en dicho sistema el organismo es vulnerable a infecciones y tiene mayor probabilidad de padecer cáncer. Puede ser adquirida por un virus (como el VIH/SIDA) o congénita (se nace con ella y puede venir en la información genética).

Insomnio: trastorno del sueño que consiste en una dificultad para dormir. Se puede dar por acumulación de estrés y ansiedad, cambios hormonales y falta de producción de triptofano, enfermedad orgánica, padecimientos o síndromes como el de Asperger. Si no se trata adecuadamente se puede convertir en una enfermedad crónica.

Insulina: hormona producida por el páncreas. Estimula los tejidos del cuerpo para que absorban la glucosa que necesitan como combustible. La glucosa sobrante se almacena en el hígado en forma de glucógeno (un tipo de almidón).

Inteligencia emocional: la capacidad de entender los propios sentimientos, la empatía por los sentimientos de las demás personas y de los animales; se encarga del control y la regulación de la emotividad para adecuarla a la vida. Tener inteligencia emocional es ser capaz de retrasar el placer inmediato con el fin de obtener mayores beneficios futuros, controlando la impulsividad.

Interruptor endocrino: los interruptores endocrinos son químicos que interfieren con el sistema endocrino, que regula las hormonas. Estas hormonas controlan todo, desde el metabolismo hasta el ciclo del sueño y el sistema reproductivo.

Isoflavonas: clase de flavonoides que se encuentran en las leguminosas. En el cuerpo humano las isoflavonas procedentes de los alimentos tienen una acción estrogénica y poder antioxidante. Protegen las células de la acción de los radicales libres.

Jengibre: planta medicinal; esta raíz es antiinflamatoria y estimulante circulatorio. También se indica en caso de trastornos digestivos, indigestiones y gases. Es especialmente útil para controlar las náuseas matutinas de las embarazadas y de las personas en quimioterapia. Estimula el apetito, activa la digestión y calma el dolor de estómago. Se puede comer en pequeñas rebanadas (como en los restaurantes de *sushi*) o en infusión con agua hirviendo y un poco de miel.

Kava kava: es una planta medicinal (*Piper meristicum*) procedente de la Polinesia. Alivia la ansiedad y mezclada con valeriana se utiliza en remedios naturales para combatir el insomnio durante la menopausia. Las personas con problemas hepáticos no deben tomarla.

Libido: deseo o impulso sexual. Energía sexual que es base de las distintas manifestaciones de la sexualidad y de la obtención de placer.

Linfocito: cualquiera de los diversos glóbulos blancos.

Lípido: molécula orgánica compuesta por carbono e hidrógeno, y en menor medida por oxígeno, fósforo, azufre o nitrógeno. No se disuelve en agua y su función es crear reservas energéticas.

Longevidad: una vida larga. Generalmente se asocia con una vida sana.

Machismo: conjunto de leyes, normas actitudes y rasgos socioculturales del hombre cuya finalidad, explícita o implícita, ha sido y es producir, mantener y perpetuar la sumisión de la mujer en todos los aspectos: sexual, procreativo, laboral y afectivo. La palabra machismo es utilizada primordialmente en el ámbito coloquial y popular. Un término más apropiado (sobre todo en el plano ideológico) para expresar dicho concepto es *sexismo*, ya que el primero se utiliza para caracterizar aquellos actos, físicos o verbales, por medio de los cuales se manifiesta de forma vulgar el sexismo subyacente en la estructura social. En el plano psicológico, la diferencia entre sexismo y machismo es que el primero es consciente y el segundo inconsciente; es decir, el machista actúa como tal sin ser capaz de "explicar" o dar cuentas de la razón interna de sus actos, ya que únicamente se limita a reproducir y poner en práctica de un modo grosero (*grosso modo*) aquello que el sexismo de la cultura a la que pertenece por nacionalidad y condición social le brinda. De ahí que un machista pueda hasta sentirse orgulloso y presumir de ser "muy macho" y, sin embargo, si su personalidad profunda no tiene bases psicológicas de misoginia (odio/miedo a las mujeres muy ligado al sexismo), al hacer consciente su machismo y las consecuencias de éste puede llegar a intentar combatir muchos aspectos de su comportamiento. La mujer comparte el machismo en la medida en que no es consciente de las estructuras de poder que regulan las relaciones entre los dos sexos, y las reproduce o contribuye a que los hombres continúen reproduciéndolas.

Medicalización: es el modo en que la medicina moderna se expande más allá de su campo tradicional para *patologizar* (considerar enfermedad) aspectos de la vida cotidiana que no lo son, y para los cuales busca "una cura" favoreciendo a la industria farmacéutica. La medicalización se fundamenta en un conjunto de intereses de industria, grupos de presión, políticos y profesionales que generan una demanda expansiva para un tratamiento industrial que responde a la mercadotecnia. Existe un debate sobre la medicalización de la menopausia y la andropausia; sin embargo, quienes sufren trastornos graves por los desequilibrios hormonales defienden su decisión de tomar tratamientos sustitutivos. Ejemplos claros de medicalización son la disfunción eréctil, que deja miles de millones de dólares al año, y la cirugía plástica cosmética, que pretende "curar" problemas psicoemocionales relacionados con la vejez y la apariencia.

Medicina alopática: medicina convencional que se practica en la mayoría de los hospitales del mundo occidental.

Medicina anti-edad: especialidad médica y área de investigación concentradas en la detección temprana, prevención y desaceleración de los trastornos relacionados con la edad. Una de las herramientas de esta medicina consiste en restaurar el nivel hormonal para evitar la decrepitud orgánica.

Medicina funcional: es una aproximación científica a la medicina integral, dedicada a hacer diagnósticos basándose en la singularidad bioquímica de cada persona. Los tratamientos son individualmente desarrollados para proveer equilibrio psicológico, fisiológico y estructural a quien requiere los servicios de salud. Se concentra en las necesidades de cada paciente, y no en las de la industria médica.

Medicina homeopática: especialidad que se basa en la teoría de que una enfermedad puede ser curada por su causa o por una sustancia que provoque los mismos síntomas. Se usan microdosis para que el organismo resulte estimulado y él mismo solucione el problema.

Medicina ortomolecular: el doctor Linus Pauling, Premio Nobel de Química 1954, acuñó en 1968 este término para referirse a un método de conservación de la buena salud y el tratamiento de las enfermedades variando concentraciones de las sustancias normalmente presentes en el cuerpo humano (los micronutrientes). Según él, la medicina convencional que usa fármacos para todo debería llamarse toximolecular, por su capacidad para intoxicar el organismo al intentar curar alguna enfermedad.

Medicina regenerativa: se enfoca en optimizar los mecanismos de autorreparación del cuerpo, utilizando tratamientos científicamente probados y nuevas tecnologías. Utiliza las células madre, fabrica vacunas específicas para cada individuo y otros tratamientos médicos que ayudan al cuerpo a encontrar su camino hacia la salud. También utiliza el remplazo hormonal bioidéntico personalizado. Emplea métodos de preservación criogénica (congelamiento) de células madre de pacientes sanos para fabricar vacunas cuando la persona enferma con la edad.

Medicina tradicional: según la definición de la ONU es la suma total de conocimientos, habilidades y prácticas basadas en teorías, creencias y experiencias oriundas de las diferentes culturas, sean o no explicables, y usadas en el mantenimiento de la salud, así como en la prevención, diagnosis y tratamiento de las enfermedades físicas y mentales. Entre las más conocidas se encuentran la medicina tradicional china, la ayurvédica india, la mesoamericana y la andina.

Melatonina: hormona derivada de la serotonina segregada por la glándula pineal. Se sintetiza a partir del aminoácido triptofano. Ajusta el ciclo de sueño natural del cuerpo (el reloj interno o ciclo circadiano). Se receta en pastillas para el insomnio en adultos e infantes, en particular a niños con autismo o parálisis cerebral, y a personas ciegas que no pueden detectar la luz y la oscuridad. Se utiliza en personas con tratamiento para las adicciones y en quienes sufren ansiedad por dejar de fumar. Algunos especialistas prefieren recetar triptofano para que el organismo produzca naturalmente la melatonina.

Menopausia: periodo de la vida de la mujer en que deja de ser fértil. Se presenta entre los treinta y cinco y los cincuenta años de edad. En esta etapa disminuye la producción de hormonas, los ovarios ya no producen óvulos y desaparece la menstruación. A esta transformación la acompañan síntomas como resequedad vaginal, sofocos, depresión, pérdida de la libido, etc., que pueden ir de leves a severos dependiendo de cada mujer.

Metabólico: relacionado con el metabolismo. **Ritmo metabólico**: cantidad de energía que se gasta.

Metabolismo: nace de la palabra griega *cambio*. Se le llama así al conjunto de reacciones bioquímicas y procesos físico-químicos que ocurren en una célula y en todo el organismo. La metabolización es el proceso por el cual el organismo consigue que las sustancias activas se transformen. Todos los procesos de nuestro cuerpo que convierten o usan energía se llaman metabólicos; desde la respiración que utiliza el oxígeno y deshecha el dióxido de carbono, hasta el funcionamiento del cerebro y los nervios, la eliminación de deshechos por medio de las heces y la orina y la contracción muscular; todos son procesos metabólicos (que se dividen entre anabólicos: absorben energía y catabólicos: liberan energía).

Micronizado: procedimiento para reducir medicamentos a partículas que tienen unos micrones de diámetro.

Micronutrientes celulares: vitaminas, minerales, oligoelementos, ácidos grasos, aminoácidos, enzimas y otras sustancias que están presentes en nuestro organismo y que son necesarias para mantener la salud.

Misoginia: actitud de odio o desprecio a las mujeres por el solo hecho de ser mujeres.

Narcisismo: estado de autoobservación permanente que tiene origen en un profundo sentimiento de insuficiencia y de carencia interior. El narcisismo implica mezquindad, competitividad beligerante y predisposición al ataque, así como actitudes que ocultan un ego débil. Es la antítesis de la autoestima.

Neurociencia: conjunto de especialidades científicas relacionadas con el estudio del sistema nervioso y de las bases biológicas de los procesos cognitivos y la conducta. Las neurociencias han avanzado en la última década gracias en gran medida a la existencia de aparatos para estudiar el cerebro sin tocarlo siquiera.

Neurohormonas: hormonas secretadas por el hipotálamo y liberadas al torrente sanguíneo, al líquido cefalorraquídeo y a los espacios intercelulares del sistema nervioso. Cumplen con una función reguladora.

Neurología: especialidad de la medicina que estudia la anatomía, el funcionamiento y las enfermedades del sistema nervioso, por ejemplo, Alzheimer, mal de Parkinson y esclerosis múltiple.

Neurotransmisor: mensajero químico para el sistema nervioso.

Norepinefrina o noradrenalina: neurotransmisor del grupo de las catecolaminas. Una de sus funciones principales en el sistema nervioso autónomo es la de activar el estado de alerta e incrementar el riego sanguíneo y la presión. Los niveles bajos de norepinefrina dan somnolencia y colaboran en estados depresivos.

Nuez o manzana de Adán: bulto que sobresale en el cuello. Es producida por el cartílago de la glándula tiroides. Las mujeres también la tienen pero en los hombres adultos es muy notoria y en ellos se considera un carácter sexual secundario. Ayuda a proteger la parte frontal de la laringe y las cuerdas vocales que están situadas directamente detrás de ella.

Nutriente: producto químico procedente del exterior de un organismo y que éste ingiere para alimentarse y poder realizar sus funciones vitales.

Obesidad: exceso de grasa corporal que suele conllevar un aumento de peso. Las células grasas se aglutinan en las vísceras y en el tejido que está debajo de la piel. La obesidad mórbida es aquella en que el exceso de grasa corporal pone en peligro el funcionamiento del organismo y en ocasiones la vida de la persona. (Véase también IMC.)

Oligoelementos: son metales y metaloides que se encuentran en el organismo en dosis infinitesimales y son imprescindibles como catalizadores de las reacciones bioquímicas del organismo. Tanto su escasez como su exceso son dañinas para la salud. Entre ellos están bromo, boro, cromo, cobalto, cobre, flúor, manganeso, níquel, selenio, silicio, yodo y zinc.

Omega 3: ácido graso esencial. El cuerpo no lo puede sintetizar y debe ser ingerido por medio de la dieta o de suplementos orales. Su función primordial es fluidificar la sangre e impedir afecciones cardiovasculares, ya que dificulta la formación de coágulos. Se encuentra en espinacas, pescados grasos y soya.

Omega 6: otros ácidos grasos insaturados esenciales (son seis). El cuerpo los utiliza para la formación de membranas celulares y hormonas para el correcto funcionamiento de los sistemas circulatorio, inmunológico y nervioso.

Orgasmo: proceso psicofisiológico complejo resultante de la culminación del acto sexual o de la masturbación. Se presenta con placer intenso, enrojecimiento de la piel, sudoración, aumento en las palpitaciones y contracciones musculares involuntarias, seguidas de una relajación placentera.

Osteopenia: disminución de la densidad mineral ósea a causa de un descenso en la síntesis de la matriz del hueso. Suele ser una alteración que antecede a la osteoporosis, pero no en todos los casos avanza. Es un aviso para la ingesta adecuada de calcio, vitaminas D y E, y colágeno.

Osteoporosis: pérdida de minerales (calcio y fósforo) en los huesos que puede causar debilidad en los mismos. Va desde la osteopenia (pequeños puntos de pérdida mineral localizada) hasta la franca porosidad que causa que los huesos se rompan y la gente caiga a raíz de su fractura. Esto sucede en pacientes tratados con quimioterapias diversas, así como en hombres y mujeres de más de cuarenta y cinco años que tienen cambios hormonales; se da mayoritariamente en mujeres.

Ovariectomía: extracción quirúrgica de los ovarios, causando un desequilibrio hormonal súbito.

Ovario: cada una de las dos glándulas femeninas que producen los óvulos o células sexuales para la reproducción y forman parte del sistema hormonal. Tiene la forma de una almendra y pesa de seis a siete gramos. Son el equivalente de los testículos.

Oxitocina: hormona que se utiliza en el parto para estimular las contracciones e inducirlo o acelerarlo, así como para controlar la hemorragia posparto mediante la contracción uterina. Está relacionada con algunos patrones sexuales y con la sensación de vínculo materno.

Páncreas: órgano largo y delgado, situado detrás del estómago, que produce las enzimas necesarias para la digestión y controla la concentración de azúcar en la sangre mediante la hormona insulina. También produce la hormona glucagón, que ayuda al hígado a pasar el glucógeno a la sangre cuando se necesita. La tercera hormona que este órgano produce es la somatostatina, encargada de regular el funcionamiento de la insulina y el glucagón.

Patógeno: cualquier microorganismo capaz de producir una enfermedad.

Patriarcado: orden social, político, económico y cultural de poder; un modo de dominación cuyo paradigma es *el hombre*. Está basado en la supremacía de los hombres y de lo masculino. Es asimismo un orden de dominio de unos hombres por otros hombres. En él las mujeres, en distintos grados, son expropiadas y sometidas a opresión de manera predeterminada. En este orden se apuntala a los hombres como dueños y dirigentes del mundo —en cualquier formación social—; se reservan para ellos poderes de dominio sobre las mujeres y los hijos de las mujeres, y se les permite expropiarles sus creaciones y sus bienes materiales y simbólicos. El mundo resultante, y su expresión lingüística masculina, es asimétrico, desigual, enajenado, de carácter androcéntrico, misógino y homófobo. En él, el sujeto no es sólo el hombre, es el patriarca.

Pellet hormonal: método de administración de terapia de sustitución hormonal bioidéntica. Cada tres o seis meses se injerta un pellet (pequeña cápsula) con una dosis personalizada en el glúteo del paciente.

Péptidos: moléculas formadas por la unión de dos o más aminoácidos mediante enlaces peptídicos. Se diferencian de las proteínas en que son más pequeños y tienen menor cantidad de aminoácidos. Algunos tienen una función enzimática en la regulación homeostática. Los neuropétidos, como las endorfinas y las encefalinas, funcionan como neurotransmisores.

Perimenopausia o premenopausia: es el periodo previo a que termine completamente el ciclo de fertilidad de la mujer. Se comienzan a sufrir desequilibrios hormonales, como picos de sobreproducción de estrógenos. Se acorta el ciclo menstrual, suben el colesterol y la presión arterial; también hay cambios de humor y va y viene el insomnio. En ocasiones desaparece la menstruación un par de meses. Esta etapa puede durar entre tres y cinco años, y hay quienes no entienden los cambios emocionales y físicos, porque como aún menstruan no creen que sea hormonal. La medición de niveles de hormona foliculoestimulante (FSH) detecta la perimenopausia.

Plasticidad neuronal: capacidad de las neuronas para regenerarse anatómica y funcionalmente, por ejemplo, después de alguna enfermedad o un accidente en que se compromete cierta zona del cerebro y queda afectada parcialmente la actividad de esas neuronas.

Políticas públicas: son los medios del Estado para dar soluciones políticas a un determinado problema social, generalmente programas proyectados de valores, fines y prácticas, y dotados con recursos y presupuestos. **Con perspectiva de género**: cuando esos valores, fines y prácticas atienden a las diferencias sociales reales entre los géneros sexuales, admitiendo la existencia de discriminación estructural hacia las mujeres y niñas, para así eliminar esa inequidad.

Posmenopausia: es el periodo que comienza a partir de la interrupción definitiva de las menstruaciones. Clínicamente, la posmenopausia comprende un periodo de diez años a partir de que se deja de menstruar por completo.

Posparto, depresión: depresión que puede tener una mujer después del nacimiento de su bebé. Sus características son las de una depresión clásica y es resultado de cambios hormonales severos. Con una duración de entre dos y seis meses, afecta a 13% de las mujeres adultas y 26% de las madres adolescentes. Entre 30% y 40% de las veces la depresión posparto reaparece con el siguiente embarazo y puede volverse crónica, generando pérdida de respuesta emocional, sueño excesivo, aislamiento, ansiedad, llanto persistente, sentimientos de inadecuación, falta de libido y deseo de vinculación amorosa.

Precursor: sustancia química que el organismo puede convertir en otra.

Pregnenolona: pro-hormona que toma parte en la producción de la progesterona, los andrógenos y los estrógenos. Es un neuroesteroide encontrado en altas concentraciones en ciertas zonas del cerebro. Está siendo estudiada por su potencial para mejorar la memoria y el aprendizaje.

Progesterona: hormona esteroide encargada de preparar el revestimiento interior del útero para que se pueda consolidar el embarazo en caso de fecundación. Su presencia puede causar hinchazón y cansancio; es un tranquilizante que deja a las mujeres relajadas, introspectivas y afectuosas.

Prolapso: modificación mecánica del útero. Se da cuando los músculos, ligamentos y otras estructuras que sostienen el útero se debilitan y dejan caer a éste hacia la vía del parto, como un globo que se desinfla y se escurre. Sus causas van desde el envejecimiento y la falta de estrógenos, hasta la obesidad y los tumores pélvicos.

Prostaglandina: sustancias de funciones similares a las de una hormona, presentes en muchos tejidos y fluidos del cuerpo (útero, pulmones, riñón, cerebro, semen, etc.). Actúan como reguladoras del sistema inmunológico, regeneran las células, mejoran la transmisión nerviosa y regulan los efectos de estrógenos y progesterona, entre muchas otras funciones.

Proteína: macromolécula formada por una larga cadena lineal de aminoácidos unidos por enlaces peptídicos. Dentro del organismo los genes codifican una gran cantidad de proteínas diferentes. Cada proteína tiene una función específica (como en el futbol); las hay estructurales, enzimáticas, reguladoras, transportadoras, defensivas, etcétera.

Proteína C-reactiva (CRP): marcador inflamatorio, es decir, una proteína que el cuerpo libera en la sangre cuando hay inflamación. Las personas sanas no la tienen en la sangre.

Psicoactivo: sustancia que actúa sobre el sistema nervioso central y altera sus funciones psíquicas, los estados afectivos y la conducta de la persona. El alcohol, los alucinógenos, los sedantes y los estimulantes son sustancias psicoactivas.

Psicobiología: ciencia que estudia los fundamentos biológicos y bioquímicos de las funciones psíquicas, las emociones y la conducta.

Psicosomático: relativo a una alteración física para la cual no se encuentra ninguna causa fisiológica. A estos síntomas se les relaciona con algún conflicto psicológico. Es decir, se supone que hay factores psicológicos o emocionales que pueden desencadenar una sintomatología orgánica.

Pulsión psicosexual: en el psicoanálisis, la pulsión psicosexual o Eros es la pulsión que engloba la vida. Es una pulsión de vinculación que tiene un componente erótico de unión integradora con la pareja.

Punto de Gräfenberg (punto G): pequeña zona esponjosa, del tamaño de un frijol, ubicada en el interior de la vagina bajo el hueso púbico, a unos cuantos centímetros de la entrada. Se estimula introduciendo un dedo y rozando la parte superior de la pared vaginal. El punto G es una zona erógena cuya estimulación adecuada puede llevar al orgasmo o al placer intenso.

Q10 (ubiquinona): coenzima de funciones antioxidantes necesaria para que las células obtengan energía de los nutrientes. Es recetada como suplemento alimentario para aumentar el rendimiento muscular cardiaco. Muy utilizada por deportistas y personas en fase de recuperación de largos periodos de inactividad.

Quelación: es un tratamiento en que la persona recibe un suero con un agente quelante o *secuestrador* determinado para arrastrar toxinas, radicales libres y metales pesados que son dañinos. Se utilizan quelatos de hierro en crisis de anemia, de magnesio para crisis hipertensivas y algunos con oro para la artritis reumatoide; las toxinas se eliminan por la orina. Este tratamiento tiene efectos antioxidantes que revitalizan y frenan el envejecimiento, restauran la elasticidad de las arterias, eliminando el calcio que se acumula en ellas, y mejoran la hidratación del cuerpo. Se utilizaba originalmente para combatir la arteriosclerosis o endurecimiento de las arterias. El agente quelante barre con todas las toxinas e incluso con las vitaminas, de ahí que al administrarla se deban suministrar minerales, vitaminas y aminoácidos.

Química: ciencia que estudia los elementos de la naturaleza y sus compuestos, su estructura atómico-molecular y sus transformaciones e interacciones en el ámbito molecular.

Radicales libres: moléculas inestables generadas en la producción natural de las células. Los radicales libres se pueden acumular en las células y dañar otras moléculas, daño que aumenta el riesgo de padecer cáncer y enfermedades como arteriosclerosis. Los antioxidantes depuran el organismo de radicales libres que absorbemos a causa de la contaminación de los alimentos.

Receptores del dolor: también llamados **nociceptores**, son las terminaciones nerviosas de la piel y las vísceras que dan sensibilidad al dolor.

Reduccionismo: en las teorías científicas, enfoque que explica el comportamiento global de un sistema con base en las propiedades de algunos de sus componentes. En las neurociencias, el reduccionismo biológico trata de explicar toda la actividad psíquica a partir de las propiedades de las neuronas, los neurotransmisores y los circuitos neuronales. El reduccionismo es peligroso cuando se omiten aspectos del sistema para justificar una postura; por ejemplo, el machismo usa las teorías evolucionistas elementales para justificar la supremacía masculina.

Remordimiento: inquietud y sentimiento de culpa por haber hecho una mala acción contra la propia conciencia moral. Va asociado a un esfuerzo de sinceridad y un propósito de enmienda de la conducta inapropiada. Muy común después de haber cometido una infidelidad.

Resonancia magnética nuclear (RMN): técnica de diagnóstico por imagen cuyo funcionamiento se basa en enviar ondas de radio que interaccionan con los átomos del cuerpo, mientras éstos se hallan sometidos a un potente imán que rodea al paciente. La RMN permite obtener imágenes de gran precisión de distintas partes del cuerpo. A diferencia de la **tomografía axial computarizada (TAC)**, no usa rayos X ni elementos radiactivos.

Reumatismo: síndrome que causa la degeneración de partes del sistema musculoesquelético, acompañada de dolor y limitación en el movimiento. La palabra reumatismo es genérica; un diagnóstico médico debe especificar si la degeneración es por artritis reumatoide, gota, lupus eritematoso, espondilitis anquilosante, etcétera.

Salpingitis: inflamación o infección de la trompa de Falopio (parte del aparato reproductor femenino).

Salud pública: área de la medicina que se ocupa de la salud de la comunidad mediante el control sanitario del suministro de agua, la eliminación de los residuos, la vigilancia de la contaminación y la seguridad de los alimentos. Es responsable de la educación de la población en temas relacionados con la salud.

SDT (síndrome por déficit de testosterona): se manifiesta con cansancio, acaloramiento, depresión, irritabilidad, trastornos del sueño, disminución de la libido y de la función eréctil, así como por aumento de la grasa corporal. Casi la mitad de los hombres de entre cuarenta y cinco y setenta y cinco años presentan niveles de testosterona inferiores a lo normal. Tres de cada cuatro varones menores de ochenta años sufren del SDT (afirma John R. Lee, autor de *Hormone Balance for Men: what your doctor may not tell you about prostate health and natural hormone supplementation*). Forma parte del desequilibrio hormonal general de la andropausia.

Semen o esperma: líquido espeso, viscoso y blanquecino que es expelido por el pene durante la eyaculación. Está compuesto por espermatozoides que nadan en plasma seminal (hay 20 millones de espermatozoides por mililitro de semen).

Sinapsis: pequeño espacio de separación que hay en la zona de contacto entre dos neuronas. En la sinapsis se segregan y trasladan los neurotransmisores.

Síndrome del hombre irritable (SHI): término que describe un grupo de síntomas ocasionados por el desequilibrio hormonal en el hombre entre los cuarenta y los sesenta años, entre ellos insomnio, enojo, impaciencia y falta de concentración.

Senil: referente a la edad avanzada, especialmente cuando hay un deterioro físico o psíquico. Por ejemplo, *demencia senil*.

Serotonina: neurotransmisor que representa un papel importante en la inhibición de la ira, la agresión, la temperatura corporal, el humor, el sueño, la sexualidad y el apetito. Interviene con otros neurotransmisores —como la dopamina y la noradrenalina— relacionados con angustia, ansiedad, miedo y agresividad, así como con los trastornos alimenticios. Las personas que toman antidepresivos inhibidores de la serotonina deben preguntar a su médico si tienen osteoporosis, pues la serotonina juega un papel primordial en asegurar la densidad ósea; es decir, dichos medicamentos pueden causar osteoporosis. La serotonina ingerida por vía oral no sirve, puesto que no entra al cerebro. Para que el organismo la produzca hay que ingerir triptofano.

Suplementos alimenticios: mezcla preparada de vitaminas y micronutrientes que se utiliza cuando la persona es anciana, se encuentra en un estado físico debilitado o en franca desnutrición. Las personas adultas sanas no los necesitan, ya que una dieta sana y equilibrada las provee de lo que su organismo necesite. En ciertos casos, los nutriólogos los recomiendan durante la menopausia o la andropausia.

Tabú: palabra de origen polinesio que significa literalmente *prohibido*. Se utiliza popularmente para designar las conductas o actividades prohibidas por una sociedad o grupo religioso, particularmente en temas de sexualidad.

Tanatología: conjunto de conocimientos médicos relativos a la muerte. En medicina legal, estudio de los efectos que produce la muerte en el cuerpo.

Taurina: aminoácido que se encuentra principalmente en la proteína animal. Neurotransmisor inhibidor relacionado con las acciones neuroprotectoras y neuromoduladoras. Se sintetiza en el hígado a partir de los aminoácidos cisteína y metionina. Es indispensable para el desarrollo del cerebro y de la vista. La obtenemos en grandes cantidades en la leche materna.

Timo: órgano linfoide del sistema inmunológico y que también pertenece al sistema endocrino; segrega algunas hormonas que regulan la actividad de los linfocitos. Está situado en la parte superior del tórax.

Tiroides: glándula endocrina que se encuentra en la base del cuello, en la parte superior de la tráquea. Participa en la regulación del ritmo metabólico, la temperatura corporal, el consumo de energía y el nivel de crecimiento en la infancia.

Tiroxina (T4): hormona segregada por la glándula tiroides. Se sintetiza combinando yodo con el aminoácido tirosina. Su función es estimular el metabolismo de los carbohidratos y las grasas. Activa el consumo de oxígeno en las células y participa en la degradación de proteínas.

Tocoferol: la vitamina E o tocoferol es una vitamina liposoluble de acción antioxidante. Su carencia afecta el metabolismo de las grasas y perjudica la conducción de los impulsos nerviosos, causando trastornos neurológicos. Es una sustancia orgánica imprescindible para la vida porque actúa como catalizador de procesos fisiológicos y metabólicos.

Tofu: alimento rico en proteínas vegetales que se obtiene cuajando pasta de soya con sal marina con magnesio. Tiene calcio, magnesio y hierro. Rico en vitaminas B_1, B_2, B_6 y B_9, el tofu es la base de gran cantidad de alimentos vegetarianos que semejan cárnicos y lácteos, desde chorizo hasta hamburguesas y quesos; es sumamente benéfico para la salud y carece de grasas dañinas propias de las proteínas animales.

Toxina: veneno producido por un organismo vivo, como una planta o una bacteria.

Triglicéridos: compuestos formados por una molécula de glicerol y tres ácidos grasos. Son la reserva energética en los animales al formar grasas y en los vegetales al formar aceites. Los saturados son de origen animal y los insaturados de origen vegetal. Los saturados se relacionan con problemas cardiovasculares y los insaturados son benéficos para la salud.

Triptofano: uno de los 20 aminoácidos del código genético humano. Es esencial para promover la liberación del neurotransmisor serotonina, involucrado en la regulación del sueño y del placer. Abunda en los huevos, los cereales integrales, los dátiles y otros alimentos.

Triyodotironina (T3): hormona tiroidea que participa en muchos procesos fisiológicos del cuerpo, especialmente en la regulación del crecimiento y del desarrollo, en el control metabólico, etc. Interactúa con la glándula hipófisis para evitar que ésta secrete tirotropina.

Trombo: coágulo o agregación de plaquetas, fibrina, factores de coagulación y elementos de las células sanguíneas. Un trombo puede quedar adherido a la pared de la arteria o circular por el torrente sanguíneo y así llegar a causar una obstrucción o **trombosis**. Ésta es un trastorno vascular por el que las células de la zona afectada se quedan sin oxígeno y mueren. Se le llama accidente cerebrovascular cuando un trombo bloquea el flujo sanguíneo, mueren células y causan parálisis de una parte del cuerpo y otros trastornos.

Útero: órgano del aparato reproductor femenino encargado de la gestación. Es un órgano muscular hueco en forma de pera donde se implanta el óvulo fecundado y se desarrolla el feto. Está situado entre la vagina y las trompas de Falopio. Tiene dos partes: el cuerpo y el cuello uterino. Está formado por tres capas: endometrio, miometrio y parametrio.

Útero masculino o prostático: parte de la uretra prostática, formada por un saco ciego situado detrás del lóbulo medio de la próstata. Es el equivalente embriológico del útero y la vagina femenina.

Vagina: conducto membranoso y fibroso que va desde la entrada del orificio de los órganos sexuales externos hasta el cuello uterino. Situada detrás de la vejiga y por delante del recto, la vagina está revestida por capas que cubren el tejido eréctil y muscular.

Valeriana: planta medicinal (*Valeriana officinalis*); es un tranquilizante natural que equilibra el sistema nervioso. Se usa como calmante y sedante suave en manifestaciones asociadas a neurosis, insomnio, ansiedad e hiperexcitabilidad. Reduce la irritabilidad nerviosa y la hiperactividad mental. Se utiliza para reducir el estrés y la ansiedad. Puede crear dependencia psíquica y es peligrosa durante el embarazo y la lactancia.

Varicocele: dilatación de las venas del cordón espermático de los testículos (el plexo venoso pampiniforme). Se forma una tumefacción blanda con venas en forma de nudo. Se siente al tacto como una bolita en los testículos que en ocasiones puede ser dolorosa. Es una alteración venosa similar a las várices de las piernas. Debe ser valorada por especialistas en urología.

Vascular: perteneciente o relativo a los vasos sanguíneos.

Vasectomía: intervención quirúrgica sumamente sencilla para la esterilización masculina. Se cortan los conductos deferentes que comunican los testículos con los conductos eyaculatorios que transportan espermatozoides. Generalmente es irreversible, no tiene efectos secundarios y no precisa de hospitalización ni de anestesia general.

Vasomotor: referente a los nervios y músculos que controlan la dilatación y la constricción de los vasos sanguíneos.

Vasopresina: hormona que reduce la producción de orina al aumentar la absorción en los túbulos renales. Tiene una función clave como regulador de los fluidos corporales así como de la concentración de glucosa y sales en la sangre.

Yoga: sistema de ejercicios que, aunado a la disciplina de la salud integral, busca el equilibrio de la mente, el cuerpo y el espíritu. Esta armonía se alcanza mediante una adecuada respiración, ejercicios posturales y meditación.

Zinc (o cinc): elemento químico metálico necesario para la salud del organismo. Este mineral contribuye a que las enzimas funcionen correctamente e interviene en el metabolismo de las proteínas y los ácidos nucleicos. Es necesaria para la cicatrización de las heridas. El zinc junto con el selenio trabajan en sinergia con la vitamina E y mantienen la elasticidad de los tejidos.

Zona erógena: cualquiera de las partes del cuerpo humano que reaccione sensiblemente a la estimulación erótica activando el deseo sexual.

Fuentes: *Glosario de términos sobre género*, publicado por el Grupo Consultivo Género, MAYA-GCEMA, en colaboración con el Centro Mujer y Familia (hoy INAMU); American Academy of Anti-Aging Medicine; American Autoinmune Related Deseases Association, Inc.; Asociación Española de Andrología; Asociación Española para el Estudio de la Menopausia; *Diccionario de la lengua española* (DRAE); *Enciclopedia de la salud, dietética y psicología*; <enciclopediasalud.com>, y *Diccionario ilustrado de términos médicos* de la Academia de Medicina Española.

Bibliografía

Altable, Ch. (2001), *Educación sentimental y erótica para adolescentes*, Niño y Dávila Ediciones, Madrid.

Amara, Giuseppe (2004), *La invención del amante: historia y análisis del amor iluso*, Santillana, México.

Andreas Capellanus / Andrés el Capellán (1985), *De amore / Tratado sobre el amor*, introd., ed. y notas de Inés Creixell Vidal-Quadras, El Festín de Esopo (Biblioteca Filológica, 4), Barcelona.

Autores varios (2007), *Ni ogros ni princesas. Guía para la educación afectivo-sexual en la* ESO *Oviedo*, <Consejería de Salud y Servicios Sanitarios-InstitutoAsturianodelaMujer.tematico.asturias.es/imujer/upload/documentos/guia_no_ogros_ni_princesas1069.pdf>.

Barragán, F. (1991), *La educación sexual. Guía teórica y práctica*, Paidós, Barcelona.

Bataille, George (1957), *Breve historia del erotismo*.

Bimbela, J. L. (1996), *Cuidando al cuidador. Counseling para médicos y otros profesionales de la salud*, Escuela Andaluza de Salud Pública, Granada.

Caillois, Roger, *L'Homme et le sacré* (1950), 2ª ed., cap. IV, "Le sacré de la transgression: théorie de la féte", Gallimard, París, pp. 125-168.

Chia, Mantak, *et al.* (2010), *La pareja multiorgásmica. Cómo pueden las parejas incrementar espectacularmente su placer y capacidad sexual*, Nuevo Mundo.

Courtenay, W. H. (2000), "Constructions of Masculinity and Their Influence on Men's Well-being: A Theory of Gender and Health", *Social Science & Medicine*, Sonoma State University, California.

Cyrulnik, Boris (2005), *El amor que nos cura*, Gedisa, Barcelona.

Denomy, A. J. (1945), *"Fin' Amors*: The Pure Love of the Troubadours, It's Amorality, and Possible Source", *Mediaeval Studies*, núm. 7, pp. 139-207.

Dickson, A. (1993), *El espejo interior. La nueva visión de la sexualidad femenina*, Plural de Ediciones, Barcelona.

Dronke, Peter (1968), *Medieval Latin and the Rise of European Love-Lyric*, 2ª ed., t. I, Oxford University Press, Oxford.

Duby, Georges (1990), *El amor en la Edad Media y otros ensayos*, trad. de Ricardo Artola, Alianza, Madrid.

Feliú, M. H., y M. A. Guell (1992), *Relación de pareja. Técnicas para la convivencia*, Martínez Roca, Barcelona.

Gallotti, Alicia (2011), *Kama Sutra para la mujer*, Martínez Roca.

Guasch, O. (2000), *La crisis de la heterosexualidad*, Laertes, Barcelona.

Herring, Richard (2003), *Talking Cock: A Celebration of Man and His Manhood*, Thunder's Mouth Press, Nueva York.

Hite, Shery (1993), *El Informe Hite. Estudio de la sexualidad masculina*, Punto de Lectura, Suma de Letras (2002), Madrid.

Holland, Jack (2006), *Misogyny: The World's Oldest Prejudice*, Carroll & Graf Publishers, Nueva York.

Kaplan, H. S. (1979), *El sentido del sexo*, Grijalbo, Barcelona.

Khan Ladas, Alice, Beverly Whipple y John Perry (2005), *El punto G y otros descubrimientos sobre la sexualidad humana*, Neo Person/Océano.

Komisaruk, Barry R. (2008), *La ciencia del orgasmo: la naturaleza humana y los mecanismos del placer*, Paidós, Barcelona.

Lagarde y de los Ríos, Marcela (2011), *Los cautiverios de las mujeres: madresposas, monjas, putas, presas y locas*, Horas y Horas, Barcelona.

Leonelli, E. L. (1990), *Las raíces de la virilidad*, Noguer, Barcelona.

López, F., I. Etxebarría, M. J. Fuentes y M. J. Ortiz (coords.) (2001), *Desarrollo afectivo y social*, Pirámide, Madrid.

López Sánchez, F., y J. C. Olazabal Ulacia, (1998), *Sexualidad en la vejez*, Pirámide, Madrid.

Love, Susan, y Karen Lindsey (1998), *El libro de las hormonas. Terapia hormonal en la menopausia: dudas y alternativas*, Random House, Buenos Aires.

Maltz, W., y S. Boss, (1998), *El mundo íntimo de las fantasías sexuales femeninas.* Paidós. Barcelona.

Ovidio, *Arte de amar (P. Ovidis Nasonis Ars amatoria)* (1999), ed. bilingüe: español-latín, trad. de Juan Manuel Rodríguez Tobal, Hiperión, Madrid.

Quiles, J. (2002), *Más que amigas*, Plaza & Janés, DeBolsillo (2003), Barcelona.

Reinish, J. M., y R. Beasley, (1992), *Nuevo Informe Kinsey sobre sexo*, Paidós, Barcelona.

San Pedro, Diego de (1973), *Obras completas*, I: "Tractado de amores de Arnalte y Lucenda", "Sermón", ed., introd. y notas de Keith Whinnom, Castalia, Madrid.

Sanz, Fina (1995), *Los vínculos amorosos*, Kairós, Barcelona.

Tomás de Aquino, santo, *Summa contra gentiles*, libro III, <http://biblioteca.campusdominicano.org/suma.htm>.

Walde Moheno, Lillian von der (1977), "El amor cortés", en "Espacio Académico" de *Cemanáhuac*, III: 35 (junio), pp. 1-4.

Walter, Natasha (2010), *Muñecas vivientes. El regreso del sexismo*, Turner Publicaciones, Madrid.

Whinnom, Keith (1981), *La poesía amatoria de la época de los Reyes Católicos*, University of Durham (Durham Modern Languages Series), Durham.

Zoldbrod, A. P. (2000), *Sexo inteligente. Cómo nuestra infancia marca nuestra vida sexual adulta*, Paidós, Barcelona.

Filmografía y TV

El amante. Dirigida por Jean-Jacques Annaud. Basada en la novela semiautobiográfica de Marguerite Duras. Dos desconocidos se encuentran con frecuencia para vivir un amor ilícito en la Indochina francesa de 1992. Ella es una estudiante francesa de dieciocho años y él un joven comerciante chino. Un filme delicioso sobre el descubrimiento del erotismo.

The Hot Flashes. Comedia inteligente de Susan Seidelman con Brooke Shields, Daryl Hannah y Wanda Sykes. Un grupo de mujeres menopáusicas deciden retomar su juego de basquetbol para rehabilitar un mastógrafo ambulante que da servicio a mujeres sin recursos en la ciudad. Divertido e inteligente, este filme mira con humor los cambios de la edad madura y los prejuicios sociales frente a las mujeres en plena menopausia; el equipo llamado The Hot Flashes (Las Sofocadas), de mujeres reales que representan su edad, se enfrentará a las campeonas adolescentes.

Cuando menos te lo esperas (Something's gotta give) (2003). Dirige Nancy Meyers. Actúan Jack Nicholson y Diane Keaton. Un hombre que siempre se ha enamorado de jovencitas, en una perenne crisis de la edad y sus consiguientes problemas de salud, queda prendado de una mujer adulta sin saber qué hacer al respecto.

Los puentes de Madison County. Dirige Clint Eastwood. Meryl Streep y Clint Eastwood se enfrentan al amor en la edad madura; él es un solitario fotógrafo viajero y ella una mujer casada que había olvidado el sabor del deseo y la conversación amorosa.

Elsa y Fred. Director: Marcos Carnevale. Manuel Alexandre y China Zorrilla han llegado a la tercera edad y reciben un trato de infantes de parte de su familia. Pero descubren el amor, la complicidad y el renacimiento de la atracción y el gozo de sentirse deseados y amados. También está la versión norteamericana bajo el mismo título con Shirley MacLaine y Christopher Plummer.

Si de verdad quieres (Hope Springs). Dirigida por David Frankel. Meryl Streep y Tommy Lee Jones son una pareja instalada en la crisis de la edad y padeciendo los cambios hormonales y emocionales. Ella está deprimida y en busca de soluciones a su aburrida vida, él atrapado en la parálisis de la monotonía y la infelicidad. Su búsqueda los llevará a enfrentar el abandono de su relación y lo que necesitan para rescatar las ganas de vivir.

Hysteria. Comedia británica situada en el siglo XIX y dirigida por Tanya Wexler, con Hugh Dancy, Maggie Gylenhaal y Rupert Everett. Basada libremente en la historia de Mortimer Granville, inventor de los consoladores sexuales para las mujeres en una época en que los médicos consideraban la frustración del deseo sexual femenino como una enfermedad psiquiátrica llamada histeria. Una divertida historia que revela las patrañas de los científicos al interpretar la sexualidad femenina sin escuchar a las mujeres.

Elena Undone. Drama dirigido por Nicole Conn, actuada por Necar Zadegan y Tracy Dinwiddie. Una escritora abiertamente lesbiana entabla amistad con la esposa del pastor cristiano. Ambas desarrollan una historia de amor que deja impactada a toda la familia.

Lejos de ella (Away from Her). Dirige Sarah Polley. Filme dramático con Julie Christie y Grant Pinsent, magistralmente actuado. Ella descubre que tiene los primeros síntomas de Alzheimer y decide mudarse a una clínica para liberar a su esposo de la carga emocional de atender a una mujer que pronto dejará de reconocerlo. Cinta cautivadora por la profundidad de las emociones y el realismo para enfrentar la enfermedad, el abandono y el amor en un contexto increíblemente difícil.

Castillos de cartón. Película de Salvador García Ruiz basada en la novela homónima de Almudena Grandes. Es una versión transparente de la relación poliamorosa entre una joven y dos chicos. Permite tener un debate en contexto sobre las relaciones abiertas y ver que el poliamor no es como lo pintan.

Infiel (Unfaithful). Con Diane Lane, Olivier Martines y Richard Gere. Sumida en la crisis de la edad madura en un matrimonio que se ama pero carece por completo de pasión, la mujer se embarca en un tórrido encuentro erótico que da un vuelco total a su vida y a su matrimonio.

The Squid and the Whale. Comedia dramática dirigida por Noah Baumbach, con Jeff Daniels y Laura Linney. Una pareja en la crisis de la edad adulta se divorcia y en sus nuevos romances salen a relucir todos los problemas no resueltos de cada cual.

Llegar a los cuarenta (This is 40). Comedia romántica de Judd Apatow que se burla con sarcasmo del miedo a llegar a los cuarenta. Con Paul Rudd y Leslie Mann. Al cumplir los cuarenta ella entra en crisis, aterrada por lo que vendrá; se siente vieja, poco atractiva y enfrenta una crisis existencial en cercanía de Megan Fox y su juventud a cuestas. Para reírse sin dejar de pensar en el miedo al envejecimiento y la obsesión con la belleza juvenil.

Kramer versus Kramer. Dustin Hoffman y Meryl Streep ganaron el Oscar con esta película en la que ella, llegando a la crisis de la edad madura, abandona a su esposo y su hijo para buscarse a sí misma. Él, mientras atiende a su pequeño, descubre que también está en plena andropausia. Sólo separados logran hablar de todo lo que silenciaron durante el matrimonio. Un clásico para pensar en el peligro de esperar hasta que es hora de hacer la maleta.

Un hombre soltero (A Single Man). Colin Firth acaba de perder a su esposo, y en plena crisis de la edad decide que no vale la pena vivir. Pero en la víspera de su suicidio se atraviesa en su vida un nuevo hombre que lo enamora.

Escenas de un matrimonio (Scenes from a Marriage). Sólo Ingmar Bergman es capaz de retratar un matrimonio en plena crisis de la edad madura que se disuelve frente a la pantalla mientras la pareja desgaja con dolorosa elocuencia todo lo que los llevó a ese precipicio emocional. Es probablemente una de las mejores películas sobre la crisis matrimonial, cuadro por cuadro. Una clásica para revisar la relación amorosa y sus vericuetos.

Shirley Valentine. Una comedia de Lewis Gilbert con Pauline Collins y Tom Conti. Shirley despierta un día para darse cuenta de que ha dedicado su vida entera a una familia ingrata que no le reconoce absolutamente nada. La crisis de la edad la lleva a escapar a Grecia para buscar la alegría que perdió casada con un hombre que la ignora y que la llevó a hablar sola con las paredes de la casa.

En la habitación (In the Bedroom). Drama romántico dirigido por Todd Field, con Sissy Spacek, Tom Wilkinson, Nick Stahl y Marissa Tomei. Un joven estudiante se enamora de una mujer mucho mayor que tiene hijos y un ex marido enojado y violento. Lo que no sucede en las películas donde el hombre mayor se enamora de la joven estudiante, se refleja en un mundo con dobles raseros respecto al amor.

Secretos compartidos (Prime). Comedia romántica de Ben Younger, con Uma Thurman, Meryl Streep y Bryan Greenberg. Una mujer en crisis se enamora de un joven mucho más joven que ella y que resulta ser el hijo de su terapeuta.

Cuentos de otoño. El último de los extraordinarios relatos fílmicos de *Cuentos de las cuatro estaciones* de Éric Rohmer. Narra la búsqueda del amor a través de los anuncios del periódico, la complejidad del enamoramiento y el increíble poder de quien desea enamorarse y busca las condiciones, decide, a pesar de los desencuentros y de ciertas mentiras, lanzarse para hallar a alguien con quien compartir su vida.

Lucía y el sexo. Dirigida por Julio Medem, esta historia española con Paz Vega y Tristán Ulloa ganó la Navaja de Buñuel, y Vega el Goya por su actuación. Narra la vida de una camarera que al buscar tranquilidad en una isla se encuentra con el amor de un escritor. Durante sus encuentros íntimos se conoce el drama de cada personaje. Un buen filme para hablar del deseo y la construcción de los recuerdos.

Ella (Her). Comedia dramática ganadora del Oscar por mejor guión original en 2014. Dirige Spike Jonze y actúa Joaquin Phoenix. Para entender las cuestiones del amor posmoderno, Phoenix hace el papel de Theodore Twombly, un hombre incapaz de enfrentar su decepción amorosa y cuya profesión es escribir cartas de amor para terceros. Theodore se enamora de una computadora inteligente personalizada cuyo sistema operativo (OS) responde intuitivamente a las necesidades de su usuario. El OS se llama *Samantha* (la voz de Scarlett Johansson); Theodore se enamora y aparentemente "ella" también, pero a su vez *Samantha* tiene encuentros "románticos" con otras 641 voces o sistemas operativos. La película nos ayuda a discutir cómo estamos buscando conexiones emocionales en la era cibernética y refleja las etapas del enamoramiento.

Cougar Town. Serie de comedia norteamericana con Courteney Cox y Josh Hopkins. Una simplona serie en la que la estrella (la Monica de *Friends*) llega a los cuarenta y decide rehacer su vida y recuperar los años perdidos bajo el lema "los cuarenta son los nuevos veintes". El título hace alusión a las mujeres adultas que se emparejan con hombres más jóvenes.

Masters of Sex. Serie televisiva de Showtime, desarrollada por Michelle Ashford, basada en la vida de los científicos William Masters y Virginia Johnson, pioneros en la investigación pragmática de la sexualidad de los estadounidenses desde 1957. Actuada por Michael Sheen en el papel de Masters y Lizzy Caplan en el de

Johnson. La serie nos ayuda a entender cómo la sexualidad estaba plagada de tabúes y falsas concepciones.

Two and a Half Men. Comedia norteamericana con Charly Sheen y Jon Cryer que presenta las dos caras de la moneda del cliché de la masculinidad. Un poco de humor ácido y mucho sexismo dan marco a un hombre que se siente galán y rehúsa enfrentar la crisis de la edad madura a golpe de pagar prostitutas, beber copiosamente e intentar sin éxito establecer relaciones de intimidad con mujeres inteligentes.

Mad Men. Serie televisiva con Jon Hamm y Christina Hendricks, que muestra cómo se vivía en la década de 1960. Girando en torno a lo que ocurre en una agencia de publicidad, este drama muestra cómo tomó forma la perspectiva sexista, cosificadora y poco saludable de la publicidad estadounidense. La serie —ganadora de cantidad de premios por el realismo con el que retrata esa época de la historia reciente, con sus usos y costumbres— nos recuerda cómo se construyen y destruyen los paradigmas a través de la mercadotecnia y la televisión. Todos los personajes mayores, en particular la estrella Don Draper (Jon Hamm), pasan claramente por la crisis de la edad madura flotando en alcohol y humo de tabaco, cambiando de sábanas y mujeres para aliviar una crisis existencial que se resiste a desaparecer.

Sexo y amor en tiempo de crisis, de Lydia Cacho
se terminó de imprimir en mayo 2015 en
Drokerz Impresiones de México, S.A. de C.V.
Venado Nº 104, Col. Los Olivos, C.P. 13210,
México, D. F.